Serge K. D. Sulz
Praxismanual Mentalisierungsfördernde Verhaltenstherapie

CIP-Medien

Serge K. D. Sulz

Praxismanual Mentalisierungsfördernde Verhaltenstherapie

Anleitung zur Therapiedurchführung

Psychosozial-Verlag

Bibliografische Information der Deutschen Nationalbibliothek
Die Deutsche Nationalbibliothek verzeichnet diese Publikation
in der Deutschen Nationalbibliografie; detaillierte bibliografische Daten
sind im Internet über http://dnb.d-nb.de abrufbar.

Originalausgabe

info@psychosozial-verlag.de
www.psychosozial-verlag.de

Umschlagabbildung: Wassily Kandinsky, *Zu grün*, 1928
ISBN 978-3-8379-3248-5 (Print)
ISBN 978-3-8379-7970-1 (E-Book-PDF)

Inhalt

Vorwort

Mentalisierungsfördernde Verhaltenstherapie (MVT)? Ein neuer Zugang zur Behandlung von Menschen mit psychischen oder psychosomatischen Störungen? Ja und Nein. Nein, weil es Verhaltenstherapie ist – metakognitive Verhaltenstherapie, die wiederum eine aktuelle Weiterentwicklung der kognitiven Verhaltenstherapie ist. Aber vor der Metakognition (Theory of Mind [ToM]) kommt das Bedürfnis. Es ist also eine bedürfnisorientierte Therapie. Und ebenfalls auf Platz eins kommen die Gefühle. Es ist eine emotionsfokussierte Verhaltenstherapie.

Das Interventionsrepertoire der Verhaltenstherapie ist so groß, dass es keine weiteren evidenzbasierten Methoden braucht. Wir gelangen durch unsere »neue« Perspektive allerdings zu einer besonderen Komposition dieser Interventionen. So wie McCullough (2007) in seiner CBASP die Verhaltensanalyse weit über das hinaus systematisiert hat, als Verhaltensdiagnostik dies bis dahin erforderte, so sehr betonen wir die Emotionsanalyse durch minutiöses Beobachten der im Moment auftretenden Gefühle und deren aktuelle Auslöser (Emotion Tracking).

Auch Fonagy und Mitarbeiter (2008), die Begründer der psychoanalytisch begründeten Mentalisierungsbasierten Therapie (MBT), betonen, dass sie keine wirklich neuen Therapiemethoden erfunden haben, sondern nur Schwerpunkte neu setzen, wie das konsequente Fragen, das im Versuch, diese Fragen zu beantworten, Mentalisierungsprozesse anregt. Neu ist eher, was sie weglassen: Deutung und psychodynamische Interpretation. Ihre Art der Exploration hat ihr verhaltenstherapeutisches Pendant in den Dialektisch-Behavioralen-Verhaltensanalysen (DBT) von Marsha Linehan (2016a, b).

Nachdem ich in meinem ersten Buch über Mentalisierungsfördernde Verhaltenstherapie (Sulz 2021b) den Ansatz ausführlich und auch sehr praxisbezogen dargestellt habe, und mit dem zweiten Buch *Heilung und Wachstum der verletzten Seele* (2022) einen Praxisleitfaden dazu veröffentlichte, fragt es sich, ob nun dieses dritte Buch noch benötigt wird.

Sowohl das Emotion Tracking als auch die systematische Mentalisierungsförderung sind für ausgebildete Psychotherapeutinnen und -therapeuten kontra-intuitiv. Sie müssen ihre bisherige Art der Gesprächsführung ablegen und auf völlig neue Weise mit den Patientinnen und Patienten ins Gespräch kommen. Und sie müssen konsequent bei der jeweiligen Gesprächsführung bleiben. Schwierig ist es auch deshalb, weil nicht nur eine neue Art der Gesprächsführung gelernt werden muss, sondern zwei. Diese beiden sind sich so unähnlich, dass es so ist, als ob man in zwei Therapiesitzungen in verschiedenen Fremdsprachen redet. In einer Sitzung englisch und in der anderen französisch.

Ich habe also nicht eine einzige Grundhaltung wie in anderen Therapieansätzen, die ich während der ganzen Therapie beibehalte, sondern ich wechsle von Sitzung zu Sitzung meine Perspektive und damit auch meine Art der Gesprächsführung – mal Emotion Tracking und mal Mentalisierungsförderung.

Das erfordert in der Tat eine Ausbildung mit viel Training. Die Ausbildung ist abgeschlossen, wenn beide Arten der Gesprächsführung beherrscht werden.

Als Trainingsschritte oder -bereiche werden angeboten:

- Kurse und Seminare (zwei- bis fünftägig)
- Vorlesungen
- Videoanalysen von MVT-Therapien
- Trainingsmaterial für den Selbstlernmodus
- MVT-Handbücher (je Therapiemodul eines – das vorliegende Handbuch fast alle sieben Module zusammen)
- Supervisionen

Vorlesungen und Therapiegesprächsvideos können auf YouTube gestreamt werden (letztere nur für eingeladene Personen). Alle anderen Materialien können heruntergeladen werden unter: https://www.eupehs.org als PDFs.

Zu diesem Buch

Aufgrund der sehr guten Erfahrungen mit den Therapiekarten zur Psychiatrischen Kurz-Psychotherapie (PKP) und den dazu gehörenden Ringbüchern entstand die Idee, dieses Prinzip auch für die MVT anzuwenden. Nachdem das notwendige Wissen in den ersten beiden Büchern vermittelt wurde (es wurde »über« MVT geschrieben), kann nun MVT im Prozess dargestellt werden: relativ wenig Text (nur das notwendigste) und viel Veranschaulichung. Dieses Prinzip kann dadurch beibehalten werden, dass das Buch auf PowerPoint-Basis aufbaut: je DIN-A4-Seite zwei Folien.

Ergänzende Arbeitsblätter zu den einzelnen Modulen können kostenfrei als PDF heruntergeladen werden unter: https://www.psychosozial-verlag.de/3248 (Passwort: 3248AB).

Das Buch besteht aus den folgenden sieben Modulen:

0. Therapiebeginn und Diagnostik
1. Bindungs-Sicherheit in der Therapiebeziehung
2. Von der Überlebensregel zur Erlaubnis gebenden Lebensregel
3. Achtsamkeit und Akzeptanz inkl. Stressbewältigungsstrategien
4. Emotion Tracking – der Fährte der Gefühle folgen
5. Mentalisierung – durch metakognitives Denken zur Selbstwirksamkeit
6. Entwicklung von der Affekt- auf die Denken-Stufe
7. Entwicklung von der Denken- auf die Empathie-Stufe

Zuerst wird der Patient ausführlich informiert. Das Behandlungskonzept und dessen theoretischer Hintergrund werden erläutert und mit ihm besprochen. Dann wird vereinbart, mit welcher der angebotenen Übungen begonnen wird. Der Patient weiß, worum es geht und wozu die Übung dienen soll. Er entscheidet sich für die Übung und die emotionale Erfahrung, zu der sie hinführt. Anschließend wird das Ergebnis der Übung gemeinsam ausgewertet und der Transfer auf sein reales Leben anvisiert. Die Folien des Buchs führen durch diese Abläufe.

Das klingt sehr nüchtern, sachlich oder gar technisch. Obwohl der Patient immer wieder mit Papier arbeitet (aber erst nach der tiefen emotionalen Erfahrung), ist das Gespräch absolut erlebnisorientiert. Damit es aber nicht bei einem berührenden Erleben bleibt, wird mit einem Arbeitsblatt nachgearbeitet. Erst dadurch nimmt der Patient eine bewusst bleibende Erfahrung mit, die sein metakognitives Verständnis der durchlebten Beziehungsepisode deutlich vergrößert.

Schon vom ersten Moment der Begegnung von Patient und Therapeut an beginnt der Aufbau einer sicheren Bindung als unverzichtbare Basis der Psychotherapie. Erst wenn ausreichend Bindungssicherheit hergestellt werden konnte, werden weitere Themen im Therapiedialog relevant. Während andere Therapieansätze sich auf ein gutes Gefühl des Therapeuten verlassen und der Bindung dann keine Aufmerksamkeit mehr schenken, bleibt in der MVT die Qualität der Bindung stets im Fokus der Wahrnehmung der Interaktion.

Fehlende Feinfühligkeit und Empathie der Eltern führen zu ungeschicktem, unbedachtem Umgang schon mit dem Säugling und Kleinkind. Dessen Proteste werden überhört oder zum Schweigen gebracht. Erst in der psychotherapeutischen Behandlung des Erwachsenen werden diese Fehler erschlossen und auf schmerzliche Weise wiedererlebt.

Der Ablauf wiederholt sich: Das Narrativ der Gegenwartsproblematik führt zu schmerzlichen Gefühlen, deren Vorläufer in den Kindheitsbeziehungen kommen zur Erinnerung und werden ebenfalls deutlich wahrgenommen. Erinnerungsbilder erzeugen ein imaginatives Szenario, in dem der Patient sich erlebt. Er kann deutlich spüren, was er eigentlich von Eltern gebraucht hätte, was ihm vielleicht bis heute fehlt. Wie er auch heute noch vergeblich versucht, zentrale Bedürfnisse zu befriedigen. Wie ihm das einfach nicht gelingen mag.

Und dann kommt die Einladung, sich Eltern vorzustellen, die damals gebraucht worden wären. Diese Imagination führt zu einem höchst glücklichen Erleben, das Albert Pesso Click of Closure genannt hat. Durch diese Wende wird die Therapie ressourcenorientiert. Der Patient kann das erfahrene Glück in seinem Gedächtnis bewahren und verändert damit automatisch seine Erwartungen an künftige Begegnungen.

Das mentalisierungsfördernde Nacharbeiten ermöglicht als Transfer, zwischenmenschliche Zusammenhänge so gut zu verstehen, dass ab jetzt Beziehungen anders gestaltet werden können. Voraussetzung ist weitgehende Selbstkenntnis, z. B. was sind meine Grundbedürfnisse, wie gehe ich bisher damit um? Gibt es eine verbietende und gebietende Überlebensregel, die es unmöglich macht, dass meine Bedürfnisse in meinen Beziehungen befriedigt werden? Was fühlen und brauchen andere?

Der Entwicklungsaspekt war ja schon seit 1994 ein Charakteristikum der Strategischen Kurzzeittherapie (SKT) (Sulz 1994) und später der Strategisch-Behavioralen Therapie (SBT) (Sulz & Hauke 2009), den Vorläufern der Mentalisierungsfördernden Verhaltenstherapie.

> »Die Verhaltenstherapie erklärte Veränderungen durch Lernprozesse, die Psychoanalyse durch strukturelle Veränderungen und Übertragungsheilung. Die Systemiker versuchen, ein pathologisches System zu destabilisieren. Allein das Postulat von Carl Rogers Psychotherapie käme in die Nähe unseres […] Entwicklungsverständnisses. Andererseits gibt es kaum eine innovative Therapietheorie, die sich nicht auf den Entwicklungsansatz von Jean Piaget beruft. Das sind u. a. die Ansätze von Peter Fonagy, Leslie Greenberg und James McCullough. Der epistemiologische Kern der Entwicklungstheorie von Jean Piaget ist eine allgemein anerkannte Theorie zur kognitiven Entwicklung des Menschen geworden, auch wenn einige inhaltliche Aussagen wissenschaftlich heute nicht mehr haltbar sind« (Sulz & Höfling 2010, S. IX).

Insofern ist MVT ein Reigen von sieben Stationen, die zur Integration führen: sichere Bindung erfahren, Erlaubnis, so zu sein, wie es dem eigenen Wesen entspricht, nicht bewertend wahrnehmen zu lernen, seine Gefühle steuern können, sich und andere verstehen, hemmende Persönlichkeitszüge loslassen und selbstwirksam werden, Beziehungen dauerhaft gut pflegen können.

Dieses Handbuch soll helfen, die hierzu erforderlichen therapeutischen Schritte konsequent und effektiv zu gehen.

Oktober 2022
Serge K. D. Sulz

		Einleitung
Folie	**Karte**	**Thema**
1	1	Titel MVT-HANDBUCH Einleitung
2	1r	Dieses Handbuch für die täglichen Therapien in Praxis oder Klinik
3	2	LEKTÜRE
4	2r	Dieses Konzept-Wissen ist Voraussetzung
5	3	Dieses Praxis-Wissen ist Voraussetzung
6	3r	Abbildung Spirale Mentalisierungsfördernde Verhaltenstherapie MVT
7	4	Neue Psychotherapien (Zeitachse)
8	4r	MVT wurde von Serge Sulz als Brücke ... entwickelt
9	5	Diagramm Von der SBT ...
10	5r	Diagramm Abtrennung von PKP
11	6	Diagramm ... zur MVT
12	6r	Fonagys Impulsgeber
13	7	VT-Impulsgeber
14	7r	Mentalisierung als Brücke zwischen TP und VT
15	8	Kernthesen des Mentalisierungsansatzes
16	8r	7 Probleme des Patienten
17	9	7 Ziele der MVT
18	9r	7 Therapie-Module der MVT
19	10	7 plus 1 MVT-Module
20	10r	Interventionsschritte A – D --> Verhalten?
21	11	Schulung – Übung - Training
22	11r	Die 5 Trainingsbereiche der Mentalisierungs-fördernden Verhaltenstherapie MVT
23	12	Training des Therapeut.-verhaltens – gut vorbereitet sein

MVT-HANDBUCH Einleitung

- Durch Metakognitives Training zu Bindungssicherheit, Emotionsregulation, Selbstwirksamkeit und Empathie

→ Bewegende Momente und Schritte in der Psychotherapie

Serge K. D. Sulz
Prof. Dr. phil. Dr. med. Dipl.-Psych.

Dieses Handbuch für die täglichen Therapien in Praxis oder Klinik

- ist ein Leitfaden für die praktische Durchführung der Mentalisierungsfördernden Verhaltenstherapie MVT,
- die durch metakognitives Training und Emotion Tracking
- zu Bindungssicherheit, gelingender Emotionsregulation, Selbstwirksamkeit und Empathie führt.
- Im A4-Format und als Ringbuch ist es ideal für das Kopieren von Arbeitsblättern für den Patienten.
- Alle 7 Module werden detailliert im konkreten Handeln der TherapeutIn beschrieben:
- Bindung, Überlebensregel, Achtsamkeit, Emotion Tracking, Mentalisierung, Entwicklung metakognitiven Denkens, Entwicklung von Empathie

LEKTÜRE

für Patienten (und TherapeutInnen):
Die Bedeutung der Kindheit ist leichter zu verstehen durch Lektüre von

Sulz (2020): **Als Sisyphus seinen Stein losließ. Oder: Verlieben ist verrückt.**
Gießen: Psychosozial-Verlag

(Dieses Buch wird sehr gern gelesen. Die Themen werden anschaulich durch Fallbeispiele und Fall-Vignetten sowie durch den Blick in die eigene Psyche)

3

Dieses Konzept-Wissen ist Voraussetzung

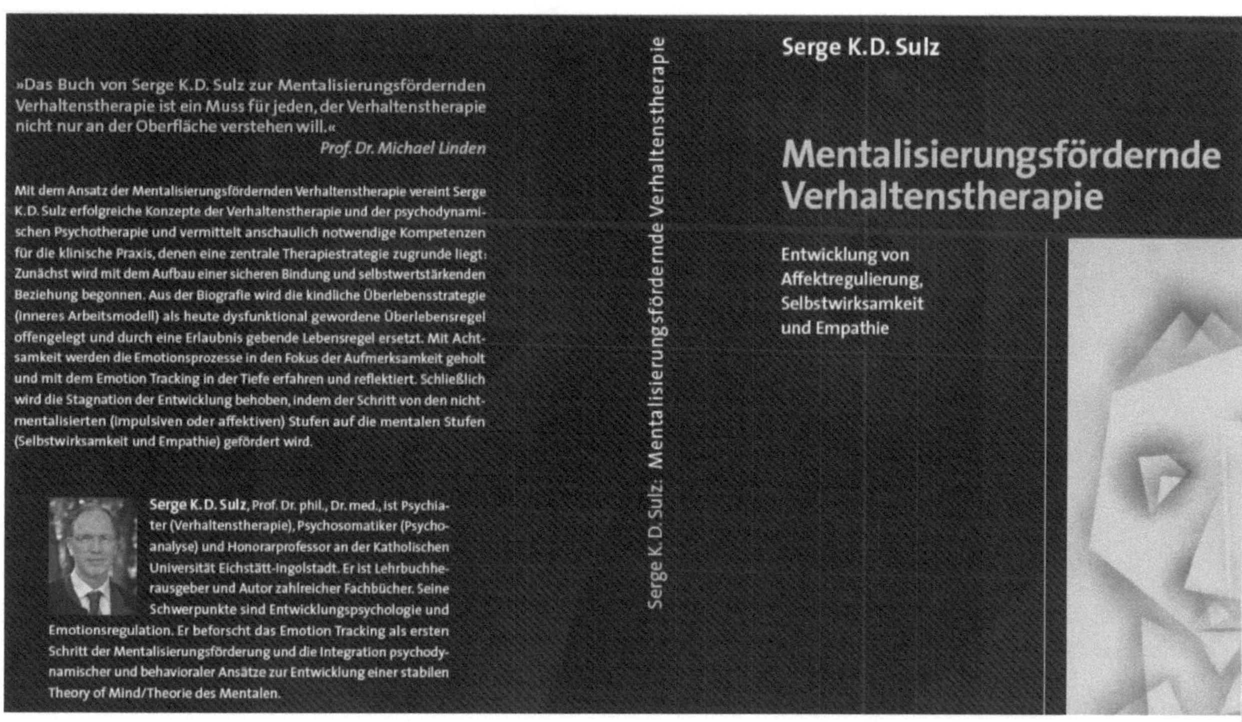

4

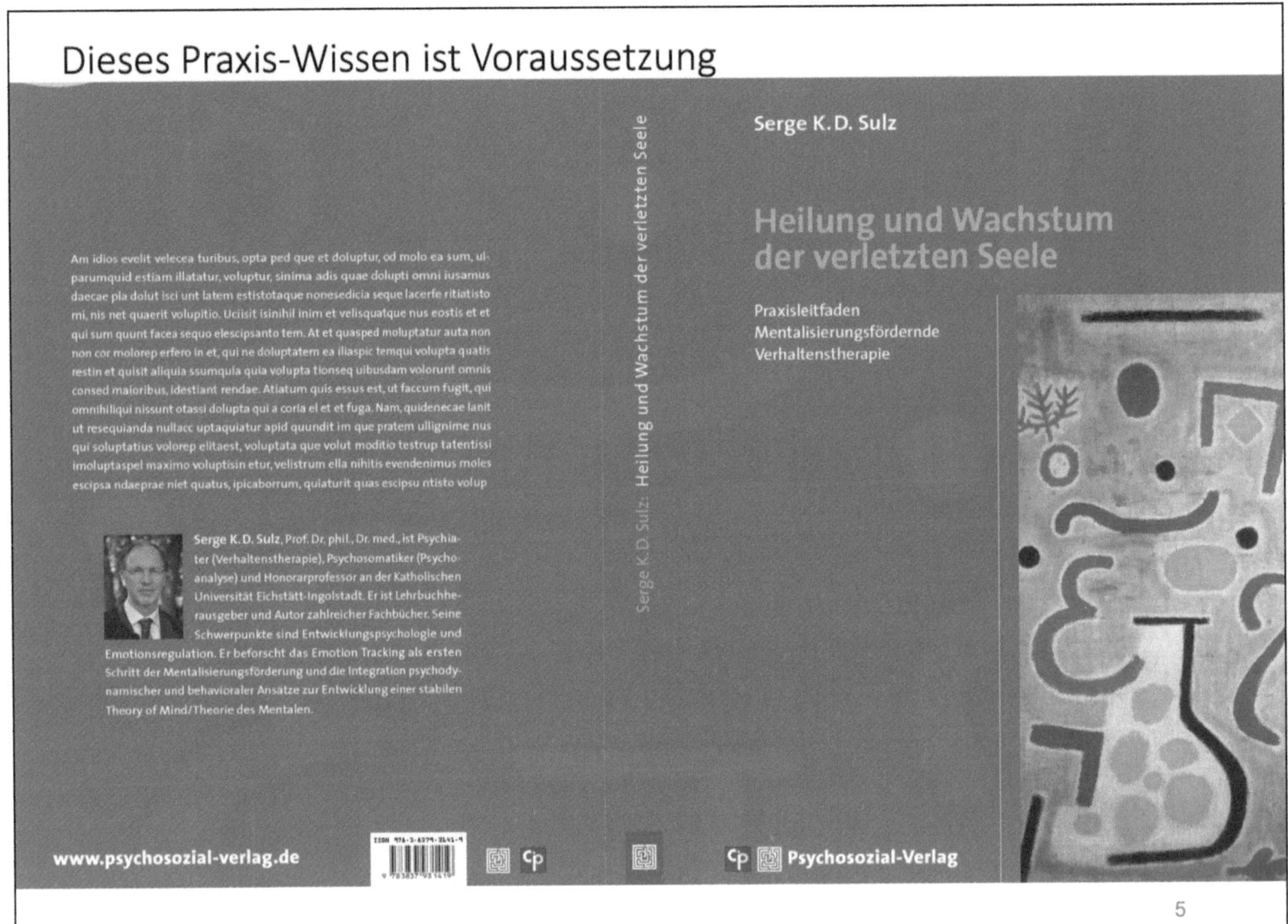

Mentalisierungsfördernde Verhaltenstherapie MVT*

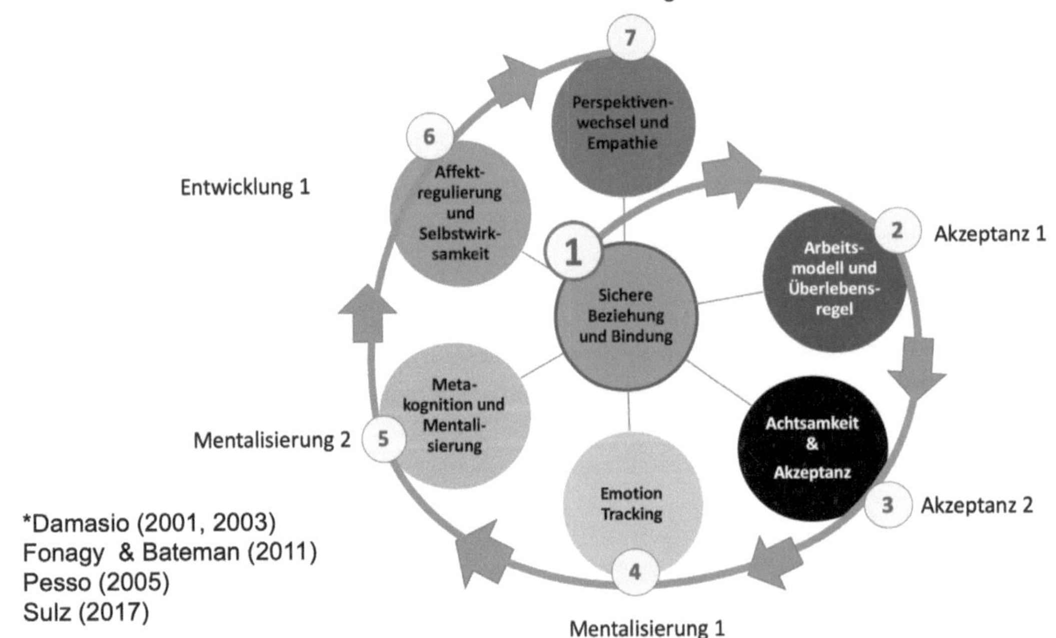

6

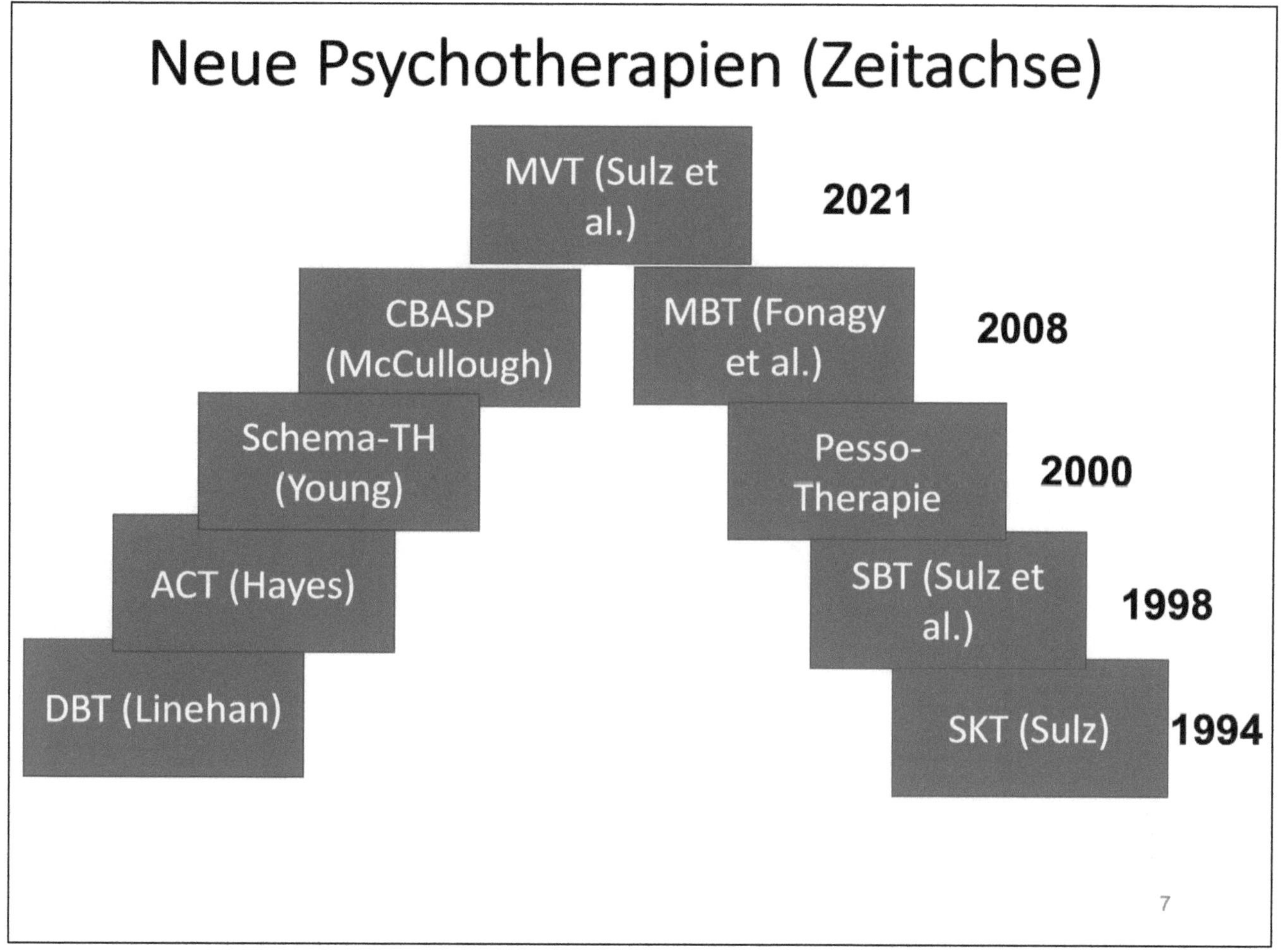

*Mentalisierungsfördernde Verhaltenstherapie MVT

MVT wurde von Serge Sulz als **Brücke zwischen Psychodynamischen und kognitiv-behavioralen Therapien** entwickelt. Sie ist begründet in

- Der **Entwicklungspsychologie** (Bindungstheorie von Bowlby, Entwicklungstheorien von Piaget und Pesso und Mentalisierungsansatz von Fonagy und Mitarbeitern)
- Der **Neurobiologie** (u.a. Damasio) und den psychologischen Zweiprozesstheorien und Systemtheorien (Epstein, Grawe u.a.)
- Der kognitiven Verhaltenstherapie und der **3. Welle der VT** (z.B. DBT)

Sie ist eine **Weiterentwicklung der Strategisch-Behavioralen Therapie SBT** (Sulz und Mitarbeiter) und der Strategischen Kurzzeittherapie SKT (Sulz).

Sie umfasst **7 Module**

Siehe Sulz 2017a-d und 2021

8

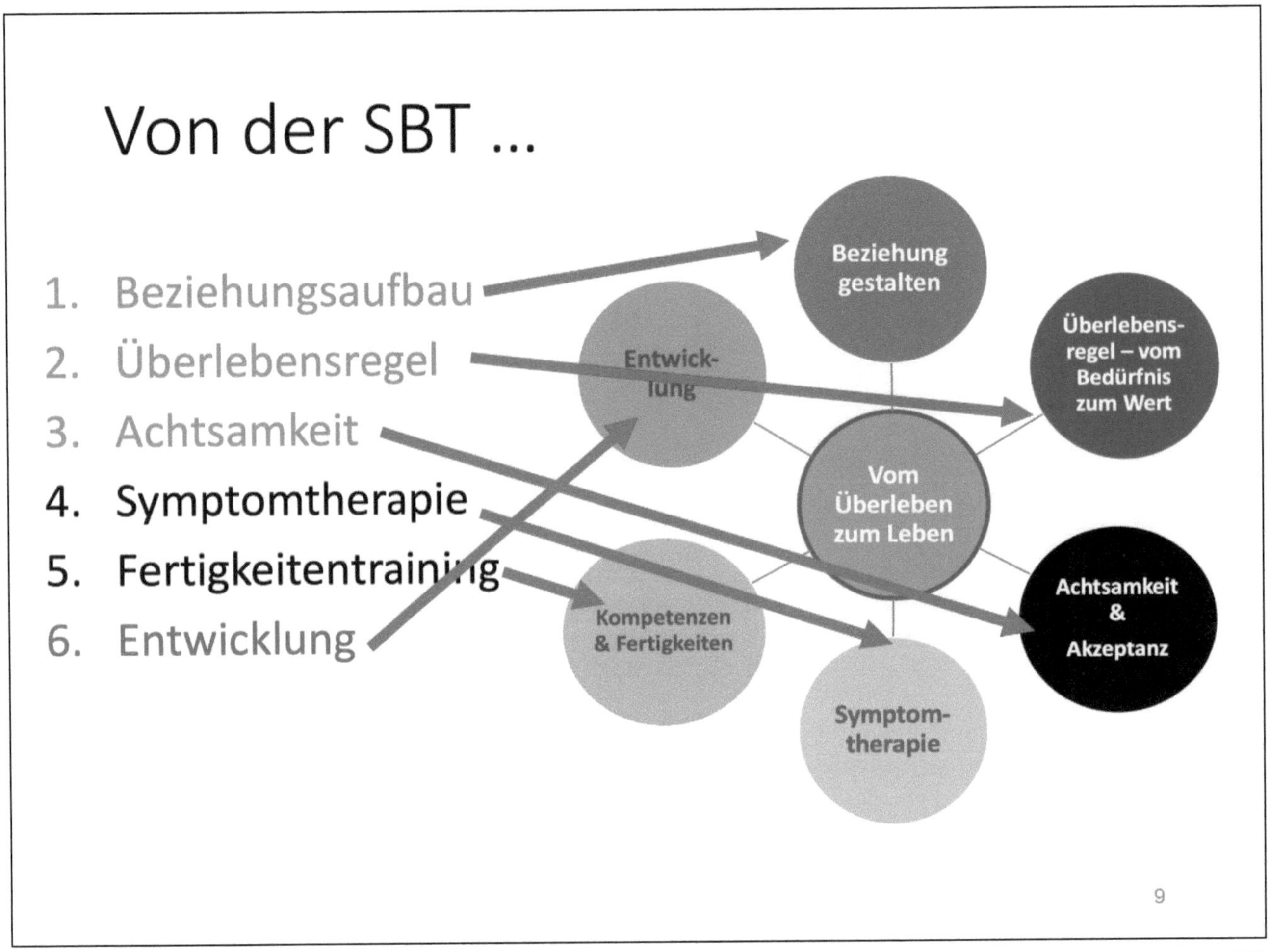
Von der SBT …
1. Beziehungsaufbau
2. Überlebensregel
3. Achtsamkeit
4. Symptomtherapie
5. Fertigkeitentraining
6. Entwicklung
Beziehung gestalten
Entwick-lung
Überlebens-regel – vom Bedürfnis zum Wert
Vom Überleben zum Leben
Kompetenzen & Fertigkeiten
Achtsamkeit & Akzeptanz
Symptom-therapie
9

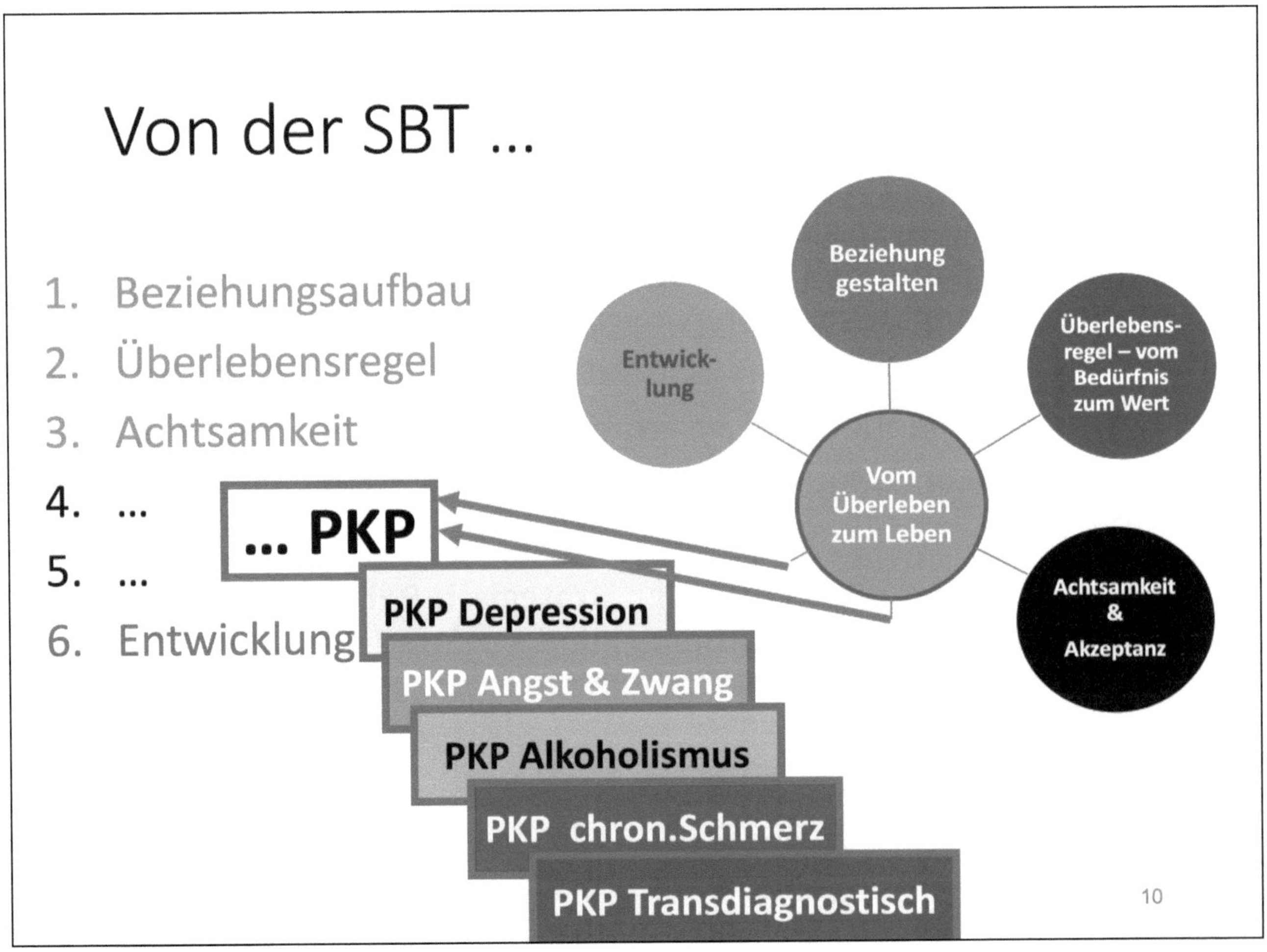
Von der SBT …
1. Beziehungsaufbau
2. Überlebensregel
3. Achtsamkeit
4. …
5. …
6. Entwicklung
… PKP
PKP Depression
PKP Angst & Zwang
PKP Alkoholismus
PKP chron.Schmerz
PKP Transdiagnostisch
Beziehung gestalten
Entwick-lung
Überlebens-regel – vom Bedürfnis zum Wert
Vom Überleben zum Leben
Achtsamkeit & Akzeptanz
10

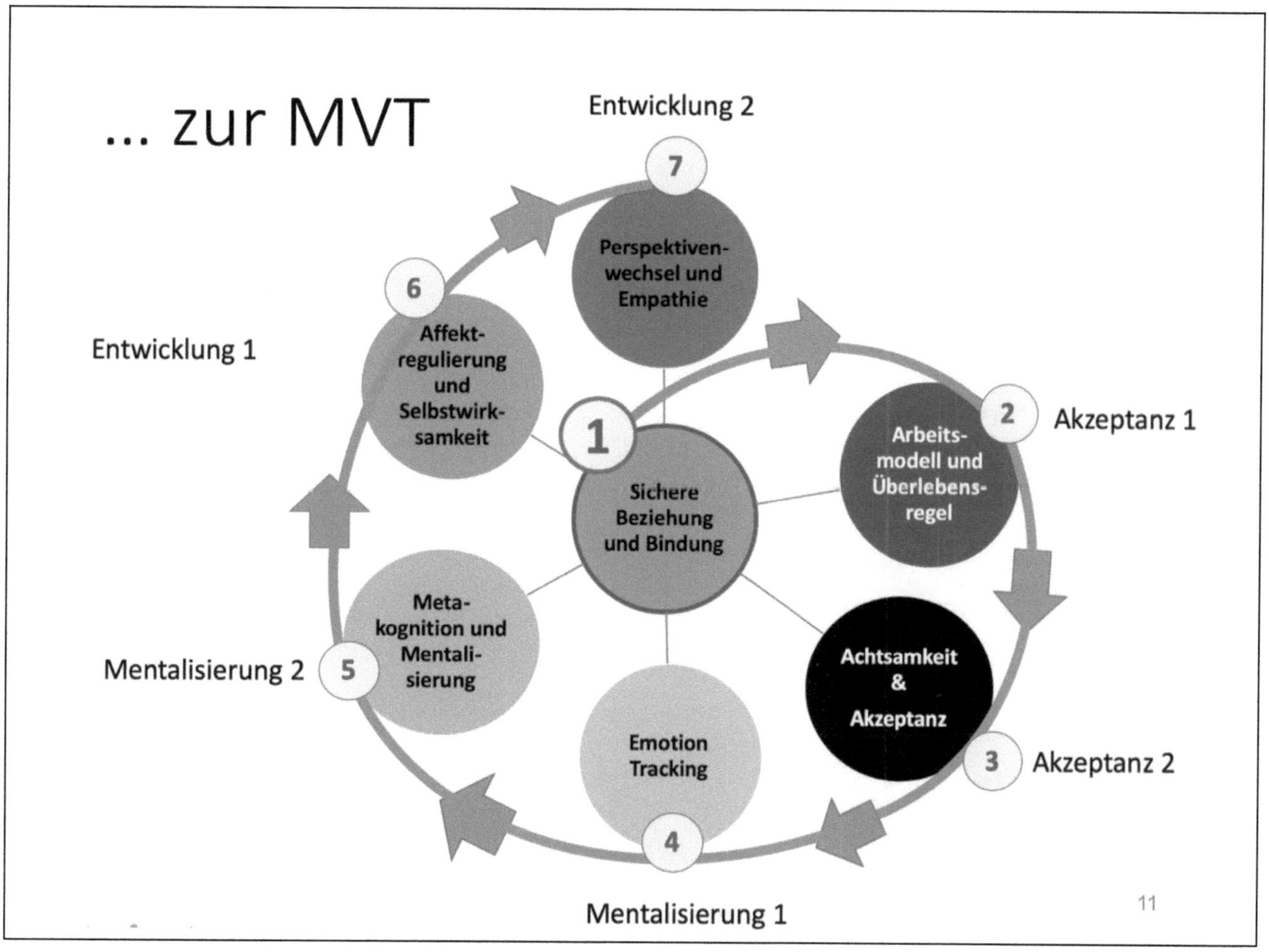

… zur MVT

Entwicklung 2

7

Perspektiven-wechsel und Empathie

6

Affekt-regulierung und Selbstwirk-samkeit

Entwicklung 1

1

Sichere Beziehung und Bindung

2

Arbeits-modell und Überlebens-regel

Akzeptanz 1

Meta-kognition und Mentali-sierung

Mentalisierung 2

5

Achtsamkeit & Akzeptanz

3

Akzeptanz 2

Emotion Tracking

4

Mentalisierung 1

11

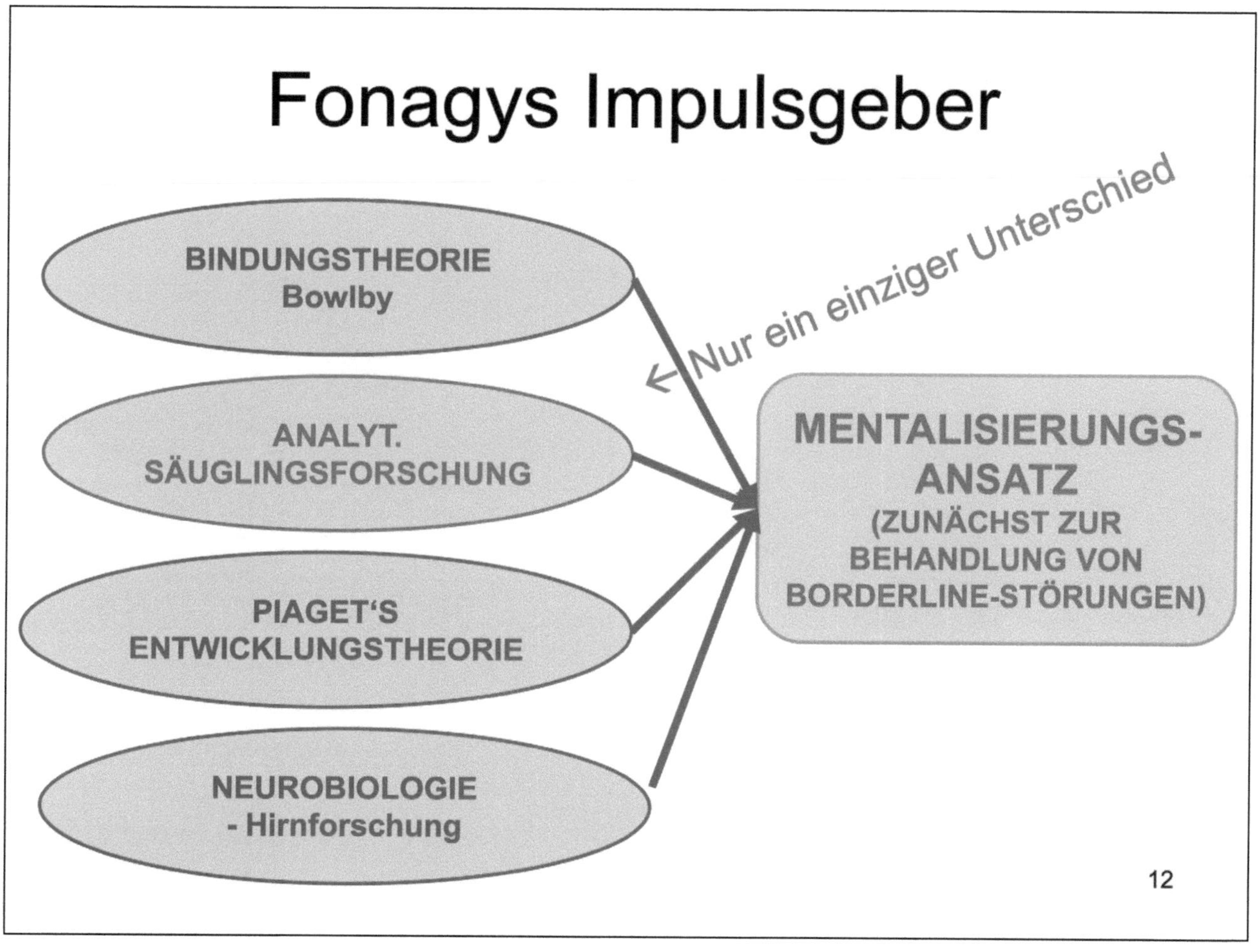

Fonagys Impulsgeber

BINDUNGSTHEORIE
Bowlby

ANALYT.
SÄUGLINGSFORSCHUNG

PIAGET'S
ENTWICKLUNGSTHEORIE

NEUROBIOLOGIE
- Hirnforschung

← Nur ein einziger Unterschied

MENTALISIERUNGS-
ANSATZ
(ZUNÄCHST ZUR
BEHANDLUNG VON
BORDERLINE-STÖRUNGEN)

12

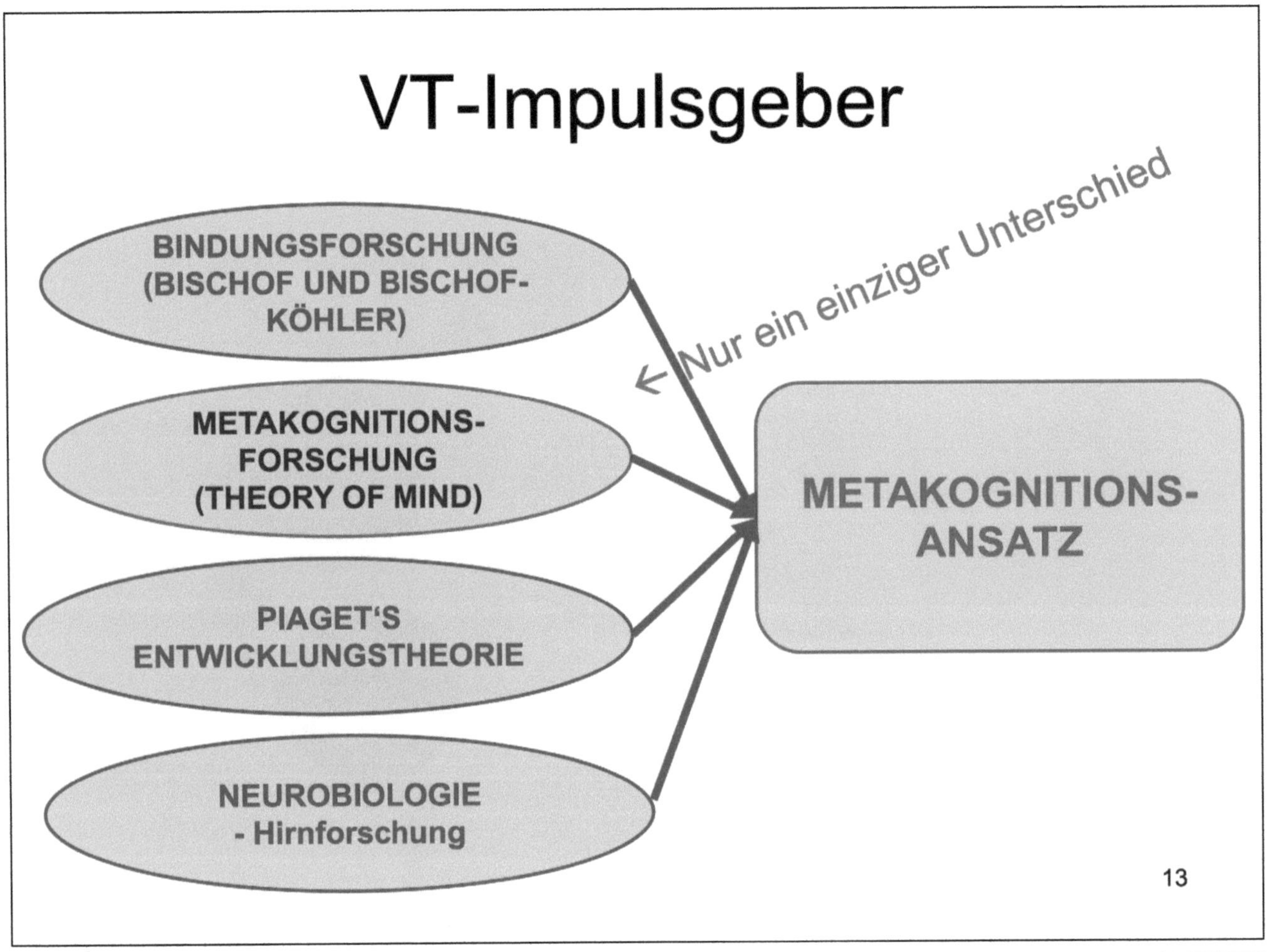

VT-Impulsgeber

BINDUNGSFORSCHUNG (BISCHOF UND BISCHOF-KÖHLER)

METAKOGNITIONS-FORSCHUNG (THEORY OF MIND)

PIAGET'S ENTWICKLUNGSTHEORIE

NEUROBIOLOGIE - Hirnforschung

← Nur ein einziger Unterschied

METAKOGNITIONS-ANSATZ

13

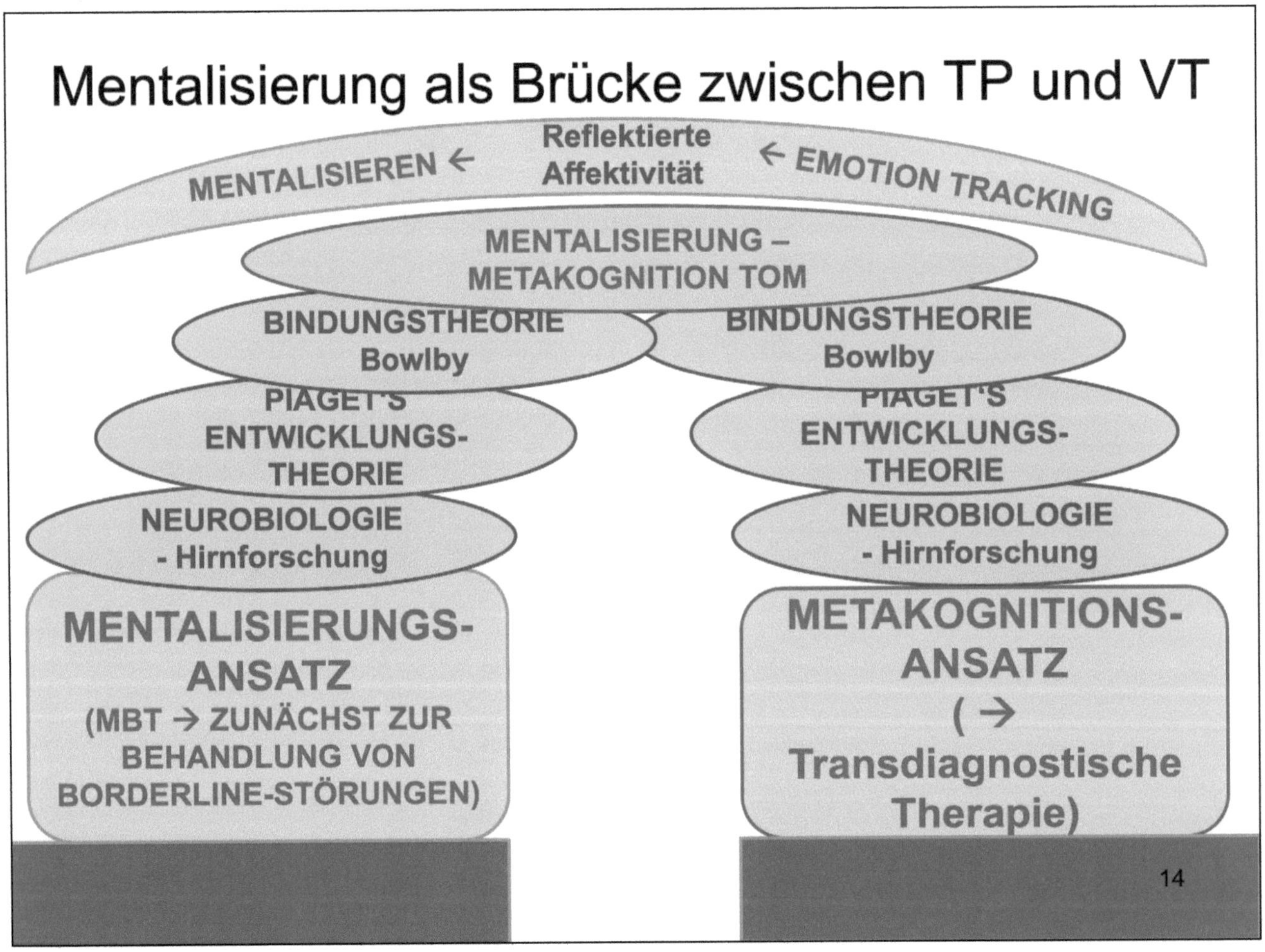

Mentalisierung als Brücke zwischen TP und VT

MENTALISIEREN ←

Reflektierte Affektivität

← EMOTION TRACKING

MENTALISIERUNG – METAKOGNITION TOM

BINDUNGSTHEORIE Bowlby

BINDUNGSTHEORIE Bowlby

PIAGET'S ENTWICKLUNGS-THEORIE

PIAGET'S ENTWICKLUNGS-THEORIE

NEUROBIOLOGIE - Hirnforschung

NEUROBIOLOGIE - Hirnforschung

MENTALISIERUNGS-ANSATZ (MBT → ZUNÄCHST ZUR BEHANDLUNG VON BORDERLINE-STÖRUNGEN)

METAKOGNITIONS-ANSATZ (→ Transdiagnostische Therapie)

14

Kernthesen des Mentalisierungsansatzes (Barth 2017, Fonagy et al. 2008)

1. Bindung als erste Errungenschaft des Lebens
2. Selbst als Urheber – das Kind stellt Bindung her
3. Vom Äquivalenz- über den Als–Ob Modus zum Reflexionsmodus
4. Affektregulation durch Spiegelung und Markierung
5. Projektive Identifizierung: dem anderen die Schuld zuschieben

15

7 Probleme des Patienten

1. Fehlende Bindung: **NIEMAND IST DA! Ich bin allein.**
2. Dysfunktionale Überlebensregel (inneres Arbeitsmodell) **Ich darf mich nicht wehren, behaupten ...**
3. Achtsamkeit und Akzeptanz: **Mir ist vieles nicht bewusst**
4. Emotion Tracking – tiefe emotionale Erfahrung: **NIEMAND SIEHT was ich fühle - meinen Schmerz**
5. Mentalisierung – Metakognition: **Ich erkenne nicht, warum man sich so verhält und nicht, wozu mein Handeln führt**
6. Entwicklung von der Affekt- auf die Denken-Stufe (Selbstwirksamkeit): **Ich kann meine Gefühle nicht regulieren - keine Problemlösung finden**
7. Entwicklung von der Denken- auf die Empathie-Stufe (Empathie und Mitgefühl) **Ich kann mich nicht in andere hineinversetzen**

16

7 Ziele der MVT

1. Bindungssicherheit: **ICH BIN DA!**
2. Von der dysfunktionalen Überlebensregel (inneres Arbeitsmodell) zur Erlaubnis gebenden Lebensregel: **DU DARFST …**
3. Achtsamkeit und Akzeptanz: **BEWUSST SEIN**
4. Emotion Tracking – tiefe emotionale Erfahrung: **ICH SEHE was du fühlst**
5. Mentalisierung – Metakognition: **WARUM – WOZU?**
6. Entwicklung von der Affekt- auf die Denken-Stufe (Selbstwirksamkeit): **ZÜGEL IN DIE HAND NEHMEN**
7. Entwicklung von der Denken- auf die Empathie-Stufe (Empathie und Mitgefühl) **MITFÜHLEND SEIN**

17

7 Therapie-Module der MVT

1. Bindungssicherheit: **sichere Bindung in der Therapie**
2. Von der dysfunktionalen Überlebensregel (inneres Arbeitsmodell) zur Erlaubnis gebenden Lebensregel: **Neue Erlaubnis zur Lebensregel machen**
3. Achtsamkeit und Akzeptanz: **Bewusstheit schaffen**
4. Emotion Tracking – tiefe emotionale Erfahrung: **Gefühle bewusst machen + Auslöser verstehen**
5. Mentalisierung – Metakognition: **Theory of Mind TOM elaborieren – warum und wozu Menschen handeln**
6. Entwicklung von der Affekt- auf die Denken-Stufe (Selbstwirksamkeit): **Affekte regulieren und kompetent handeln**
7. Entwicklung von der Denken- auf die Empathie-Stufe (Empathie und Mitgefühl) **Empathische Kommunikation**

18

7 plus 1 MVT-Module

0. Therapiebeginn
1. Bindungs-Sicherheit
2. Überlebensregel
3. Achtsamkeit und Akzeptanz
4. Emotion Tracking
5. Mentalisierung - Metakognition
6. Entwicklung auf die DENKEN-Stufe
7. Entwicklung auf die EMPATHIE-Stufe

Interventionsschritte A – D → Verhalten?

Jedes Modul wird praktisch-therapeutisch entfaltet durch die Interventionsschritte:

A Körper - Sein (Existenz) – Embodiment → Verhalten?

B Affekt – Impulsivität – Vitalität → Verhalten?

C Denken – Metakognition / Mentalisierung - Affektregulierung – Selbstwirksamkeit → Verhalten?

D Empathie und Mitgefühl – Theory of Mind / Theorie des Mentalen (gelingende Beziehungsgestaltung) → **Verhalten?**

D.h. dass wir vor allem die Bedingungen des Verhaltens untersuchen – im Sinne einer Funktionsanalyse

20

Schulung – Übung - Training

- Auch bei sehr guter psychotherapeutischer Grundausbildung kann MVT nicht durch ein oder zwei Kurse erlernt werden.
- Ohne gründliche Ausbildung geht es nicht. Diese macht aber richtig Spaß. Es ist ein gutes Gefühl, etwas zu können, was bisher nicht zu meinen Kompetenzen gehörte.
- Das Lernen erfolgt in verschiedenen Trainingsphasen: Das kennen wir schon: Vorlesung – Seminar – Übungen - eigene Therapien – Supervision.
- Parallel findet Lernen in Trainings-Bereichen statt: Youtube-Vorlesungen – Youtube-Videos von echten Therapiesitzungen – Selbstlernmaterial (Beispielfälle, Wahrnehmungsübungen, Empathieübungen, Training des Therapeutenverhaltens).
- Sie finden alle Lernmaterialien kostenlos auf www.eupehs.org
- Wenn Sie dort auf die Seite

Mentalisierungsfördernde Verhaltenstherapie MVT: Heilung und Wachstum der verletzten Seele – EUPEHS

gehen, können Sie die einzelnen Trainingsbereiche auswählen und mit dem beginnen, worauf Sie neugierig sind.

- Machen Sie so lange weiter, bis Sie richtig fit sind. Auf dem Weg dorthin werden Sie schon eine gute Anzahl von Rückmeldungen Ihrer Patienten bekommen, dass ihnen diese Therapie sehr gut tut.

Viel Spaß mit MVT Ihr Serge Sulz

21

Die 5 Trainingsbereiche der Mentalisierungs-fördernden Verhaltenstherapie MVT

MVT-Schulungen
Powerpoint-Folien d. Kursinhalte
MVT-VORLESUNGEN
alle 7 Module (Youtube-Videos)
MVT-Videos von
Therapiesitzungen alle 7 Module
Training des Therapeut.-verhaltens
– gut vorbereitet sein
MVT-HANDBÜCHER
Leitfaden für die tägliche Praxis

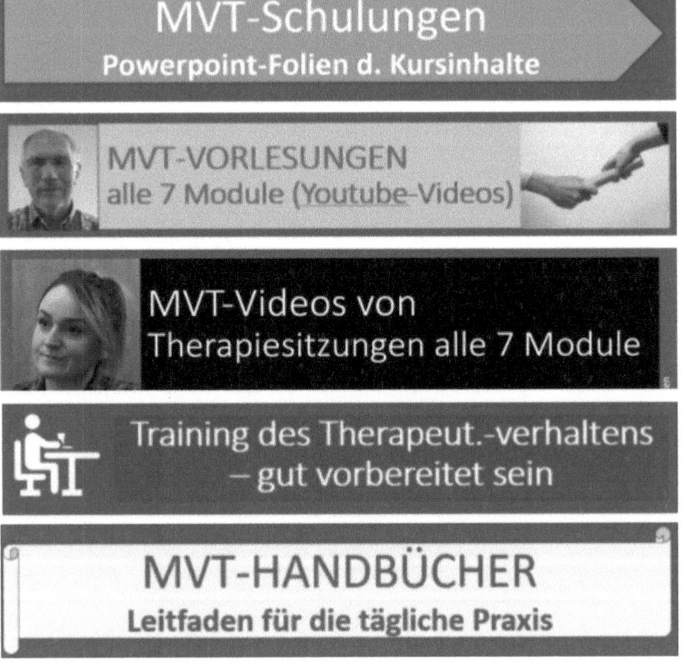

22

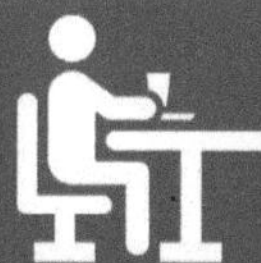

Training des Therapeut.-verhaltens – gut vorbereitet sein

1	Fallbeispiel Frau N gesprochen gezeichnet	10 Minuten
2	43 Gefühle auf Fotos erkennen. FREUDE	10 Minuten
3	TRAUER	12 Minuten
4	ANGST	12 Minuten
5	WUT	10 Minuten
6	RMET Reading The Mind in the Eyes-Test	20 Minuten
7	4. Gefühl erkennen Kontext benennen 43 Fotos Emotion Tracking	30 Minuten
8	5. Herr C Übernehmen Sie die Therapeutenrolle Emotion Tracking	30 Minuten
9	6. Antidot - Übung von Empathie Beispielfälle Emotion Tracking	30 Minuten
10	7. Frau N Emotion Tracking mit Embodiment Emotion Tracking	20 minuten
11	8. Beispiel Holes in Roles 2 SprecherInnen Emotion Tracking	15 Minuten
12	9. Üben Sie Emotion Tracking im Live-Gespräch	50 Minuten
13	10. Mentalisierungsförderung Frau M	15 Minuten
14	11. Herr C Mentalisierungsförderung noch ein Beispielfall	15 Minuten
15	12. Herr C Mentalisierungsförderung Anwendung der 24 Kriterien	20 Minuten
16	13. Mentalisierungsförderung projektive Identifizierung bei Paaren	30 Minuten

Bevor Sie mit Patienten arbeiten, können Sie Ihre Gesprächsführung üben – am besten stundenlang. Bei einer neuen Sportart ist das ja nicht anders.

23

		MODUL 0 Therapiebeginn und Diagnostik
Folie	**Karte**	**Thema**
1	1	Titel 0. Modul Therapiebeginn
2	1r	Wozu ein eigenes Modul für Diagnostik und Therapiebeginn?
3	2	0. Beschwerden, Befund und Diagnose
4	2r	Beschwerdeschilderung des Patienten
5	3	Vom Syndrom zur ICD-Diagnose 1
6	3r	Vom Syndrom zur ICD-Diagnose 2
7	4	QMP03-Bel Belastende Faktoren in der Kindheit und Jugend 1:
8	4r	QMP03-Bel Belastende Faktoren in der Kindheit und Jugend 2:
9	5	Patientenprofil*: Name: ………………. Vorname: ………………. Alter: ……..
10	5r	Profil des Patienten Welcher Patient – in welcher Lebenssituation welches Symptom?
11	6	1. Verhaltensanalyse
12	6r	Die Symptom auslösende Lebenssituation (S)
13	7	Die Situation, die zur Symptombildung führt
14	7r	Situativ ausgelöst: Reaktionskette bis zum Symptom R
15	8	Die Reaktionskette bis zum Symptom
16	8r	Die das Symptom aufrecht erhaltenden Konsequenzen/Wirkungen des Symptoms
17	9	Die symptomaufrechterhaltende Folge/Konsequenz
18	9r	Merkmale der Person, die dazu führen, dass Symptome entstehen (Organismus O)
19	10	Die Person- oder Organismus-Variable
20	10r	Das SORKC-Schema als Zusammenfassung der Verhaltensanalyse des Symptoms
21	11	Die Zielanalyse: Von der Störung zum Ziel
22	11r	DER BEHANDLUNGSPLAN - Dreierschritt Störung – Ziel – Therapie fallspezifisch
23	12	DER BEHANDLUNGSPLAN – Erläuterungen
24	12r	Freude-Expositionen
25	13	Angst-Expositionen
26	13r	Trauer-Expositionen
27	14	Ärger-Expositionen
28	14r	Angst-Therapie: Durchführung der Exposition
29	15	Angst-Therapie: Besonderheiten Soziale Phobie*
30	15r	Angst-Therapie: Besonderheiten Generalisierte Angststörung*
31	16	Besonderheiten der Exposition bei Kontrollzwängen*
32	16r	Protokoll der Therapiesitzung
33	17	Protokoll der Supervisionssitzung

MVT-HANDBUCH Kapitel 0

Der Therapiebeginn:

Erst denken, dann handeln:
Gründliche Falldiagnostik und professionelle Therapieplanung in der Mentalisierungsfördernden Verhaltenstherapie MVT

Serge K. D. Sulz
Prof. Dr. phil. Dr. med. Dipl.-Psych.

Diese Einleitung wurde verändert übernommen aus:
Serge Sulz (2012). Psychotherapie-Grundkurs und Praxisleitfaden: Therapie-Durchführung in Klinik und Praxis S. 24 bis 38

Karte 1b

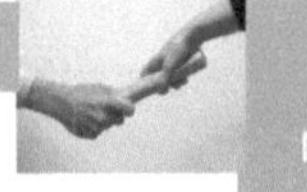

MVT-MODUL 0. Therapiebeginn
Mentalisierungsfördernde Verhaltenstherapie

Wozu ein eigenes Modul für Diagnostik und Therapiebeginn?

Das „Modul 0. Therapiebeginn“ soll möglichst rasch und direkt zu eigener therapeutischer Tätigkeit hinführen.

Zuerst muss die Diagnostik gründlich erarbeitet werden.

Ich kann nur die Krankheit behandeln, die ich zuvor diagnostiziert habe.

Oder: Ich kann nur das Verhalten ändern, von dem ich weiß, weshalb es entstanden ist und wozu es dient.

Die Verhaltensanalyse ist nicht einfach. Deshalb kommen wir nicht darum herum, uns erst einmal den Kopf zu zerbrechen, um Entstehung und Aufrechterhaltung eines Syndroms zu verstehen.

Karte 2a

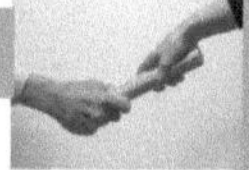

MVT-MODUL 0. Therapiebeginn
Mentalisierungsfördernde Verhaltenstherapie

Psychotherapie-Leitfaden:
Therapie-Durchführung

0. Beschwerden, Befund und Diagnose

→ IHRE VORBEREITUNG:

a) Lektüre MVT-Textbuch* TEIL 2 Seite 99-170
b) Therapiesitzungs-Video (live) 2. Gespräch*** anschauen

*Sulz, S.K.D. (2021b). Mentalisierungsfördernde Verhaltenstherapie. Gießen: Psychosozialverlag.

Karte 2b

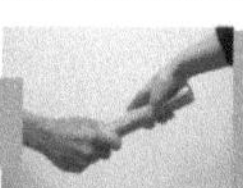

MVT-MODUL 0. Therapiebeginn
Mentalisierungsfördernde Verhaltenstherapie

Beschwerdeschilderung des Patienten

Welche krankheitswertigen Beschwerden und Symptome nennt der Patient?

Angst? ....

Zwang? ....

Depression? ....

Psychovegetativ? ....

Somatoform? ....

Essstörung? ....

Sucht (Alkohol, Medikamente, Drogen) ....

Traumastörung? ....

Sonstige? ....

Bitte **VDS90** zum Ausfüllen geben (https://vds-skalen.eupehs.org) → FRAGEBÖGEN

Anschließend **VDS14**-Befund-Interview für die auffälligen Syndrome durchführen (https://vds-skalen.eupehs.org) → FRAGEBÖGEN

Karte 3a

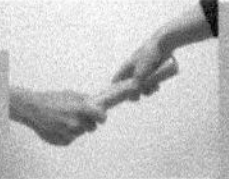

MVT-MODUL 0. Therapiebeginn
Mentalisierungsfördernde Verhaltenstherapie

Vom Syndrom zur ICD-Diagnose 1

Achse I (Syndrome):

Agoraphobie F40.0, Panikstörung F41.0, soziale Phobie F40.1, spezif. Phobie F40.2, GAS F41.1

Zwangsgedanken F42.0, Zwangshandlungen F42.1

Depressive Episode F32, rezidiv. depr. Störung F33

Somatisierungsstörung F45.0, Hypochondrie F45.2, somatof. Funktionsstörung F45.3, chron. Schmerz F45.4, dissoziative Störung F44

Anorexie F50.0, Bulimie F50.2

Sucht Alkohol F10, Opioide F11, Cannaboide F12, Hypnotika F13, Kokain F14

akute Belastungsreaktion F43.0 , PTSB F43.1 , Anpassungsstörung F43.2

Sonstige: .... Fxx.xx

VDS14-Befund-Interview für die auffälligen Syndrome durchführen (https://vds-skalen.eupehs.org) → FRAGEBÖGEN

Karte 3b

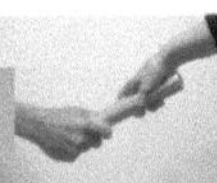

MVT-MODUL 0. Therapiebeginn
Mentalisierungsfördernde Verhaltenstherapie

Vom Syndrom zur ICD-Diagnose 2

Achse II (Persönlichkeitstörungen):

F60.1 schizoid

F60.3 emotional instabil F60.30 impulsiver Typ, F60.31 Borderline-Typ

F60.4 histrionisch

F60.5 anankastisch

F60.6 ängstlich vermeidend (selbstunsicher)

F60.7 abhängig

F60.xx narzisstisch

F60.yy passiv-aggressiv

VDS30-Persönlichkeitsfragebogen, bei Werten ab 2.0 zusätzlich **VDS30**-Int Persönlichkeitsstörungs-Interview durchführen (https://vds-skalen.eupehs.org) → FRAGEBÖGEN

Karte 4a

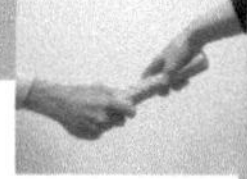

MVT-MODUL 0. Therapiebeginn
Mentalisierungsfördernde Verhaltenstherapie

QMP03-Bel Belastende Faktoren in der Kindheit und Jugend 1:

( ) Erbliche Belastung psychisch (z.B. affektive oder schizophrene Psychosen in der Familie oder Alkoholismus)

( ) Mutter ist in meinen ersten Lebensjahren psychisch krank gewesen (incl. Sucht)

( ) Vater ist in meiner Kindheit psychisch krank gewesen (incl. Sucht)

( ) Mutter lebte in meinen ersten Lebensjahren unter extrem belastenden Bedingungen

( ) Ständige massive Auseinandersetzungen der Eltern meiner Gegenwart als Kindes

( ) Häufige körperliche Gewalttätigkeiten von Seiten der Eltern in meiner Kindheit

( ) Sexueller Missbrauch in meiner Kindheit

( ) Ich wurde die ganze Woche bei den Großeltern abgegeben und erst zum Wochenende geholt

( ) Ich wurde unter der Woche zu Pflegeeltern gegeben

( ) Ich verbrachte Monate bis Jahre im Heim

( ) Mutter war in den ersten beiden Lebensjahre längere Zeit im Krankenhaus, während der Vater weiter zur Arbeit ging

7

Karte 4b

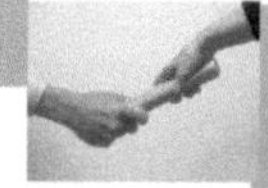

MVT-MODUL 0. Therapiebeginn
Mentalisierungsfördernde Verhaltenstherapie

QMP03-Bel Belastende Faktoren in der Kindheit und Jugend 2:

( ) Ich war als Kind in den ersten drei Lebensjahren längere Zeit ohne Mutter im Krankenhaus

( ) Trennung bzw. Scheidung der Eltern während meiner Kindheit

( ) Tod eines Elternteils während meiner Kindheit

( ) Tod eines Geschwisters während meiner Kindheit

( ) Ich hatte in meiner Kindheit eine schwere körperliche Erkrankung, die mein Leben stark beeinträchtigte

( ) Ich hatte in meiner Kindheit ein sehr traumatisches Erlebnis, das nicht verarbeitet werden konnte

( )Ich musste in meiner Kindheit eine Serie von sehr belastenden Erlebnissen über mich ergehen lassen

( ) Ich hatte psychische Erkrankung(en) in der Kindheit und Jugend

8

Karte 5a

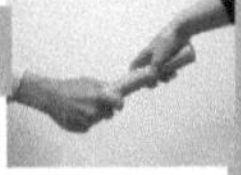

MVT-MODUL 0. Therapiebeginn
Mentalisierungsfördernde Verhaltenstherapie

Patientenprofil*: Name: .... Vorname: .... Alter: ....

Beruf: .... Arbeitsplatz: .... PartnerIn: ....

dessen/deren Beruf: .... Kinder: m/w (Alter:), m/w (Alter:), m/w (Alter:)

Syndrom: .... Die wichtigsten Symptome: ....

Komorbidität(en): ....

Genauer Zeitpunkt des Beginns der Erkrankung: ...., also vor .... Monaten

Zustand zu Beginn der Therapie: ....

Jetziger Zustand (noch akut?): ....

Lebenssituation vor Erkrankung: ....

Symptomauslösendes Ereignis: ....

Wichtige Punkte der Biographie: ....

Wie versuchte er/sie vor Symptombeginn das symptomauslösende Problem zu meistern und scheiterte damit? ....

Was wäre eine erfolgreiche Meisterung der Problemsituation gewesen?

....

Was vermied er/sie durch Symptombildung (negative Verstärkung)?

....

*Bitte zu jeder Supervision mitbringen und den Bericht damit beginnen

Karte 5b

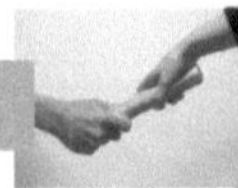

MVT-MODUL 0. Therapiebeginn
Mentalisierungsfördernde Verhaltenstherapie

Profil des Patienten

Welcher Patient – in welcher Lebenssituation entwickelte welches Symptom, um was zu verhindern?

Wir fassen noch einmal alle inzwischen vorhandenen Informationen über den Patienten zusammen und schreiben sie in ein Profilblatt, das wir immer wieder durchlesen und zu jeder Supervision mitbringen – der Supervisor kann sich ohne diese Informationen nur bruchstückhaft an den Fall erinnern (es ist für ihn ja einer von zig Supervisionsfällen).

Das Profilblatt sollte folgende Frage beantworten:

Welcher Patient – in welcher Lebenssituation entwickelte welches Symptom, um was zu verhindern?

Da stecken alle wichtigen Variablen drin: Situation S, Person oder Organismus O, Reaktion R, Kontingenz K und Konsequenz C der Verhaltensanalyse-Formel SORKC (Kanfer & Saslow, 1974).

Karte 6a

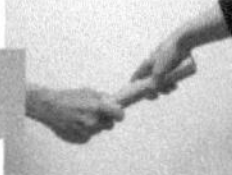

MVT-MODUL 0. Therapiebeginn
Mentalisierungsfördernde Verhaltenstherapie

Psychotherapie-Leitfaden:
Therapie-Durchführung

1. Verhaltensanalyse

Karte 6b

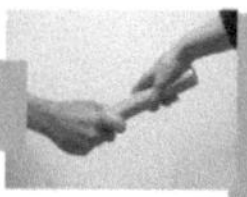

MVT-MODUL 0. Therapiebeginn
Mentalisierungsfördernde Verhaltenstherapie

Die Symptom auslösende Lebenssituation (S)

Was waren die **drei größten Lebensprobleme im Jahr vor der Erkrankung**:

1)..

2)..

3)..

Wer war die damals wichtigste Bezugsperson? ....

Wer war die problematischste Beziehung/Person? ....

Pathogene Beziehungsgestaltung: Inwiefern war die Beziehungsgestaltung in der Zeit vor Symptombeginn einseitig, so dass sie zur Symptombildung beitrug?

....

Pathogene Lebensgestaltung: Inwiefern war die Gestaltung des übrigen Lebens (Beruf, Freizeit, Hobbyies, Freunde etc.) in der Zeit vor Symptombeginn einseitig, so dass sie zur Symptombildung beitrug?

....

Auslösendes Lebensereignis: Welches Ereignis in dieser Lebenssituation hat schließlich zur Symptomauslösung geführt?

....

Rückseite Karte 7a

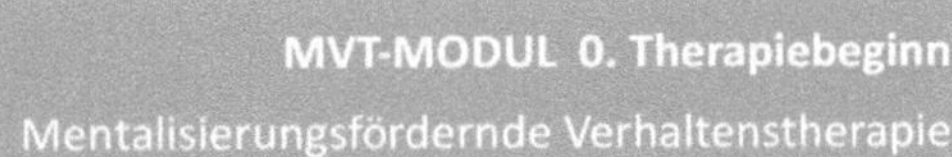

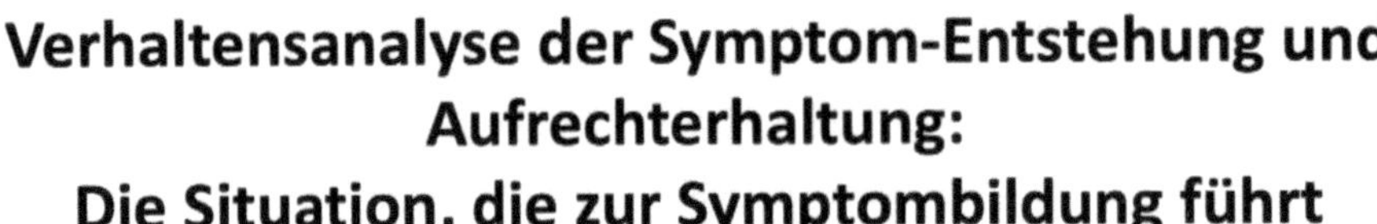

Verhaltensanalyse der Symptom-Entstehung und Aufrechterhaltung: Die Situation, die zur Symptombildung führt

Nachdem wir alle wichtigen Informationen in Erinnerung gerufen und gesammelt haben, müssen wir sie so ordnen, dass wir Zusammenhänge erkennen können, die auf die Ursachen, die Auslöser und die aufrecht erhaltenden Bedingungen schließen lassen. Alle unsere gedanklichen, gefühlsmäßigen und körperlichen Reaktionen treten in bestimmten Situationen auf und in anderen Situationen nicht. Oder (z. B. Stimmungen oder manche chronischen Schmerzen) sind in manchen Situationen besonders schlimm und in anderen besser. Diese Unterschiede zu registrieren ist schon der Beginn des Sehens von Zusammenhängen.

Eine Situation S führt zu einer Reaktion R: **S** --> **R**

Karte 7b

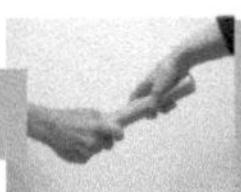

MVT-MODUL 0. Therapiebeginn
Mentalisierungsfördernde Verhaltenstherapie

Situativ ausgelöst: Reaktionskette bis zum Symptom R

Problematische Lebens-**Situation** (die z. B. extrem frustrierend ist)
....

1. Die primäre **Emotion** als Antwort auf diese Situation (z. B. Wut)
   ....
2. Der primäre Handlungs-**Impuls**, der aus dieser Emotion resultiert (z. B. Angriff) ....
3. Der **Gedanke**: Bedenken der Folgen meines Handelns (z. B. Dann werde ich abgelehnt) ....
4. Ein gegensteuerndes **sekundäres Gefühl** (z. B. Schuldgefühl, Ohnmacht)
   ....
5. Im **Körper:** die psychovegetative Begleitreaktion dieses Gefühls (z. B. Schwächegefühl) ....
6. Mein beobachtbares **Verhalten** (z. B. tun, was mein Gegenüber will)
   ....
7. **Symptom**bildung (z. B. Niedergeschlagenheit: depressives Syndrom)
   ....

Karte 8a

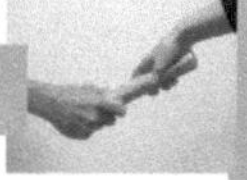

MVT-MODUL 0. Therapiebeginn
Mentalisierungsfördernde Verhaltenstherapie

Die Reaktionskette bis zum Symptom

Die symptomauslösende Situation birgt eine große Frustration, die Wut auslöst (primäre Emotion).

Da Wut verboten ist, werden stattdessen sekundäre Gefühle bewusst, die zum Nachgeben und zur Symptombildung führen. Sie können durch folgende Fragen evtl. erreichen, dass der Patient das wütend Machende erkennt:

Szenisches Wiedererleben der Situation:

Wie geht der Andere da mit mir um?

Was wird frustriert, was verletzt?

Wie fühlt sich diese Frustration an, wie die Verletzung?

Welches Gefühl entsteht in mir?

Gab es vielleicht noch ein kurz aufflammendes Gefühl kurz zuvor? (Wut)

Mit welchem Gefühl hätte ein sehr spontaner Mensch reagiert?

Habe ich dieses Gefühl auch – kurz aufblitzend – gehabt?

Vielleicht so kurz, dass ich es erst jetzt deutlicher nachempfinden kann?

Und wenn ich dieses (primäre) Gefühl zulasse, welcher (primäre) Handlungsimpuls entsteht? Was würde ich aus diesem Gefühl heraus am liebsten tun?

Wenn ich mir vorstelle, ich täte es tatsächlich, was wären die Folgen – für mich – für die Beziehung? (Antizipation der Folgen/Erwartung bedrohlicher Folgen)

Karte 8b

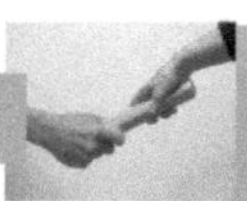

MVT-MODUL 0. Therapiebeginn
Mentalisierungsfördernde Verhaltenstherapie

Die das Symptom aufrecht erhaltenden Konsequenzen/Wirkungen des Symptoms

Was hätte jemand, der sich der auslösenden Situation gewachsen fühlt, getan, anstatt ein Symptom zu entwickeln (z. B. mehr für sich kämpfen)?

....

Was wären die Folgen eines solchen Verhaltens gewesen, wenn Sie so gehandelt hätten? Wie hätte Ihr Gegenüber darauf reagiert?

....

Welches wichtige Bedürfnis wäre nicht mehr befriedigt worden?

.... (z. B. geliebt werden)

Welche Angst und Bedrohung wäre sehr groß geworden?

.... (z. B. Trennung)

Inwiefern war das Symptom also Hilfe, Schutz, Problemlösung und das Leiden der Preis, den Sie dafür zahlen mussten (Vermeidung aversiver Konsequenzen durch das Symptom – negative Verstärkung des Symptoms, primärer Krankheitsgewinn)? ....

....

Karte 9a

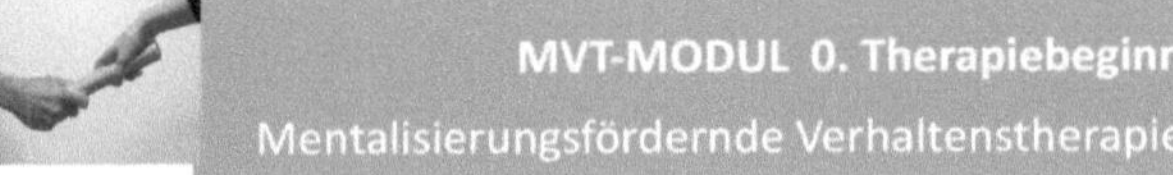

Die symptomaufrechterhaltende Folge/Konsequenz

Nun hat eine Reaktion aber auch eine Wirkung. Ein Gedanke wie „Ich mach' ja doch alles falsch." hat eine innere Wirkung, er macht niedergeschlagen. Ein Sozialverhalten (Verhalten in einer sozialen Situation, d. h. in einer Situation in der mehrere Menschen miteinander zu tun haben, z. B. ein Gespräch, eine Verhandlung) hat Auswirkungen auf andere Menschen. Wenn ich z. B. sehr unterwürfig bin, wird sich der Andere mir überlegen fühlen und mich eher von oben herab behandeln.

Also hat jede Reaktion R eine Konsequenz C: **R —> C**

Damit können wir nun drei wichtige Aspekte unterscheiden: Die Situation S, unsere Reaktion R und deren Auswirkung oder Konsequenz C:

S —> R —> C

Nur belohnende Konsequenzen verstärken ein Verhalten und nur dann, wenn sie ohne das Verhalten nicht eintreten. Dieses bedingte Eintreten des Ereignisses C nennt man Kontingenz K:

S —> R —**K**—> C

Karte 9b

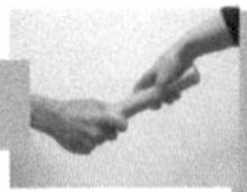

MVT-MODUL 0. Therapiebeginn

Mentalisierungsfördernde Verhaltenstherapie

Merkmale der Person, die dazu führen, dass sie ein Symptom bildet anstatt sich zu wehren (Organismusvariable O)

a) Dysfunktionale Persönlichkeitszüge nach ICD-10 (VDS30):
Selbstunsicher, dependent, zwanghaft, passiv-aggressiv, histrionisch, schizoid, narzisstisch, emotional instabil, paranoid

b) Dysfunktionale Überlebensregel (Schema, siehe Modul Ü-Regel):
Nur wenn ich immer .... (z. B. mich selbstunsicher zurückhalte)
Und wenn ich nie meinen Ärger deutlich zeige und mich wehre,
Bewahre ich mir .... (z. B. Geborgenheit, Liebe als zentrales Bedürfnis)
Und verhindere .... (z. B. Liebesverlust, Trennung als zentrale Angst)

Karte 10a

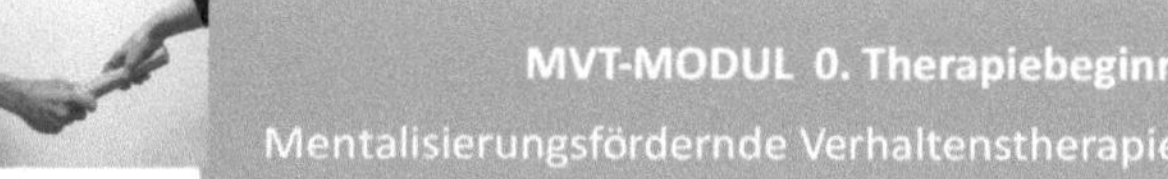

Die Person- oder Organismus-Variable

Nun fehlt nur noch eine Variablengruppe des bekannten SORKC-Schemas:

Die Organismus-Variable O, die man heute besser als Person-Variable bezeichnen sollte.

Sie umfasst alle psychischen und somatischen Eigenschaften des Patienten, seine Gewohnheiten ebenso wie seine Einstellungen, Werthaltungen, Erinnerungen und Erfahrungen samt seiner komplexen Lerngeschichte von den ersten Konditionierungen im Mutterleib an bis zum Eintritt in die symptomauslösende Situation.

Die Überlebensregel nach Sulz, z. B. „Nur wenn ich immer perfekte Leistungen erbringe, bin ich ein akzeptabler Mensch" ist der häufigste Mitauslöser der Symptomatik:

S —> O —> R

Situation —> Organismus —> Reaktion

Wenn wir alle obigen Variablen berücksichtigen, erhalten wir das SORKC-Schema:

S —> O —> R —K—> C

Situation —> Organismus —> Reaktion — Kontingenz —> Konsequenz

Karte 10b

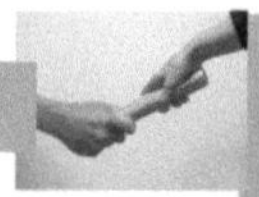

MVT-MODUL 0. Therapiebeginn
Mentalisierungsfördernde Verhaltenstherapie

Das SORKC-Schema als Zusammenfassung der Verhaltensanalyse des Symptoms

Sie können (nachdem Sie die Rückseite der Karte studiert haben) für Ihren Patienten dessen konkrete Situation, seine Person-Merkmale (Persönlichkeit und Überlebensregel), seine Reaktionen und die Konsequenzen des Symptoms/Syndroms eintragen

	STÖRUNG	**bei diesem konkreten Fall:**
S	1. die symptomauslösende **Lebenssituation**	1. ...
O	2.die **Person** (Organismus)	2. ...
R	3. die **Reaktion**skette bis zum Symptom	3. ...
K		
C	4. die **Consequenzen** und Effekte des Symptoms	4. ...

Karte 11a

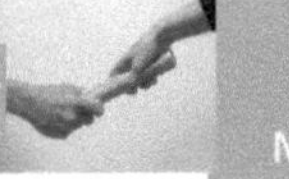

MVT-MODUL 0. Therapiebeginn
Mentalisierungsfördernde Verhaltenstherapie

Die Zielanalyse: Von der Störung zum Ziel

Sie können (nachdem Sie die Rückseite der Karte studiert haben) für Ihren Patienten das S-Ziel, das O-Ziel, das R-Ziel und das C-Ziel eintragen

	STÖRUNG	ZIEL – allgemein	Ziele konkreter Fall
S	1. Die symptomauslösende **Lebenssituation**	1. z. B. Sich wehren lernen	1. ...
O	2. Die **Person** (Organismus)	2. Überlebensregel außer Kraft setzen	2. ...
R	3a. Die **Reaktion**skette bis zum 3b. **Symptom**	3a. z. B. bei Ärger bleiben können, dies zeigen 3b. Mit dem **Symptom** umgehen können	3a. ... 3b. ...
K C	4. Die **Consequenzen** und Effekte des Symptoms	4. z. B. weniger brauchen, Trennung weniger fürchten	4. ...

Karte 11b

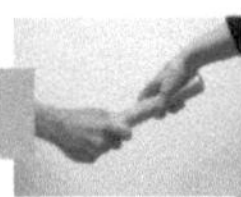

MVT-MODUL 0. Therapiebeginn
Mentalisierungsfördernde Verhaltenstherapie

DER BEHANDLUNGSPLAN - Dreierschritt
Störung – Ziel – Therapie fallspezifisch

Jetzt geht es um Ihren Fall. Übertragen Sie von der Verhaltensanalyse die Störungen und von der Zielanalyse die Ziele und überlegen Sie, welche Therapie-Interventionen am besten passen.

	STÖRUNG	ZIEL	THERAPIE
S			
O			
R			
K C			

Karte 12a

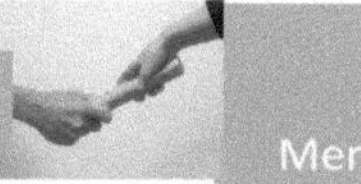

MVT-MODUL 0. Therapiebeginn
Mentalisierungsfördernde Verhaltenstherapie

DER BEHANDLUNGSPLAN – Dreierschritt Störung – Ziel – Therapie fallspezifisch

Um zwischen verschiedenen Therapie-Interventionen auswählen zu können, müssen Sie diese natürlich kennen (Indikation und Vorgehen).

Bei störungsspezifischen Interventionen ist es einfach. Sie wenden einfach die Interventionen an, die z. B. in den Leitlinien für eine Störung stehen oder in einem Lehrbuch (Sulz 2017c).

Sie brauchen aber immer störungsunspezifische Interventionen, die sich nicht nach dem Symptom sondern nach Ihrem Ziel im Bereich des Handelns, Denkens und Fühlens richten.

Deshalb ist es am einfachsten, wenn Sie zu jedem häufigen Therapieziel eine oder zwei Therapieinterventionen kennen.

Siehe Sulz (2012) PKP-Praxisleitfaden PKP (Symptomtherapie ab Karte 16, Fertigkeitentraining ab Karte 36)

Wie diese Interventionen ausgeführt werden, können Sie in verschiedenen Manualen nachlesen, z. B. das Verhaltenstherapie-Manual von Linden und Hautzinger (Springer-Verlag) oder Sulz & Deckert 2012, Sulz, Hebing & Jänsch 2015.

Karate 12b

Anhang

MVT-MODUL 0. Therapiebeginn
Mentalisierungsfördernde Verhaltenstherapie

Freude ← Freude-Expositionen*:

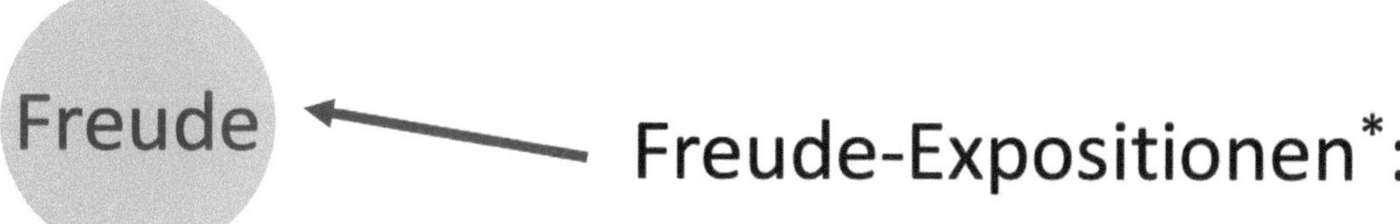

a) Aufbau positiver Aktivitäten

b) Bewegung und Sport

c) Entspannungstraining

d) Genusstraining

e) Verwöhnen lassen

* Positive Verstärkung (Bedürfnisbefriedigung, angenehmes Erleben, Erfolg)

Karte 13a

Anhang

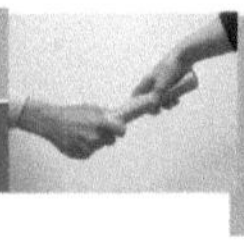

MVT-MODUL 0. Therapiebeginn

Mentalisierungsfördernde Verhaltenstherapie

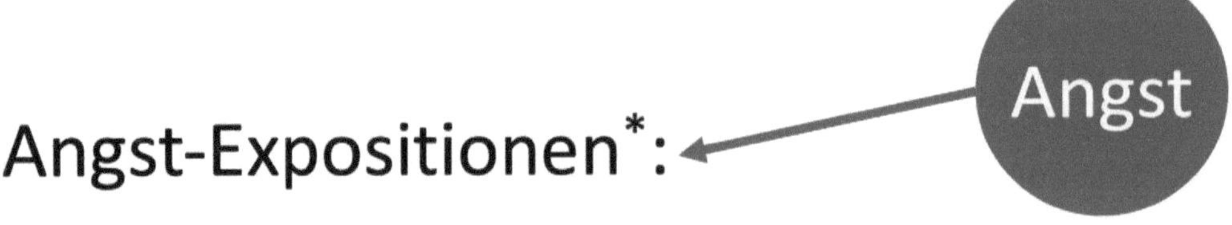

Angst-Expositionen*:

a) Selbstbehauptungstraining

b) Kommunikationstraining

c) Selbstständigkeitstraining

d) Lust-statt-Pflicht-Training

* Verbote und Gebote durch Selbstverantwortlichkeit ersetzen

Karte 13b

Anhang

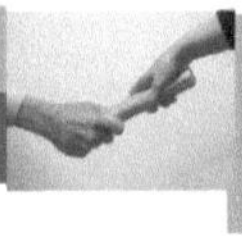

MVT-MODUL 0. Therapiebeginn

Mentalisierungsfördernde Verhaltenstherapie

Trauer

Trauer-Exposition Schritte*:

a) Erinnern an das Wertvolle, Geliebte, das ich verlor

b) Spüren, wie sehr ich es brauche

c) Vergegenwärtigen des Moments des Verlustes

d) Wahrnehmen des Schmerzes, der Verzweiflung und der Trauer

e) Das Gefühl da lassen, bis es von selbst verschwunden ist

* Loslassen und Abschied nehmen, um frei zu werden für Gegenwart und Zukunft

Karte 14a

Anhang

MVT-MODUL 0. Therapiebeginn
Mentalisierungsfördernde Verhaltenstherapie

Modul Ärger-Exposition

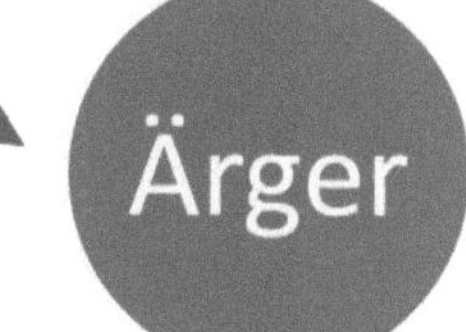

Karte 51: Situationen sammeln, die ärgerlich machen
Karte 52: den Ärger spüren
Karte 53: den Ärger zulassen, erlauben
Karte 54: Unterschied zwischen Ärger-Gefühl und Ärger-Handlung
Karte 55: Aussprechen des Ärgers
Karte 56: Adäquatheit des Ärgers prüfen
Karte 57: Konstruktiv verhandeln
Karte 58: Die Verhandlung abschließen

Karte 14b

Anhang

MVT-MODUL 0. Therapiebeginn
Mentalisierungsfördernde Verhaltenstherapie

Angst-Therapie: Durchführung der Exposition*

- Patient und TherapeutIn gehen in die symptomauslösende Situation
- Den Patienten fragen wie es ihm geht angesichts der Übungen.
- Ihn verstärken und Mut machen
- Keine Überraschungen, immer wieder auf seine Freiheit der Entscheidung hinweisen
- Während der Übung laufend den Grad der Anspannung erfragen (Skala 0-10)
- Körperliche Symptome, Gefühle und Gedanken explorieren
- Aufmerksamkeit immer wieder nach außen richten auf das Hier und Jetzt der Situation
- Die Übung erst beenden wenn die Anspannung gesunken ist

*verändert nach Lakatos 2003

Karte 15a

Anhang

MVT-MODUL 0. Therapiebeginn

Mentalisierungsfördernde Verhaltenstherapie

Angst-Therapie: Besonderheiten Soziale Phobie*

- Verhaltensorientierte Intervention
  - Rollenspiele
  - Rollenspielübungen mit Videofeedback
  - Verhaltensexperiment (Exposition in vivo)

⇒ Dabei Unterlassung des Sicherheitsverhaltens und Lenkung der Aufmerksamkeit auf Umgebung (Beobachtung und Beschreibung der Gesichter, Verhaltensweisen, Reaktionen) und damit Verringerung der Selbstaufmerksamkeit

- Kognitive Umstrukturierung
  - Identifikation und Veränderung dysfunktionaler Gedanken
  - Förderung positiver Selbsteinstellung (Spiegelübung)

*Ginzburg & Stangier 2012

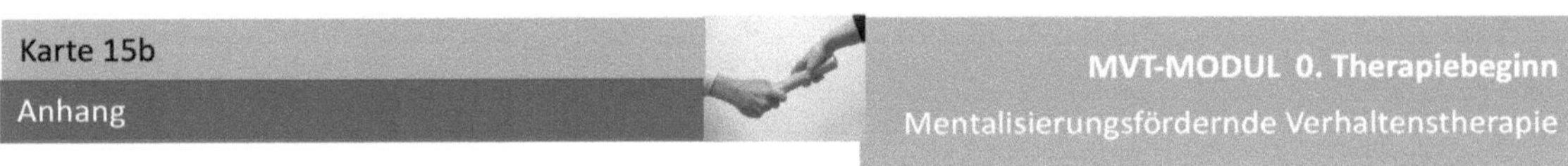

Angst-Therapie: Besonderheiten Generalisierte Angststörung*

- Angewandte Entspannung (z.B. PMR) zur Reduktion des erhöhten allgemeinen Anspannungsniveaus
- Kognitive Techniken: Patient soll lernen seine einseitige Aufmerksamkeitsausrichtung zu erweitern
- Sich zu Ende sorgen => Exposition in sensu:
  - Imagination der befürchteten Situation
  - Pat. schildert bei geschlossenen Augen
  - Th. lenkt Geschehen zum „schlimmsten“ Moment
- Abbau des Vermeidungs-/Rückversicherungsverhaltens
- Sich Zeit zum Sorgenmachen nehmen: Feste Zeit, fester Ort

*nach Becker & Nündel 2003, s. 153

*vergl. Becker & Margraf 2007. Generalisierte Angststörung. Ein Therapieprogramm. Weinheim: Beltz

Karte 16a

Anhang

MVT-MODUL 0. Therapiebeginn

Mentalisierungsfördernde Verhaltenstherapie

Besonderheiten der Exposition bei Kontrollzwängen*

Die Durchführung der Exposition wird oft dadurch erschwert, dass in Anwesenheit der Therapeutin keine Angst auftritt, weil die Patienten die Verantwortung mehr oder weniger bewusst die Verantwortung für die befürchteten Konsequenzen an den Therapeuten abgeben.

(„Der Therapeut würde doch nie mit mir das Haus verlassen wenn noch die Kerze brennt, also wird sie schon aus sein")

Deshalb wird im Vorfeld geklärt, ob der Patient sich auch in Gegenwart des Therapeuten für die Objekte seines Zwangs verantwortlich fühlt und die Verantwortung nicht stillschweigend an diesen abgibt. Z. B. indem der Therapeut die betreffenden Gegenstände nicht sehen kann, etwa im Nebenzimmer wartet.

*Sulz, Sichort-Hebing & Jänsch 2015

Karte 16b

Anhang

MVT-MODUL 0. Therapiebeginn

Mentalisierungsfördernde Verhaltenstherapie

Protokoll der Therapiesitzung

Datum: .... Name d. Pat. .... Wievielte Sitzung? ......
Dauer: ....
1. Besondere Ereignisse: ....
2. Hausaufgaben-Nachbesprechung:
....
3. Heutiges Thema: ....
4. Was haben wir gemacht?
....
5. Mit welchem Ergebnis?
....
6. Neue Hausaufgaben:
....
7. Datum der nächsten Sitzung

Karte 17a

Anhang

MVT-MODUL 0. Therapiebeginn

Mentalisierungsfördernde Verhaltenstherapie

Protokoll der Supervisionssitzung

Datum: .... Supervisor: ....

Mein heutiges Thema:

....

Problem 1: ....

....

Problemlösung 1: ....

....

Problem 2: ....

....

Problemlösung 2: ....

....

Meine Unterschrift: .... Unterschrift des Supervisors: ....

MODUL 1 Bindung

Folie	Karte	Thema
1	1	Titel 1. Modul Bindungssicherheit in der Therapie
2	1r	Spirale der 7 Module
3	2	Problem - Ziel - Therapie
4	2r	Liste der Übungen 1. Modul
5	3	Übung 1.1 mein sicherer Ort und Platz
6	3r	Mein Platz in meinem Leben
7	4	Der sichere Ort
8	4r	Und:
9	5	Übung 1.2 Meine sichere Bindungsperson
10	5r	Hinweise für den Übungsleiter
11	6	Imagination Meine sichere Bindung
12	6r	Fortsetzung 1
13	7	Fortsetzung 2
14	7r	Fortsetzung 3
15	8	Ist es Ihnen gelungen ...
16	8r	Übung 1.3 Nicht befriedigte Bedürfnisse Das verletzte Kind
17	9	Zugehörigkeitsbedürfnisse ZB Imagination
18	9r	ZB Fragen
19	10	Selbst- oder Autonomiebedürfnisse SB Imagination
20	10r	SB Fragen
21	11	Homöostasebedürfnisse HB Imagination
22	11r	HB Fragen
23	12	Auswertung VDS24 Frustrierendes Elternverhalten
24	12r	Konnten Sie fühlen, was Ihnen am meisten fehlte
25	13	VDS24 Frustrierendes Elternverhalten ist der wichtigste Indikator unsicherer Bindung
26	13r	Entwicklungstheorie
27	14	Übung 1.5a Bedürfnis, Angst, Wut, Persönlichkeit
28	14r	Meine heutigen Bedürfnisse
29	15	Zugehörigkeitsbedürfnisse ZB 1-7
30	15r	So ging ich mit meinem Zugehörigkeitsbedürfnis um
31	16	Es wäre besser gewesen ...
32	16r	Aktivierung der Gefühle
33	17	In Szene setzen oder Rollenspiel
34	17r	Bedeutung für die Gestaltung der therapeutischen Beziehung
35	18	Autonomie-oder Selbstbedürfniss SB 8-14
36	18r	Was ist mir wichtiger - Zugehörigkeit oder Autonomie?
37	19	So ging ich bisher mit meinem Autonomie-/Selbstbedürfnis SB um
38	19r	Es wäre besser gewesen ...
39	20	Bedeutung für die Gestaltung der therapeutischen Beziehung
40	20r	Honöostasebedürfnis HB H1-H7
41	21	Was ist mir wichtiger - Homöostase oder Zugehörigkeit bzw. Autonomie
42	21r	So ging ich mit meinem Homöostase-bedürfnis „ HB" um
43	22	Es wäre besser gewesen ...
44	22r	Bedeutung für die Gestaltung der therapeutischen Beziehung
45	23	Meine zentralen Ängste

46 23r Meine zentrale Angst ist ...
47 24 So ging ich *bisher* mit meiner Angst um
48 24r Es wäre besser gewesen ...
49 25 Bedeutung für die Gestaltung der therapeutischen Beziehung
50 25r Meine zentrale Wut ist ...
51 26 Aus Wut würde ich am liebsten ...
52 26r So ging ich BISHER mit meiner Wut um
53 27 Es wäre besser gewesen ...
54 27r Bedeutung für die Gestaltung der therapeutischen Beziehung
55 28 Meine Persönlichkeit
56 28r Ich muss immer so sein ... und darf nicht so sein ...
57 29 Meine .... (Persönlichkeitszug) Reaktionen
58 29r Es wäre besser gewesen ...
59 30 Bedeutung für die Gestaltung der therapeutischen Beziehung
60 30r Übung 1.5b Zeichen unsicherer Bindung
61 31 Wir benötigen dazu folgende Ergebnisse:
62 31r Alle 15 Zeichen von unsicherer Bindung
63 32 Fortsetzung
64 32r Auf welche Weise war Ihre Beziehung zu Ihren Eltern eine unsichere Bindung?
65 33 Übung 1.4 Bindungs-Interview
66 33r Bindungsfragen 1-8
67 34 Bindungsfragen 9-15
68 34r Konnten Sie Mitgefühl mit dem Kind von damals empfinden?
69 35 Bindungssicherheit in der Therapie herstellen
70 35r Übung 1.6 Bindungssicherheit in der therapeutischen Beziehung herstellen
71 36 Imagination am Therapiebeginn
72 36r Imagination am Stundenbeginn
73 37 Variante Imagination Stundenbeginn
74 37r Konnten Sie das Angebot zur Bindungssicherheit annehmen?
75 38 Aufbau einer förderlichen Beziehung: Intervention
76 38r Feststellen meiner Bedürfnisse als TherapeutIn
77 39 Feststellen der Bedürfnisse meines Patienten in der Therapie
78 39r Fragen zur Beziehungsgestaltung 1
79 40 Fragen zur Beziehungsgestaltung 2
80 40r Bedürfnisse ändern sich im Therapieverlauf
81 41 Konkrete Vorbereitung auf Beziehungstests
82 41r VDSD36 Wie gehen TherapeutIn und Patient miteinander um?
83 42 VDS36 Beziehungsanalyse 1: Auf den anderen einwirken
84 42r VDS36 Beziehungsanalyse 2: Reagieren auf die Wirkung des anderen
85 43 VDS36 Beziehungsanalyse 3: So ging ich mit mir selbst um
86 43r Wie mit dem VDS36-Ergebnis weiter gearbeitet werden kann

MVT-HANDBUCH Kapitel 1

1. MODUL BINDUNGSSICHERHEIT IN DER THERAPIE

Ohne sichere Bindung
ist Lernen und Entwicklung nicht möglich

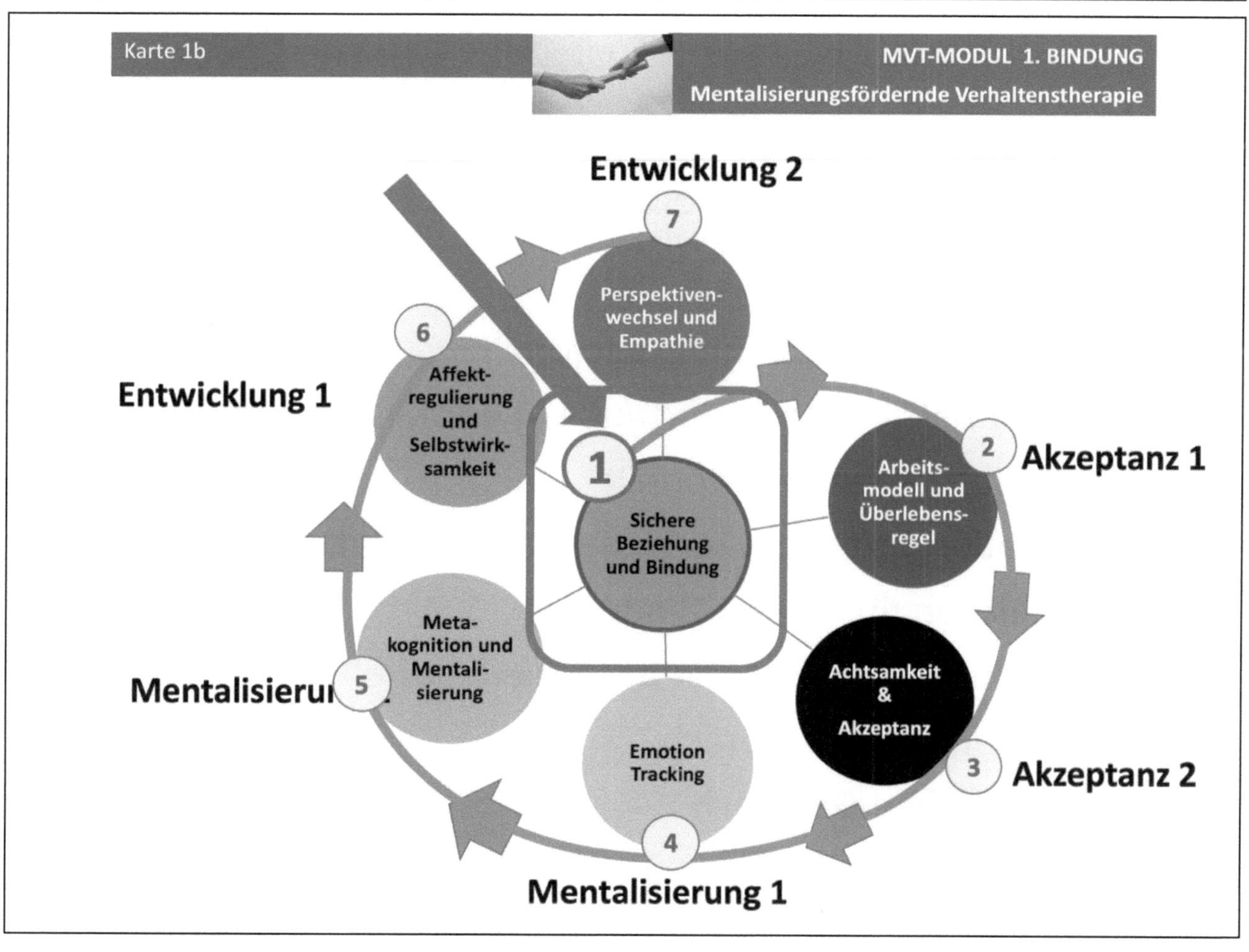

Karte 2a

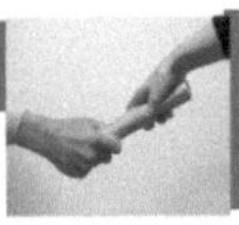

MVT-MODUL 1. BINDUNG
Mentalisierungsfördernde Verhaltenstherapie

1. Modul Bindungssicherheit

1. Problem fehlende Bindung: **NIEMAND IST DA! Ich bin allein.**
2. Ziel Bindungssicherheit: **ICH BIN DA!**
3. Therapie Bindungssicherheit: **sicherer Bindung in der Therapie**

→ IHRE VORBEREITUNG:

a) Lektüre MVT-Textbuch* und Übungsbuch** Kapitel Modul 1

b) Therapiesitzungs-Video (live) 1. Gespräch*** anschauen

*Sulz, S.K.D. (2021b). Mentalisierungsfördernde Verhaltenstherapie. Gießen: Psychosozialverlag.

**Sulz, S.K.D. (2022). Heilung und Wachstum der verletzten Seele. Praxisleitfaden Mentalisierungsfördernde Verhaltenstherapie. Gießen: Psychosozial-Verlag

*** https://youtu.be/Zfr2ilLtELY

Karte 2b

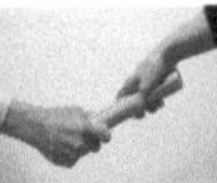

MVT-MODUL 1. BINDUNG
Mentalisierungsfördernde Verhaltenstherapie

Liste der Übungen 1. Modul (Sulz 2022)

1.1 Mein sicherer Ort und Platz

1.2 meine sichere Bindungsperson

1.3 nicht befriedigte Bedürfnisse in der Kindheit VDS24

1.4 Bindungsinterview entfällt

1.5a Bindungszeichen: Bedürfnis, Angst, Wut, Persönlichkeit

1.5b Zeichen unsicherer Bindung

1.6 Bindungs-Sicherheit in der Arbeitsbeziehung:

1.6a beim ersten Gespräch,

1.6b vor jedem Gespräch

Karte 3a

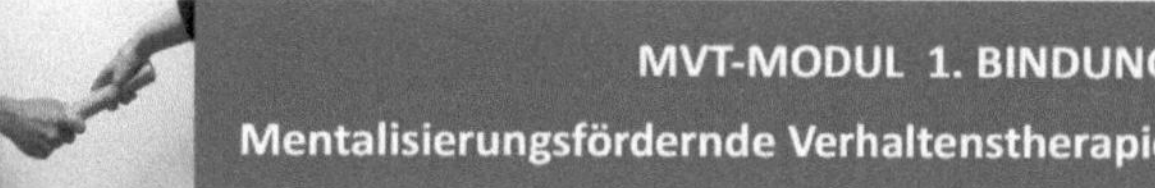

Übung 1.1

1.1 mein sicherer Ort und Platz

Ich lade Sie jetzt ein zu einer Imagination und Körperübung, in der Sie ihren sicheren Platz im Leben erspüren können

Von Geburt an: Deshalb ist die Ansprache das DU

Karte3b

MVT-MODUL 1. BINDUNG
Mentalisierungsfördernde Verhaltenstherapie

Imagination

Mein Platz in meinem Leben mit sicherem Schutz & Geborgenheit

- Ich lade Dich ein /wir laden Dich ein, Deinen Platz im Leben einzunehmen.
- Ich heiße /wir heißen Dich herzlich willkommen.
- Ich habe mich /wir haben uns auf Dich gefreut.
- Ich habe /wir haben einen Platz für Dich vorbereitet, der nur Dir gehört. So groß wie Du willst. Du musst ihn mit niemand teilen.
- Du kannst ihn Dir so einrichten, dass Du Dich ganz wohl und geborgen fühlen kannst.
- An Deinem Platz bist Du sicher und geschützt. Und Du findest hier alles was Du brauchst und was Dir Freude macht.
- Ich hüte Deinen Platz, so dass Du ihn immer haben und behalten kannst.
- Du kannst es Dir auf Deine Weise wohlig und bequem, geborgen und sicher machen.
- Hier bist Du ungestört. Ich halte alles Störende fern.
- Wenn Du nicht allein hier sein willst, kann ich kommen, aber nur dann

Karte 4a

MVT-MODUL 1. BINDUNG

Mentalisierungsfördernde Verhaltenstherapie

Hinweis für die TherapeutIn

Der sichere Ort – „mein Platz"

- Menschen, die fast nie genügend Sicherheit in Beziehungen und im Leben verspüren,
- hilft es, einen Ort zu haben, an dem sie sich ganz sicher fühlen können,
- an den sie jederzeit zurückkehren können,
- und wo sie sich – kaum angekommen, beruhigt, angstfrei und ohne Stress fühlen können.
- Niemand kann dort eindringen, sie sind vor allem und allen geschützt, die bedrohlich sein können.
- Wir können uns in der Phantasie so einen sicheren Ort einrichten. Dieser Ort kann sprechen. Er sagt …

Karte 4b

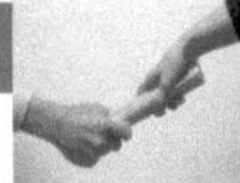

MVT-MODUL 1. BINDUNG

Mentalisierungsfördernde Verhaltenstherapie

Hinweis für die TherapeutIn

Und:

- Die Grundbedürfnisse Willkommensein, Geborgenheit, Schutz und Sicherheit sind von Geburt aus da. Das Neugeborene erwartet nach Albert Pesso, dass ihm seine Eltern seinen Platz im Leben und auf der Welt vorbereitet haben und ihm von Geburt an gewähren, so dass es sich willkommen, geborgen und geschützt fühlt.
- Sein Platz gehört ihm, nur ihm. Dafür sorgen seine Eltern. Es erhält seinen sicheren Platz und die sichere Bindung an seine Eltern.
- Damit hat es die notwendigen Startbedingungen für Gedeihen, Wachstum und Entfaltung seiner Begabungen.
- Später behält es diesen Platz symbolisch im Herzen der Eltern. Es kann dieses (Ur-)Vertrauen auf die Welt übertragen und sie erkunden und sich zu eigen machen.
- Wir werden in Modul 4 (Emotion Tracking) mit der Ideale-Eltern-Übung darauf zurückkommen.
- Hier wäre es noch etwas zu früh für diese Imagination.

Karte 5a

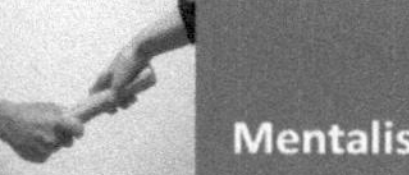

MVT-MODUL 1. BINDUNG
Mentalisierungsfördernde Verhaltenstherapie

Übung 1.2

Meine sichere Bindungsperson

Ich lade Sie jetzt zu einer Imagination und Körperübung, in der Sie Sicherheit in der Bindung zu einem Menschen erspüren können

Karte 5b

Hinweis für die TherapeutIn

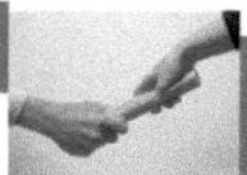

MVT-MODUL 1. BINDUNG
Mentalisierungsfördernde Verhaltenstherapie

Hinweise für den Übungsleiter

- Erst mit den Worten der Bindungsperson (Ich bin da …) beginnen, wenn ein plastisches inneres Bild eines Menschen da ist, der alle Eigenschaften aufweist, die nötig sind, um sich bei ihm/ihr sicher zu fühlen.
- *Stellen Sie sich vor, Sie sind in einer Verfassung, in der Sie jemand brauchen, jemand haben wollen, der Ihnen zuverlässigen Schutz und Sicherheit gibt:*
- *Ist es ein Mann – eine Frau? Wie alt etwa? Wie ist er/sie? Wie ist er/sie nicht, was tut er/sie nie? Wie fühlt sich die Vorstellung, dass er/sie jetzt hier im Raum ist – wie nahe (nicht näher kommen lassen, als es sich gut anfühlt)? Stehend – sitzend?*
- Das muss nicht ausgesprochen werden.
- Dann kann der Übungsleiter diese Sicherheit gebende Person sprechen lassen. Ruhig, behutsam, 10 sec Pausen zwischen den Sätzen :

Karte 6a

MVT-MODUL 1. BINDUNG
Mentalisierungsfördernde Verhaltenstherapie

Imagination

Meine sichere Bindung – zuverlässiger Schutz & Geborgenheit 1

- Ich bin da.
- Ich bleibe da.
- Ich schütze Dich.
- Du kannst Dich von mir getragen fühlen.
- Ich bin für Dich da, Du musst nichts dafür tun.
- Während ich aufpasse, kannst Du unbesorgt und unbekümmert sein.
- Du darfst so sein, wie Du sein möchtest und tun, was Du tun möchtest.
- Und kannst sicher sein, dass ich bleiben werde.
- So lange und so wie Du es brauchst und willst.

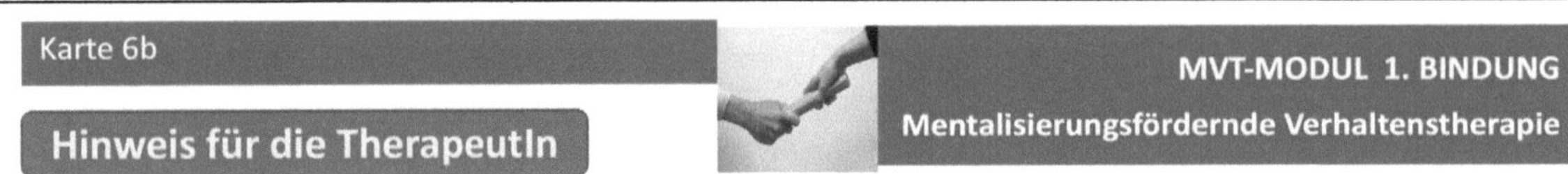

- Nicht selten ist es wohltuend, wenn man sich vorstellt, dass dieser Mensch, der ja für sich keine Wünsche anbringen will und für den man nichts tun muss, berührt wird:

NUR WENN BEJAHT WIRD, DASS KÖRPERKONTAKT GEWÜNSCHT WIRD:

- Selbst sitzend den Kopf an ihn (stehend) anlehnen
- Er legt seine Hände leicht auf beide Schultern
- Er bietet seine Hand an, um sie zu ergreifen
- Wenn das alles genossen werden konnte, kann gefragt werden, welche Berührung noch schön wäre (in den Arm genommen werden z.B.)
- Dann kann der Übungsleiter diese Sicherheit gebende Person wieder sprechen lassen. Ruhig, behutsam, 5 sec Pausen zwischen den Sätzen :

Karte 7a

MVT-MODUL 1. BINDUNG
Mentalisierungsfördernde Verhaltenstherapie

Imagination

Meine sichere Bindungsperson – zuverlässiger Schutz & Geborgenheit 2

- Ich gebe Dir festen Boden unter Deinen Füßen
- Ich gebe Dir einen stabilen Sitz
- Ich gebe Dir eine sichere Lehne
- Und wenn Du willst, kannst Du Deinen Kopf an mich lehnen, wenn ich hinter Dir stehe *(Kissen vor der Wand).*
- Du kannst auch ausprobieren, wie es sich anfühlt, wenn ich meine Hände sachte auf Deine Schultern lege *(eine Decke kann dieses Gefühl vermitteln).*
- Und falls Du es mal willst, kannst Du meine Arme um Deine Schultern spüren und Dich damit geborgen und geschützt fühlen *(eine Decke kann dieses Gefühl vermitteln).*

Karte 7b

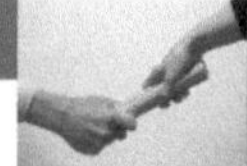

MVT-MODUL 1. BINDUNG
Mentalisierungsfördernde Verhaltenstherapie

Hinweis für die TherapeutIn

- Menschen, die sich nur wenig an gute Erfahrungen mit nahen Bezugspersonen erinnern, halten lieber Abstand, glauben den guten Absichten des anderen nicht. Sie fürchten Verletzung oder Verlassenwerden.
- Wir können fragen, was fehlt oder was zu viel ist. Fragen, unter welchen Umständen eine sichere Bindungsperson vorstellbar ist. Wie diese sein müsste und wie diese auf keinen Fall sein dürfte.
- Und wir lassen genau die Nähe bzw. die Distanz entstehen, die ein sicheres Gefühl gibt. Das kann Tuchfühlung sein und das kann ein 2-Meter-Abstand sein. Und das kann sich im Lauf der Übung ändern.

Karte 8a

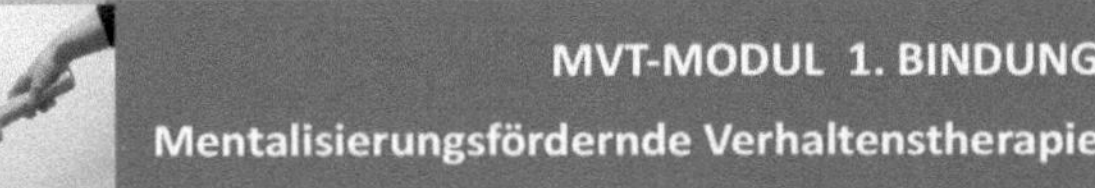

Ist es Ihnen gelungen, Ihren sicheren Platz zu imaginieren?

Alles was wir hier einmal machten, können Sie täglich wiederholen: Nehmen Sie sich 5 Minuten Zeit, um sich Ihren sicheren Platz vorzustellen – mit allen Sinnen und genießen Sie die entstehende Ruhe, Geborgenheit und Sicherheit

Ist es Ihnen gelungen, Ihre sichere Bindungsperson zu imaginieren?

Imagination: Täglich können Sie auch Ihre sichere Bindungsperson zu sich kommen und sich von ihr mit genau dem verwöhnen lassen, was im Alltag so rar geworden ist: Jemand der ohne Gegenleistung sehr gern genau das gibt, was gerade gebraucht wird

Karte 8b

Imagination

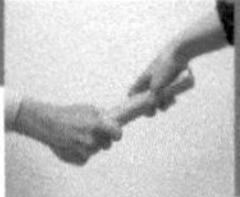

MVT-MODUL 1. BINDUNG
Mentalisierungsfördernde Verhaltenstherapie

Arbeitsblatt zum → VDS27-Fragebogen: Grundbedürfnisse

Übung 1.3
Nicht befriedigte Bedürfnisse
Das verletzte Kind

Ich lade Sie jetzt zu einer Imagination als Zeitreise in Ihr Vorschulalter ein. Anschließend werde ich Sie bitten, die Fragen FRUSTRIERENDES ELTERMVERHALTEN in Ihrem Übungsheft zu beantworten. Achten Sie darauf, an welcher Stelle bestimmte Gefühle auftreten.

Karte 9a

MVT-MODUL 1. BINDUNG
Mentalisierungsfördernde Verhaltenstherapie

Imagination

Das verletzte Kind – Zugehörigkeitsbedürfnisse ZB

- Ich möchte Sie zu einer kleinen Zeitreise in Ihre Kindheit einladen. Wenn Sie sich dazu entscheiden, können Sie sich bequem hinsetzen,
- die **Augen schließen** und Erinnerungsbilder kommen lassen.
- Im Vorschulalter, in welchem Ort, welcher Stadt wohntet Ihr? Welche Straße? Kannst Du die Straße sehen? Welches Haus? Wie sieht es aus? Die Wohnung, wie ist sie? Und da sind Sie als Kindergartenkind.
- Deine Mutter wo ist sie gerade? Und wo bist Du als Kindergartenkind? Wenn das nicht erinnerbar ist, nehmen Sie ein späteres Alter.
- Was macht Deine Mutter gerade? Wie sieht sie aus? Figur, Kleidung, Haare, ihr Gesicht - mit mit welcher Stimme? Wenn sie Dich anschaut, mit welchen Augen, welchem Blick? Was könnte sie sagen? Und wie geht es Dir dabei?
- Dein Vater – ist er da, oder kommt er gerade herein? Siehst Du seine Kontur, seine Figur, seine Kleidung, sein Gesicht?
- Wie begrüßt er die Mutter? Wie begrüßt er Dich? Wie schaut er Dich an? Mit welchen Augen? Was sagt er zu Dir? Mit welcher Stimme? Was sagt er zu Dir? Und wie geht es Dir dabei?
- Wie ist die Beziehung Deiner Eltern? Wie gehen sie miteinander um?
- ICH SPRECHE JETZT 7 SÄTZE, DIESE BITTE STUMM WIEDERHOLEN UND NACHSPÜREN, OB DAS ZUTRAF UND AUF DAS GEFÜHL ACHTEN, DAS DABEI ENTSTAND (TRAUER, ÄRGER ETC.)
- Danach können Sie es ausfüllen, siehe Materialien: VDS24 (*ausdrucken*)

Karte 9b

Eltern frustrieren Zugehörigkeitsbedürfnisse ZB

Bitte Zutreffendes ankreuzen

1. ( ) Mir fehlte Willkommensein
   bei Vater ( )? bei Mutter ( )?
2. ( ) Mir fehlte Geborgenheit und Wärme
   von Vater ( )? von Mutter ( )?
3. ( ) Mir fehlte zuverlässiger Schutz
   bei Vater ( )? bei Mutter ( )?
4. ( ) Mir fehlte Liebe
   von Vater ( )? von Mutter ( )?
5. ( ) Mir fehlte Aufmerksamkeit, Beachtung
   von Vater ( )? von Mutter ( )?
6. ( ) Mir fehlte Verständnis
   von Vater ( )? von Mutter ( )?
7. ( ) Mir fehlte Wertschätzung, Bewunderung, Lob
   bei Vater ( )? bei Mutter ( )?

!? Von diesen 7 Zugehörigkeitsbedürfnissen <u>fehlte mir</u>
am meisten: ....(Nr. ___)
am zweitmeisten: ....(Nr. ___)

Karte 10a

Imagination

Das verletzte Kind: Autonomie-/ Selbstbedürfnisse SB

- Wenn Sie einverstanden sind, können wir die Zeitreise wieder fortsetzen.
- Sie setzen sich wieder bequem hin und schließen die Augen.
- Jetzt geht es um das Schulalter – Grundschule, weiterführende Schule und die beginnende Jugend –aber eigentlich gilt es für die ganze Kindheit.
- Da kommen weitere Bedürfnisse in den Vordergrund.
- Da brauchen Sie nicht nur etwas von den Eltern, da wollen Sie es auch.
- Ist der Wohnort noch derselbe? Sehen Sie die Straße, das Haus, die Wohnung?
- Dort sind Sie jetzt als das Kind im Schulalter, sitzend oder stehend, beide Eltern vor Ihnen ...

Karte 10b

Eltern frustrieren Autonomiebedürfnisse SB

Bitte Zutreffendes ankreuzen

8. ( ) Mir fehlte das Selbstmachen dürfen, das Selbstkönnen dürfen
von Vater ( )? von Mutter ( )?

9. ( ) Mir fehlte Selbstbestimmung, Freiraum
von Vater ( )? von Mutter ( )?

10. ( ) Mir fehlte es, Grenzen gesetzt zu bekomr
von Vater ( )? von Mutter ( )?

11. ( ) Mir fehlte Gefördert werden , Gefordert werden
von Vater ( )? von Mutter ( )?

12. ( ) Mir fehlte ein hilfreiches Vorbild, jemand zum Idealisieren
Vater ( )? Mutter ( )?

13. ( ) Mir fehlte Intimität, Hingabe, kindlicher Erotik
Vater ( )? Mutter ( )?

14. ( ) Wenn ich einen Gegenüber suchte, so wich aus/wies mich zurück
Vater ( )? Mutter ( )?

!? Von diesen 7 Autonomiebedürfnissen fehlte mir
am meisten: ....(Nr. ___)
am zweitmeisten: ....(Nr. ___)

Karte 11a

Imagination

Das verletzte Kind: Homöostasebedürfnisse HB

- Wenn Sie einverstanden sind, können wir die Zeitreise noch einmal fortsetzen. Es geht um die ganze Kindheit und Jugend.
- Sie setzen sich wieder bequem hin und schließen die Augen.
- Sehen Sie einfach Ihre Eltern in diesen Zeiten vor sich.
- Dort sind Sie jetzt als das Kind im Schulalter oder als Jugendliche /Jugendlicher, sitzend oder stehend, beide Eltern vor Ihnen ...

Karte 11b

Eltern frustrieren Homöostasebedürfnisse HB

Bitte Zutreffendes ankreuzen

H1. ( ) Eine zu ängstliche Bezugsperson war
von Vater ( )? von Mutter ( )?

H2. ( ) Eine zu bedrohliche Bezugsperson war
von Vater ( )? von Mutter ( )?

H3. ( ) Eine zu bedrohliche Außenwelt wurde mir vermittelt
Vater ( )? Mutter ( )?

H4. ( ) Extrem wütend machte mich immer wieder
Vater ( )? Mutter ( )?

H5. ( ) Viel zu schwach als Gegenpol zum anderen Elternteil war
Vater ( )? - Mutter ( )?

H6. ( ) zu viele Schuldgefühle machte mir immer wieder
Vater ( )? Mutter ( )?

H7. ( ) Missbraucht für seine eigenen Bedürfnisse hat mich
Vater ( )? Mutter ( )?

!? Von diesen 7 Homöostasebedürfnissen frustrierten Eltern
am meisten: ....(Nr. ___)
am zweitmeisten: ....(Nr. ___)

Karte 12a

Auswertung VDS24 Frustrierendes Elternverhalten

Von den 7 Zugehörigkeitsbedürfnissen (1 bis 7) fehlte mir
Am meisten: ....(Nr. ___)
Am zweitmeisten: ....(Nr. ___)

Von den 7 Autonomiebedürfnissen (8 bis 14) fehlte mir
Am meisten: ....(Nr. ___)
Am zweitmeisten: ....(Nr. ___)

Von Bedürfnissen 1 bis 14 fehlte mir
Am meisten: ....(Nr. ___)
Am zweitmeisten: ....(Nr. ___)

Von den 7 Homöostasebedürfnissen frustrierten Eltern
Am meisten: ....(Nr. ___)
Am zweitmeisten: ....(Nr. ___)

Von allen 21 Bedürfnissen fehlte mir
Am meisten: ....(Nr. ___)
Am zweitmeisten: ....(Nr. ___)

Karte 12b

Konnten Sie fühlen, was Ihnen am meisten fehlte? Welche Erinnerung hat welches Gefühl hervorgerufen? Vielleicht können Sie sich an Beispiele erinnern?

Bis zur nächsten Sitzung wäre es sehr hilfeich, wenn Sie noch einmal die sechs wichtigsten Bedürfnisfrustrationen vergegenwärtigen und weitere Beispiele sammeln:

Wichtigstes Zugehörigkeitsbedürfnis:

....

Zweitwichtigstes Zugehörigkeitshedürfnis:

....

Wichtigstes Autonomiebedürfnis:

....

Zweitwichtigstes Autonomiebedürfnis:

....

Wichtigstes Homöostasebedürfnis:

....

Zweitwichtigstes Homöostasebedürfnis:

....

Wie gut fühlten Sie sich insgesamt aufgehoben? .... (0 = gar nicht 10= bestens)

Karte 13a

VDS24 Frustrierendes Elternverhalten ist der wichtigste Indikator unsicherer Bindung

Wir definieren

- Unsichere Bindung als
- NICHT GUT UND SICHER AUFGEHOBEN FÜHLEN
- bei den Eltern.

Der Indikator dafür ist der Gesamtwert VDS24:

- Summe der elterlichen Frustrationen, die wir zudem nach Zugehörigkeits-, Selbst- (Autonomie-) und Homöostasebedürfnissen unterscheiden können.

Karte 13b

Entwicklungstheorie

- In der Kindheit werden zentrale Zugehörigkeitsbedürfnisse und Selbstbedürfnisse und nicht selten auch Homöostasebedürfnisse von Eltern anhaltend frustriert.
- **Das Kind fühlt sich dadurch nicht gut aufgehoben und nicht sicher gebunden. Der Summenwert des VDS24 entspricht dem Ausmaß von Bindungs-Unsicherheit = nicht gut und sicher aufgehoben sein bei den Eltern.**
- Kinder bilden schon im ersten Lebensjahr ein inneres Arbeitsmodell (nach Bowlby 1975) bzw. eine Überlebensregel (Sulz 1994), die später zur Ausbildung von dysfunktionalen Persönlichkeitszügen führt.
- Zugleich **verhindert sie die Entwicklung auf mentale Entwicklungsstufen,** so dass z.B. auf der Körper- oder Affekt-Stufe verblieben wird.
- Dort ist noch kein ausreichend mentales Erfassen des Selbst und der Welt möglich.
- Es kommt zu projektiven Identifizierungen, die zu unbefriedigenden Transaktionen in wichtigen Beziehungen führen.

Karte 14a

MVT-MODUL 1. BINDUNG
Mentalisierungsfördernde Verhaltenstherapie

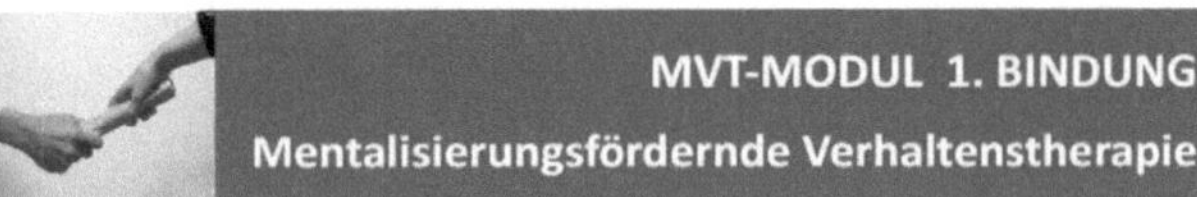

Übung 1.5a
Bedürfnis, Angst, Wut, Persönlichkeit
→ Zeichen unsicherer Bindung

Ich lade Sie jetzt ein, Ihre Grundbedürfnisse, Ihre Grundformen der Angst und Ihre Wutformen sowie Ihre Persönlichkeit kennen zu lernen, die Aufschluss über Ihr nicht bewusstes Bemühen geben, Bindungssicherheit herzustellen

Karte 14b

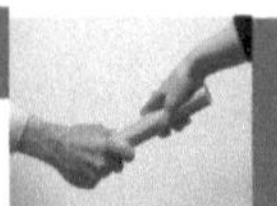

MVT-MODUL 1. BINDUNG
Mentalisierungsfördernde Verhaltenstherapie

Arbeitsblatt zum → VDS27-Fragebogen: Grundbedürfnisse

Meine heutigen Bedürfnisse

Was den Menschen und seine Lebensgestaltung bestimmt, sind zum großen Teil seine zentralen Bedürfnisse, auch wenn er sich diese nicht bewusst macht

Karte 15a

MVT-MODUL 1. BINDUNG
Mentalisierungsfördernde Verhaltenstherapie

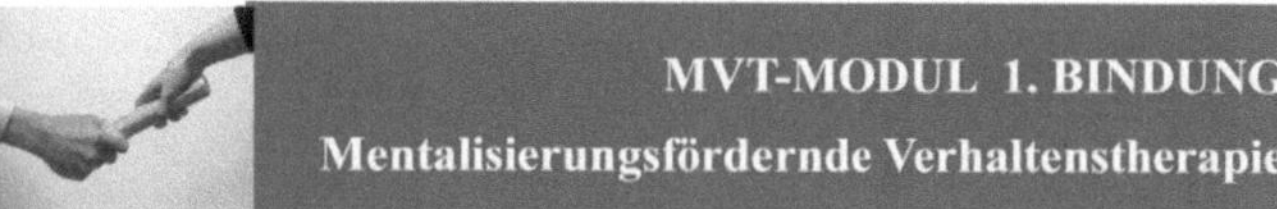

Meine Zugehörigkeitsbedürfnisse

Damit Sie beim Ausfüllen nicht das ankreuzen, was Sie denken, sondern das, was Sie fühlen, lade ich Sie zu einer Imagination ein. Schließen Sie die Augen und sprechen Sie innerlich jeden von mir gesprochenen Satz nach, z.B. Ich brauche Willkommen sein. Kann ich beginnen?

Ich brauche ...

1. Willkommensein
2. Geborgenheit
3. Schutz
4. Liebe
5. Beachtung
6. Verständnis
7. Wertschätzung

Ergebnis:

Mein wichtigstes Zugehörigkeitsbedürfnis ist Nr. _

....

Mein zweitwichtigstes Zugehörigkeitsbedürfnis ist Nr. _

....

Karte 15b

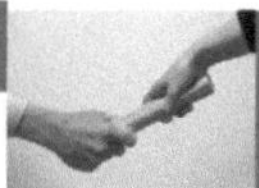

MVT-MODUL 1. BINDUNG
Mentalisierungsfördernde Verhaltenstherapie

So ging ich bisher mit meinem Zugehörigkeitsbedürfnis um

Bedürfnis: ....

☼ Ich warte und hoffe, daß jemand mein Bedürfnis spürt und mir gibt, was ich brauche	☼ Ich gehe zum anderen hin und hole mir, was ich brauche
☼ Ich bringe den anderen dazu, daß er mir gern gibt, was ich brauche	Ich zeige mit viel Gefühl, was ich brauche, daß der andere einfach mein Bedürfnis befriedigen muß
☼ Ich tue nichts, sage nichts, lasse mir nichts anmerken	☼ Ich gebe anderen, was ich selbst brauchen würde
☼ Ich vergesse einfach mein Bedürfnis, spüre es nicht mehr	....

Karte 16a

MVT-MODUL 1. BINDUNG
Mentalisierungsfördernde Verhaltenstherapie

Umgang mit meinem Zugehörigkeitsbedürfnis: Es wäre besser gewesen ...

Mein wichtigstes Zugehörigkeitsbedürfnis ist:

- *Willkommensein - Geborgenheit - Schutz- Liebe - Beachtung - Verständnis - Wertschätzung* (zutreffendes unterstreichen)
- Um es zu befriedigen, habe ich bisher folgendes getan
- ....
- Meine Bezugsperson reagierte bisher darauf so:
- ....
- Die unangenehme Auswirkung war:
- ....

Es wäre besser gewesen:

- ***Auszuhalten - zu bitten - zu verhandeln - mir es woanders holen - mir es selbst geben*** (zutreffendes bitte unterstreichen)

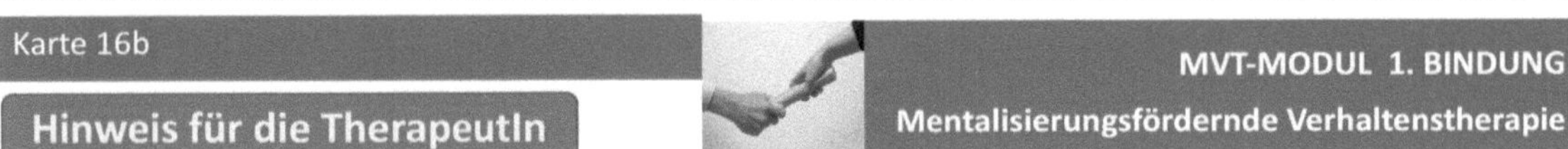

Hier kann wieder eine Aktivierung der Gefühle erfolgen.

Resultat kann sein, daß der Umgang mit dem Bedürfnis geändert wird (Verhaltensänderung).

Interventionsschritte sind:

Sich in der konkreten Situation imaginieren lassen

- Bedürfnis spüren lassen
- die unbefriedigende Interaktion imaginieren lassen
- Gefühl spüren lassen
- Den Zusammenhang Bedürfnis - Situation - Gefühl erkennen, verstehen und spüren lassen
- Die Auswirkungen verstehen erkennen lassen
- Heutige Bewältigungsmöglichkeit erkennen lassen.

Wichtig ist, daß eine Aktivierung schmerzlicher Gefühle mit einer positiven Beziehungserfahrung einhergeht und mit einer Bewältigungserfahrung abschließt!

Karte 17a

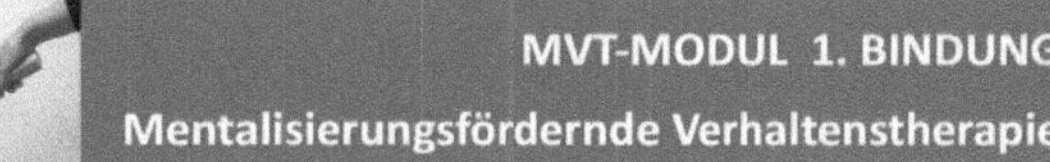

Intervention zur emotionalen Aktivierung: In Szene setzen oder Rollenspiel

Mein wichtigstes Zugehörigkeits-*/Autonomie-*/Homöostase*-Bedürfnis ist .... (*bitte unterstreichen)

Beispiel: ....

Stellen wir die typische Situation doch einmal nach:

....

Wie verhält sich Ihr Gegenüber? ....

Was macht er/sie da mit Ihnen? ....

Welches Gefühl haben Sie? ....

Wie reagieren Sie? ....

Was lässt Sie so reagieren? ....

Welche Auswirkungen hat dies auf Ihre Beziehung(en)?

....

Wie könnten Sie diese Auswirkungen verändern?

....

Karte 17b

Hinweis für die TherapeutIn

Bedeutung für die Gestaltung der therapeutischen Beziehung

<u>Fragen an die TherapeutIn:</u>

Wie wirkt sich das (zweit-)wichtigste Zugehörigkeitsbedürfnis auf die therapeut. Beziehung aus?

....

Wie wirkt sich die Art des Patienten, mit diesem Bedürfnis umzugehen, auf die therapeut. Beziehung aus?

....

Welches Therapeutenverhalten ist die beste Antwort?

....

Welches Therapeutenverhalten ist schädlich?

....

Karte 18a

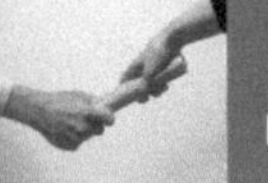

MVT-MODUL 1. BINDUNG
Mentalisierungsfördernde Verhaltenstherapie

Damit Sie beim Ausfüllen nicht das ankreuzen, was Sie denken, sondern das, was Sie fühlen, lade ich Sie zu einer Imagination ein. Schließen Sie die Augen und sprechen Sie innerlich jeden von mir gesprochenen Satz nach, z.B. Ich will Selbstbestimmung. Kann ich beginnen?

Ergebnis:
Mein wichtigstes Autonomiebedürfnis ist Nr. _
....
Mein zweitwichtigstes Autonomiebedürfnis ist Nr. _
....

Meine Autonomiebedürfnisse

Ich will ...

8. Selbst machen/können
9. Selbstbestimmung
10. Grenzen gesetzt
11. Gefördert & gefordert werden
12. Ein Vorbild
13. Intimität/Erotik
14. Ein Gegenüber

Karte 18b

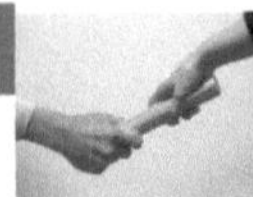

MVT-MODUL 1. BINDUNG
Mentalisierungsfördernde Verhaltenstherapie

Was ist mir wichtiger - Zugehörigkeit oder Autonomie?

Meine wichtigsten Zugehörigkeitsbedürfnisse sind:
a) .... b) ....
Meine wichtigsten Autonomiebedürfnisse sind:
c) .... d) ....
Wenn ich nur eines von beiden behalten dürfte: (a + b) oder (c + d), würde ich
hergeben: (... + ...) behalten: (... + ...)
Ich habe mich also entschieden für:
(...) Zugehörigkeit (...) Autonomie

Karte 19a

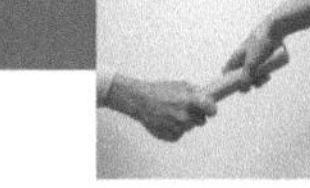

MVT-MODUL 1. BINDUNG
Mentalisierungsfördernde Verhaltenstherapie

So ging ich bisher mit meinem Autonomie-/Selbstbedürfnis SB um

Ich ziehe mich in mich zurück	☼ Ich bespreche es mit dem anderen und suche eine gemeinsame Lösung
☼ Ich mache einfach, was ich will und brauche	Ich lasse mir das nicht anmerken
Ich sage klipp und klar, was ich will und was ich nicht will	☼ Ich vergesse einfach mein Bedürfnis, spüre es nicht mehr
Ich suche mir jemand, der mir mein Bedürfnis bereitwilliger zugesteht	....

Karte 19b

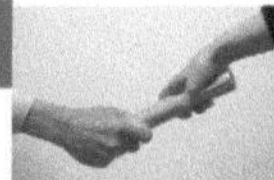

MVT-MODUL 1. BINDUNG
Mentalisierungsfördernde Verhaltenstherapie

Mein Autonomiebedürfnis – Es wäre besser gewesen ...

- Mein wichtigstes Autonomiebedürfnis ist: (zutreffendes unterstreichen)
- *Selbst machen/können - Selbstbestimmung - Grenzen - Gefordert & gefördert werden - ein Vorbild - Intimität/Erotik - ein Gegenüber*
- Um es zu befriedigen,habe ich bisher folgendes getan
- ....
- Mein Gegenüber reagierte bisher darauf so:
- ....
- Die unangenehme Auswirkung war:
- ....
- **Es wäre besser gewesen:**
- ***Auszuhalten - zu bitten - zu verhandeln - mir es woanders holen - mir es selbst geben*** (zutreffendes unterstreichen)

Karte 20a

MVT-MODUL 1. BINDUNG
Mentalisierungsfördernde Verhaltenstherapie

Hinweis für die TherapeutIn

Bedeutung für die Gestaltung der therapeutischen Beziehung

Fragen an die TherapeutIn:

Wie wirkt sich das (zweit-)wichtigste AUTONOMIE-Bedürfnis auf die therapeut. Beziehung aus?

....

Wie wirkt sich die Art des Patienten, mit diesem Bedürfnis umzugehen, auf die therapeut. Beziehung aus?

....

Welches Therapeutenverhalten ist die beste Antwort?

....

Welches Therapeutenverhalten ist schädlich?

....

Karte 20b

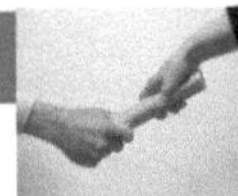

MVT-MODUL 1. BINDUNG
Mentalisierungsfördernde Verhaltenstherapie

Meine Homöostase-bedürfnisse

Ergebnis:

Mein wichtigstes Homöostasebedürfnis ist

Nr. _ ....

Mein zweitwichtigstes Homöostasebedürfnis ist

Nr. _ ....

Ich brauche …

H1: Eine angstfreie Bezugsperson

H2: Eine nicht bedrohliche Bezugsperson

H3: Eine unbedrohliche Außenwelt

H4: Keine aggressiv machende Bezugsperson

H5: Gleich starke Eltern

H6: Schuldfreiheit

H7: Missbrauchsfreiheit

Karte 21a

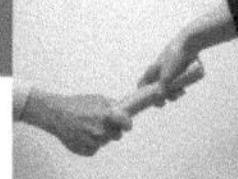

MVT-MODUL 1. BINDUNG

Mentalisierungsfördernde Verhaltenstherapie

Was ist mir wichtiger - Homöostase oder Zugehörigkeit/Autonomie?

Von den 14 Zugehörigkeits- und Autonomiebdürfnissen waren mir am wichtigsten:

a-d: .... und ....

Meine beiden wichtigsten Homöostasebedürfnisse sind:

e) .... und f) ....

Wenn ich mich nur eines von beiden behalten dürfte: (a - d) oder (e + f), würde ich

hergeben: (... + ...) behalten: (... + ...)

Ich habe mich also entschieden für:

(...) Zugehörigkeit (...) Autonomie

Karte 21b

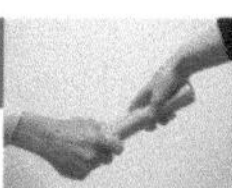

MVT-MODUL 1. BINDUNG

Mentalisierungsfördernde Verhaltenstherapie

So ging ich mit meinem Homöostase-bedürfnis „ HB" um

Ich kann mich rasch anvertrauen und gute Beziehungen eingehen	Ich bespreche es und wir versuchen eine gemeinsame Lösung zu finden
Ich bin sehr vorsichtig bei der Auswahl meiner engen Bezugspersonen	Ich achte darauf, dass ich nichts tue, was mir ein schlechtes Gewissen macht
Außerhalb vertrauter Umgebung fühle ich mich eher unwohl und bin froh wieder zuhause zu sein	Ich lasse mir nicht anmerken, was ich brauche, bleibe eher für mich
Ich gehe Auseinander-setzungen aus dem Weg, dann muß ich mich nicht ärgern	Ich brauche und fürchte so wenig von anderen, daß ich frei im Umgang mit ihnen bin

Karte 22a

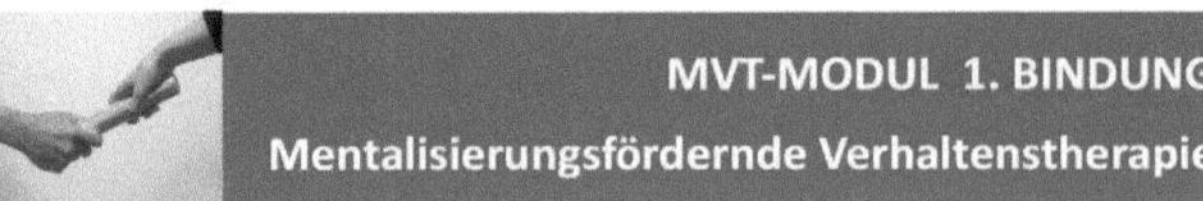

Mein Homöostasebedürfnis – Es wäre besser gewesen ...

- Mein wichtigstes <u>Homöostasebedürfnis</u> ist:
- (zutreffendes unterstreichen)
- *eine unängstlichen Gegenüber - einen nicht bedrohlichen Gegenüber - eine nicht bedrohliche Außenwelt - einen Gegenüber, der mich nicht aggressiv macht - gleich starke Eltern - Schuldfreiheit - Mißbrauchsfreiheit*
- Um es zu befriedigen, habe ich bisher folgendes getan
- ....
- Mein Gegenüber reagierte bisher darauf so:
- ....
- Die unangenehme Auswirkung war:
- ....
- **Es wäre besser gewesen:**
- ***Auszuhalten - zu bitten - zu verhandeln - mir es woanders holen - mir es selbst geben*** **(zutreffendes unterstreichen)**

Karte 22b

Hinweis für die TherapeutIn

MVT-MODUL 1. BINDUNG
Mentalisierungsfördernde Verhaltenstherapie

Bedeutung für die Gestaltung der therapeutischen Beziehung

<u>Fragen an die TherapeutIn:</u>

Wie wirkt sich das (zweit-)wichtigste HOMÖOSTASE-Bedürfnis auf die therapeut. Beziehung aus?

....

Wie wirkt sich die Art des Patienten, mit diesem Bedürfnis umzugehen, auf die therapeut. Beziehung aus?

....

Welches Therapeutenverhalten ist die beste Antwort?

....

Welches Therapeutenverhalten ist schädlich?

....

Karte 23a

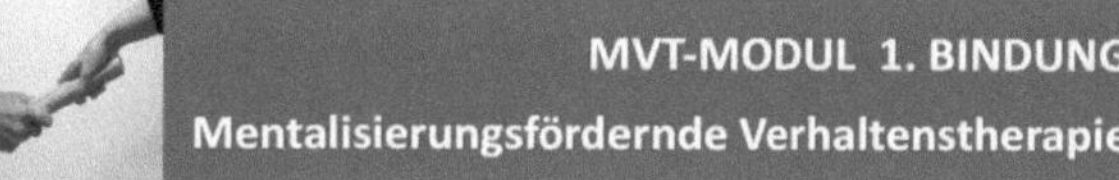

VDS43: Planung und Gestaltung der Therapie:
Umgang mit meiner zentralen Angst

Meine zentralen Ängste

Arbeitsblatt zum → VDS28-Fragebogen: Grundformen der Angst

Jeder Mensch hat seine zentrale Angst.
Sie bestimmt sein Leben und vor allem das vermiedene Leben

Karte 23b

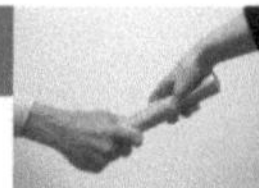

Meine zentrale Angst ist ...

Zuvor lade ich Sie zu einer Imagination ein: Schließen Sie die Augen und stellen Sie sich vor, mit einem Ihnen wichtigen Menschen zu streiten. Der Streit eskaliert so sehr, dass Sie Angst bekommen. Ich lese jetzt mögliche Ängste vor. Welches sind Ihre beiden wichtigsten Ängste?

1. Angst, nicht zu sein, Vernichtungsangst
2. Angst vor Trennung, Angst allein zu sein
3. Angst vor Kontrollverlust - über mich
4. Angst vor Kontrollverlust - über andere
5. Liebesverlustangst, Angst vor Ablehnung
6. Angst vor Gegenaggression, wenn ich mich wehre
7. Angst mich in der Hingabe zu verlieren

<u>Ergebnis:</u>
Meine wichtigste Angst ist Nr. _ ....
Meine zweitwichtigste Angst ist Nr. _ ....

Karte 24a

MVT-MODUL 1. BINDUNG

Mentalisierungsfördernde Verhaltenstherapie

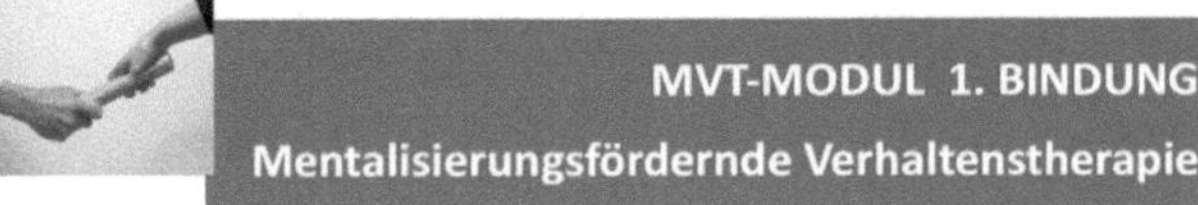

So ging ich bisher mit meiner Angst um

Ich kann nichts gegen meine Angst tun, spüre sie lähmend	Ich sorge dafür, daß ich immer mit Menschen zusammen bin, so daß die Angst nicht kommt
Ich rufe meine Bezugsperson um Hilfe und sage, daß ich Angst habe	Ich halte mich an Regeln und achte darauf, daß andere dies auch tun, damit nichts passiert, was Angst macht
Ich flüchte, gehe schnell zu meiner Bezugsperson	Ich lenke mich ab, sage mir, daß keine Gefahr besteht
Vorsorglich passe ich gut auf, daß keine Situation kommt, in der ich diese Angst habe	Ich lasse mir nichts anmerken, reagiere eher ärgerlich oder wie einer, der keine Angst hat

Karte 24b

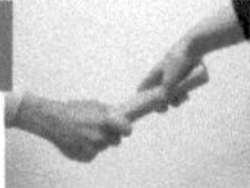

MVT-MODUL 1. BINDUNG

Mentalisierungsfördernde Verhaltenstherapie

Meine Angst:

- Meine wichtigste Angst ist … Es wäre besser gewesen …
- (zutreffendes unterstreichen)
- *vor Vernichtung - vor Trennung - Kontrolle über mich zu verlieren - Kontrolle über den Gegenüber zu verlieren - vor Liebesverlust - vor Gegenaggression - vor Hingabe*
- Um sie zu vermeiden, habe ich bisher folgendes getan
- ....
- Mein Gegenüber reagierte bisher darauf so:
- ....
- Die unangenehme Auswirkung war:
- ....
- **Es wäre besser gewesen: (zutreffendes unterstreichen)**
- ***Auszuhalten - zu sagen, welche Angst ich habe - zu tun, was Angst macht - Flucht/Vermeidung zu unterlassen***

Karte 25a

Hinweis für die TherapeutIn

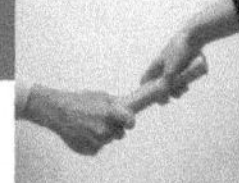

MVT-MODUL 1. BINDUNG
Mentalisierungsfördernde Verhaltenstherapie

Bedeutung für die Gestaltung der therapeutischen Beziehung

Fragen an den Therapeuten: Angst des Patienten ist: ....

Wie wirkt sich die (zweit-)wichtigste Angst auf die therapeut. Beziehung aus?

....

Wie geht der Pat. in der Therapiestunde mit dieser Angst um?

....

Wie wirkt sich die Art des Patienten, mit dieser Angst umzugehen, auf die therapeut. Beziehung aus?

....

Welches Therapeutenverhalten ist die beste Antwort?

....

Welches Therapeutenverhalten ist schädlich?

....

Karte 25b

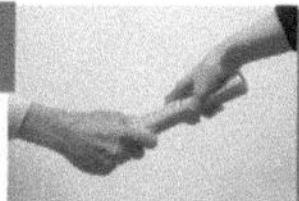

MVT-MODUL 1. BINDUNG
Mentalisierungsfördernde Verhaltenstherapie

Meine Wutformen

Arbeitsblatt zum → VDS28-Fragebogen: Grundformen der Wut

1. Vernichtungswut
2. Trennungswut
3. Kontrollverlust - über mich
4. Kontrollwut - über andere
5. Liebesentzugswut
6. Gegenaggressionswut
7. Hörigmachen-Wut

Wir schleppen ein Munitionslager mit uns herum, eine Hand ständig auf dem Deckel. Zur Lebensgestaltung haben wir drum nur eine Hand frei

Karte 26a

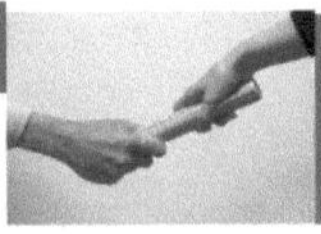

MVT-MODUL 1. BINDUNG
Mentalisierungsfördernde Verhaltenstherapie

Aus Wut würde ich am liebsten …

1. Vernichten – Dich soll es nicht mehr geben!
2. Trennen – Ich geh weg von Dir!
3. Kontrolle verlieren – explodieren!
4. Kontrollieren - Dir weh tun!
5. Liebe entziehen – ich lehne Dich ab!
6. Gegenaggression – Ich schlag zurück!
7. Hörig machen – Ich mach Dich hörig!

<u>Ergebnis:</u>
Meine wichtigste Wut ist Nr. _ ....
Meine zweitwichtigste Wut ist Nr. _ ....

Karte 26b

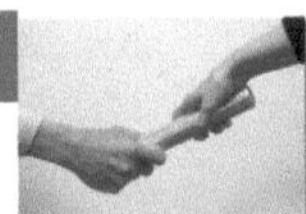

MVT-MODUL 1. BINDUNG
Mentalisierungsfördernde Verhaltenstherapie

So ging ich <u>BISHER</u> mit meiner Wut um

- Ich werde sehr laut, schimpfe, bis die Wut verraucht ist	- Ich kriege sofort ein schlechtes Gewissen, Schuldgefühl
- Ich sage nichts, koche aber innerlich vor Wut	- Ich kriege gleich Angst
- Ich reagiere mich an Gegenständen ab	- Ich habe gleich Verständnis für den anderen
- Ich gehe auf den andern los (mit Worten oder mit Taten)	- Ich regle die Sache mit Vernunft und kühlem Kopf
- Ich gehe weg	

Karte 27a

MVT-MODUL 1. BINDUNG
Mentalisierungsfördernde Verhaltenstherapie

Meine Wut:

- **Meine wichtigste Wut ist … Es wäre besser gewesen …**
- **(zutreffendes unterstreichen)**
- ***Vernichtung - Trennung - außer Kontrolle geraten- Kontrolle über den Gegenüber zu gewinnen - Liebe entziehen- Gegenaggression - Hörig machen***
- **Aus Wut habe ich bisher folgendes getan**
- ……………………………………………………………………………………………
- **Mein Gegenüber reagierte bisher darauf so:**
- ……………………………………………………………………………………………
- **Die unangenehme Auswirkung war:**
- ……………………………………………………………………………………………
- **Es wäre besser gewesen: (zutreffendes unterstreichen)**
- ***Prüfen, ob die Wut angemessen ist - die Wut aushalten - zu sagen, welche Wut ich habe - aus Wut handeln - die wütende Handlung zu unterlassen***

Karte 27b

Hinweis für die TherapeutIn

MVT-MODUL 1. BINDUNG
Mentalisierungsfördernde Verhaltenstherapie

Bedeutung für die Gestaltung der therapeutischen Beziehung

Fragen an den Therapeuten:

Wie wirkt sich die (zweit-)wichtigste Wut auf die therapeut. Beziehung aus?

……………………………………………………………………………………………

Wie wirkt sich die Art des Patienten, mit dieser Wut umzugehen, auf die therapeut. Beziehung aus?

……………………………………………………………………………………………

Welches Therapeutenverhalten ist die beste Antwort?

……………………………………………………………………………………………

Welches Therapeutenverhalten ist schädlich?

……………………………………………………………………………………………

Karte 28a

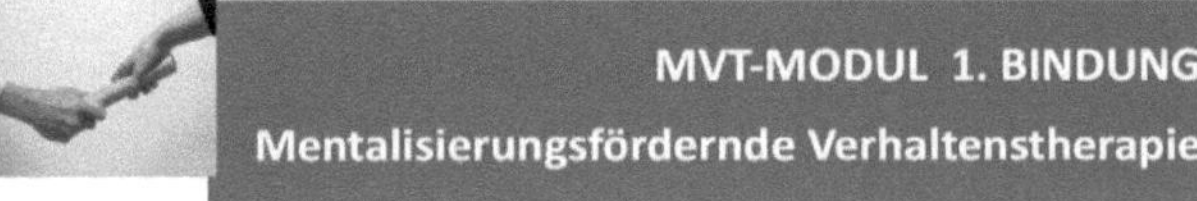

VDS46 (S. Sulz): Planung und Gestaltung der Therapie:
Umgang mit meiner Persönlichkeit

Meine Persönlichkeit

Arbeitsblatt zum → VDS30-Fragebogen: Persönlichkeit

Persönlichkeit ist die Form und Kontur gewordene Verdichtung der kindlichen Lebenserfahrungen - eine individuelle Überlebensform, die unter widrigen Umständen ausreichende Stabilität herstellte

Karte 28b

Was meine Persönlichkeit vermeidet (wozu ich so bin)

Ich muss immer so sein: (dysfunktion. Persönlichkeit)	**Und darf nicht so sein:** (Das Gegenteil meiner dysfunkt. Persönl.)
Skala 1: selbstunsicher	durchsetzend
Skala 2: dependent	selbständig
Skala 3: zwanghaft	spontan
Skala 4: passiv-aggressiv	offen konfliktfreudig
Skala 5: histrionisch	unauffällig
Skala 6: schizoid	beziehungsbezogen, gefühlvoll
Skala 7: narzisstisch	durchschnittlich
Skala 8: emotional instabil	gelassen, sicher
Skala 9: paranoid	vertrauen
Skala 10: stark-selbständig	schwach, abhängig
Skala 11: vorausschauend	anderen die Kontrolle überlassen

3 wichtigste Persönlichkeitszüge bitte aus VDS30 übernehmen:

1. Ich muss .... und darf niemals ....
2. Ich muss .... und darf niemals ....
3. Ich muss .... und darf niemals ....

Karte 29a

Meine .... (Persönlichkeitszug) Reaktionen in einer konkreten Situation

1. Mein (zweit-)wichtigster Persönlichkeitszug ist:	2. Eine typische Situation ist: ....
3. Welche Bedeutung hat die Situation und die Person für mich?	4. Was macht der andere da mit mir? ....
5. Mein primäres Gefühl ist:	6. Mein primärer Handlungsimpuls ist:.. ....
7. Ich fürchte als Folge:	8. Mein zweites Gefühl ist deshalb: ....
9. Ich unterdrücke deshalb folgende Reaktion:	10. Ich handle bisher fast immer so: ....

Karte 29b

Meine Persönlichkeit

- Meine (zweit-)wichtigster Persönlichkeitszug ist:
- (zutreffendes unterstreichen)
- *selbstunsicher - abhängig - zu genau - passiv-aggressiv - kontaktfreudig - kontaktmeidend - selbstbezogen - emotional instabil*
- Dadurch habe ich bisher folgendes getan
- ....
- Meine Bezugsperson reagierte bisher darauf so:
- ....
- Die unangenehme Auswirkung war:
- ....
- **Es wäre besser gewesen: (zutreffendes ankreuzen)**

1. ( ) Das erste Gefühl zulassen, das zum gegenteiligen Verhalten führt
2. ( ) Prüfen, ob dieses Verhalten nicht doch angemessen gewesen wäre
3. ( ) Dem anderen sagen, welches Gefühl ich habe
4. ( ) Dem anderen sagen, was ich aus diesem Gefühl heraus machen möchte
5. ( ) Klar und deutlich sagen, was ich brauche und will

Karte 30a

Hinweis für die TherapeutIn

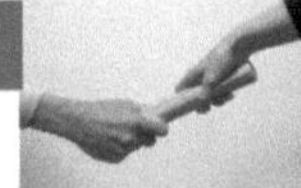

MVT-MODUL 1. BINDUNG
Mentalisierungsfördernde Verhaltenstherapie

Bedeutung für die Gestaltung der therapeutischen Beziehung

Fragen an den Therapeuten:

Wie wirkt sich der (zweit-)wichtigste Persönlichkeitszug auf die therapeut. Beziehung aus?

....

....

Welches Therapeutenverhalten ist die beste Antwort?

....

....

Welches Therapeutenverhalten ist schädlich?

....

....

Karte 30b

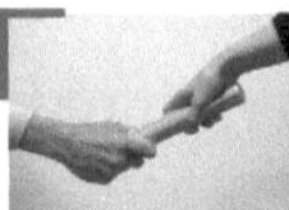

MVT-MODUL 1. BINDUNG
Mentalisierungsfördernde Verhaltenstherapie

Übung 1.5b

Zeichen unsicherer Bindung

Ich lade Sie jetzt ein, die Qualität der Bindung zu explorieren, die mit Ihren Eltern entstanden ist

Karte 31a

Zeichen von unsicherer Bindung

Wir benötigen dazu folgende Ergebnisse:

( ) Von Eltern fehlte Schutz, Sicherheit, Zuverlässigkeit? (siehe oben aus VDS24 verletztes Kind)

( ) Zentrale Angst ist Angst vor Trennung, Verlust? (siehe oben aus VDS28)

( ) Zentrales Bedürfnis ist Schutz, Sicherheit, Geborgenheit? (siehe oben aus VDS27)

( ) Zentrale Wut ist Trennungswut? (siehe oben aus VDS29)

Die Fragebögen können Sie auch auf folgende Weise ausfüllen:
Gehen Sie hierzu auf
https://vds-skalen.eupehs.org
Gehen Sie rechts oben auf FRAGEBÖGEN.
Klicken Sie dann auf den ersten Fragebogen.
Geben Sie Ihre Chiffre ein (erster Buchstabe Ihres Nachnamens und ihr Geburtsdatum sechsstellig).
Geben Sie die Therapeuten-Nr. Ihrer Therapeutin ein (diese hatte sich zuvor auf eupehs.org registriert). Klicken Sie auf WEITER.
Füllen Sie den Fragebogen aus. Klicken Sie auf SENDEN. Nun erhalten Sie und Ihre Therapeutin per e-mail den ausgefüllten Fragebogen als pdf-Datei.

Karte 31b

Alle 15 Zeichen von unsicherer Bindung

1) ( ) Es gab in den ersten beiden Lebensjahren Trennungen von der Mutter
2) ( ) Ich war in den ersten beiden Jahren sehr anhänglich
3) ( ) Meine Mutter war in den ersten beiden Lebensjahren sehr gestresst
4) ( ) Sie reagierte sehr ungeduldig, wenn sie im Stress war
5) ( ) Sie reagierte wütend, wenn sie auf Sie ärgerlich war
6) ( ) Sie drohte mit Weggehen oder Wegschicken wenn sie ärgerlich war
7) ( ) Sie gab wenig Körperkontakt
8) ( ) Sie gab wenig Geborgenheit
9) ( ) Sie gab wenig Sicherheit, Schutz, Zuverlässigkeit
10) ( ) Ich habe heute noch Angst vor Trennung
11) ( ) Ich möchte weggehen, wenn ich mich über jemand extrem ärgere
12) ( ) Ich bin ein eher ein anhänglicher Mensch
13) ( ) Ich kann nicht gut allein sein
14) ( ) Ich mag es lieber nah
15) ( ) Ich lasse mich gern verwöhnen

____ **Summenwert unsichere Bindung** (max. 15, unsicher ab 4)

Karte 32a

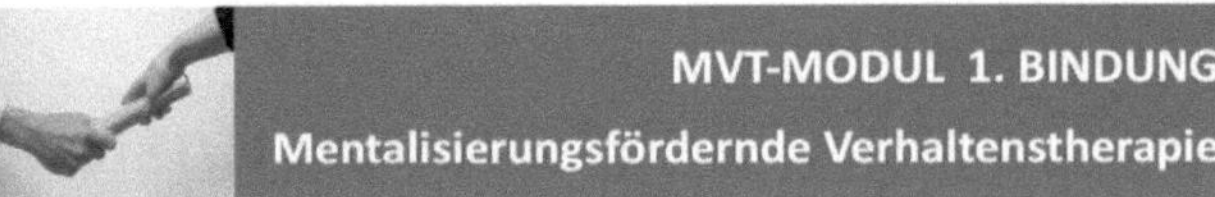

Alle 15 Zeichen von unsicherer Bindung

Wir wissen heute, dass viele Eltern nicht in der Lage sind, ihrem Kind eine sichere Bindung zu geben.

Das Kind muss versuchen, auf seine Weise Bindungssicherheit herzustellen.

Und es wird mit diesen Bemühungen nicht aufhören, bis es genug davon hat.

Leider ist das oft nicht zu schaffen, so dass daraus ein ewiges Bemühen wird, das so viel Lebensenergie beansprucht, dass keine Energie übrig bleibt für Spielerisches, für Erkundungen der Welt, für neue Beziehungen, für Selbständigkeit.

Die Erfolge im Leben bleiben hinter denen zurück, die eine sichere Bindung haben. Das Klammern und die Unselbständigkeit führt dann dazu, dass der Partner das nicht mehr aushält und sich trennt. Oder zumindest respektlos mit dem abhängigen Menschen umgeht.

Karte 32b

MVT-MODUL 1. BINDUNG
Mentalisierungsfördernde Verhaltenstherapie

Auf welche Weise war Ihre Beziehung zu Ihren Eltern eine unsichere Bindung?

Was fehlte, was konnten Ihre Eltern Ihnen nicht geben?

....

Was wurde aus Ihren Bedürfnissen, Ängsten und Ihrer Wut? Heute

....

....

Welche ungünstigen Persönlichkeitszüge ergaben sich?

....

Inwiefern hat das sich auf Ihr Lebe und Ihre Beziehungsgestaltung ausgewirkt?

....

....

Was fehlt Ihnen heute im Leben und in Ihren Beziehungen?

....

....

Karte 33a

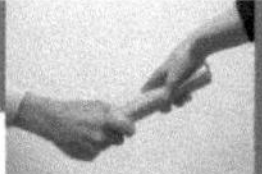

MVT-MODUL 1. BINDUNG
Mentalisierungsfördernde Verhaltenstherapie

Übung 1.4

Bindungs-Interview

Ich lade Sie jetzt zu einem Gespräch, in dem wir die Qualität der Bindung explorieren wollen, die mit Ihren Eltern entstanden ist

Karte 33b

15 Bindungsfragen (1) (nach Sulz)

1. Es gab in den ersten beiden Lebensjahren Trennungen von der Mutter:
   ....
2. Ich war in den ersten beiden Jahren
   ....
3. Meine Mutter war in den ersten beiden Lebensjahren
   ....
4. Wie reagierte sie, wenn sie im Stress war?
   ....
5. Wie reagierte sie, wenn sie auf Sie ärgerlich war?
   ....
6. Womit drohte sie wenn sie ärgerlich war?
   ....
7. Wie war der Körperkontakt?
   ....
8. Was brachte Geborgenheit?
   ....

Karte 34a

15 Bindungsfragen (2) (nach Sulz)

9. Wie wichtig war Sicherheit, Schutz, Zuverlässigkeit?

   ....

10. Haben Sie Angst vor Trennung?

   ....

11. Was würden Sie am liebsten tun, wenn Sie sich über jemand extrem ärgern

   ....

12. Sind Sie eher ein anhänglicher Mensch?

   ....

13. Wie gut können Sie allein sein?

   ....

14. Mögen Sie es lieber nah oder mit Distanz?

   ....

15. Lieber verwöhnen lassen oder andere verwöhnen?

   ....

Vielen Dank!

Karte 34b

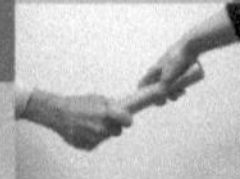

MVT-MODUL 1. BINDUNG
Mentalisierungsfördernde Verhaltenstherapie

Konnten Sie Mitgefühl mit dem Kind von damals empfinden?
Welche Gefühle traten bei Ihnen dabei auf?

Einiges konnten Sie erinnern, bei einigem ist Ihnen klar, dass es so gewesen sein muss. Wie war das wohl für Sie damals als Kind?

....

Was musste dieses Kind erleiden?

....

Was fehlte ihm sehr?

....

Und wie musste es sich behelfen?

....

Und was hätte es stattdessen gebraucht?

....

Karte 35a

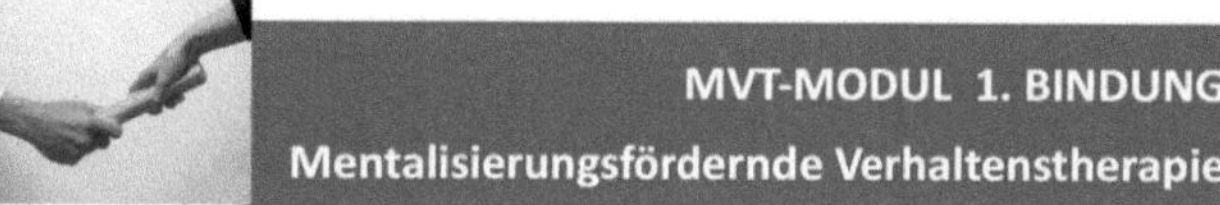

MVT-MODUL 1. BINDUNG
Mentalisierungsfördernde Verhaltenstherapie

BINDUNGSSICHERHEIT IN DER THERAPIE-BEZIEHUNG HERSTELLEN

Von der Strategie der Übertragung zur heilenden Beziehungsgestaltung

Karte 35b

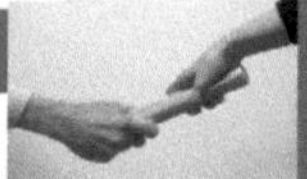

MVT-MODUL 1. BINDUNG
Mentalisierungsfördernde Verhaltenstherapie

Übung 1.6

Bindungs-Sicherheit in der therapeutischen Beziehung herstellen

Ich lade Sie jetzt zu einer Übung, in der Sie ihr Gespür für die erzielte Bindungssicherheit in der therapeutischen Beziehung verfeinern können

Karte 36a

Imagination

Übung: Bindungs-Sicherheit herstellen

1.6a Therapiebeginn

:h heiße Sie willkommen, freue mich dass Sie gekommen sind
lier können Sie es sich so einrichten, dass Sie sich gut aufgehoben fühlen
Vo und wie wollen Sie sitzen, liegen oder stehen?
Vas wollen Sie um sich haben?
Venn Sie Ihren Platz gefunden und eingerichtet haben, können Sie die Augen chließen und sich entscheiden meinen Worten zu folgen.

eweils 8 sec Pause)

) Hier haben Sie zuverlässigen Schutz und sind sicher.
) Hier können Sie sich gemocht fühlen, ohne etwas dafür tun zu müssen
) Hier dürfen Sie so sein, wie Sie sind
) Hier müssen Sie sich nicht anpassen. Mein Verständnis haben Sie.
) Ich wertschätze und anerkenne Sie.
) Erst mal ankommen, loslassen, entspannen, ruhig werden.
) Den Atem beobachten, die Ruhe und Entspannung beim Ausatmen wahrnehmen.
) Alles Belastende rauslassen, alles Schwere fallen lassen.
) Den Bauch weich werden lassen, damit die Bauchdecke sich beim Atmen hebt und enkt.

52

Karte 36b

Imagination

Am Anfang jeder Stunde Bindungssicherheit herstellen im Hier und Jetzt:

Übung 1.6b Stunden-beginn

- Nehmen Sie dort und so Platz, wo und wie Sie sich wohl fühlen
- Erst mal loslassen, entspannen, ruhig werden ....
- Den Atem beobachten, Entspannung beim Ausatmen wahrnehmen, Ruhe einkehren lassen ....
- Alles Belastende loslassen, alles Schwere fallen lassen. ....
- Sich willkommen fühlen: ....
- Geborgen fühlen: ....
- Geschützt & sicher fühlen: ....
- Gemocht fühlen: ....
- Erlaubnis haben, so zu sein, wie ich bin. Ich darf ....
- Mich wertgeschätzt fühlen ....
- Sich der Begleitung in dieser Beratung anvertrauen. ....
- Sie begleiten lassen, sich unterstützen lassen ....
- Und sich wiederum willkommen fühlen ....
- Und (was brauchen Sie noch?) ....

Karte 37a

Stundenbeginn

Übung Bindungssicherheit Variante

( ) Meine Begleitung annehmen, so viel oder so wenig, wie es für Sie stimmig ist.

( ) Ich bin halt da, fordere nichts, urteile nicht, habe keine Eile.

( ) Meine Aufmerksamkeit, mein Interesse, mein Wohlwollen und mein Mitgefühl sind ganz für Sie da.

( ) Sie können sich begleiten lassen, unterstützen lassen, bestätigen lassen, anerkennen lassen, trösten lassen, Mut machen lassen,

( ) Und sich wiederum willkommen fühlen, auch gut aufgehoben, geschützt und gemocht und immer wieder verstanden fühlen.

( ) Sie können vertrauen, so viel wie es möglich ist.

( ) Und Sie sind frei in Ihren Entscheidungen, Sie bestimmen, was in unserem Zusammensein wann, wie und wie lange geschieht.

( ) Sie bewahren dabei Ihre Selbständigkeit und Ihren eigenen Willen.

( ) Und Sie können sich jetzt entscheiden, mit unserem heutigen Gespräch zu beginnen.

( ) Indem Sie riechend tief durch die Nase einatmen, Frische und Wachheit einatmen und die Augen wieder öffnen, wenn Sie so weit sind.

( ) Und ……………………………………………………………………

Karte 37b

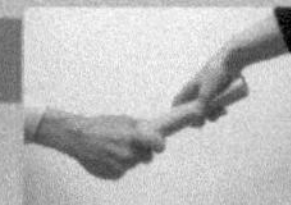

MVT-MODUL 1. BINDUNG

Mentalisierungsfördernde Verhaltenstherapie

Konnten Sie das Angebot zur Bindungssicherheit annehmen?

Wie konnten Sie sich auf die Einladung einlassen?

……………………………………………………………………

Was davon konnten Sie besonders gut annehmen?

……………………………………………………………………

Was konnten Sie nicht so gut an sich heranlassen?

……………………………………………………………………

Was konnten Sie nicht so recht glauben?

……………………………………………………………………

Was bräuchten Sie, um es glauben und annehmen zu können?

……………………………………………………………………

Wollen Sie sich täglich diese Imagination einige Minuten vorstellen, so dass Sie deutlich die Stimme und die Worte der TherapeutIn hören?

……………………………………………………………………

Karte 38a **Hinweis für die TherapeutIn**

Aufbau einer förderlichen Beziehung: Intervention & Gesprächsführung

- durch Befriedigung zentraler Beziehungsbedürfnisse
- durch Reduktion zentraler Beziehungsängste
- durch Validierung des Wahrnehmens, Fühlens, Denkens und Handelns mit
- dem Ziel des Wohlbefindens und des Freisetzens von Ressourcen

- Die TherapeutIn weiß, was die zentralen Beziehungsbedürfnisse und -ängste des Patienten sind*
- Sie spricht und verhält sich so, daß sie diese Bedürfnisse befriedigt und Ängste reduziert
- Sie validiert so oft es geht, emotionale, kognitive und interaktive Reaktionen des Patienten
- Sie stellt ein angenehmes und entspanntes Klima her, in dem positive Gefühle und auch Lachen entstehen können
- (Gesprächsinhalt kann sein: Erzählen Sie mir doch bitte, wie Sie leben, mit welchen Menschen sie zusammenleben, zusammenarbeiten)

Karte 38b

Aufbau einer förderlichen Beziehung: Feststellen MEINER Bedürfnisse als THERAPEUTIN in der therapeutischen Beziehungk (VDS27, VDS28, VDS29)

Mein 1. Zugehörigkeits-bedürfnis:	Mein 2. Zugehörigkeits-bedürfnis:
Mein 1. Autonomie-/Selbstbedürfnis:	Mein 2. Autonomie-/Selbstbedürfnis:
Meine 1. Angst	Meine 2. Angst:
Meine 1. Wutform	Meine 2. Wutform

Karte 39a

Aufbau einer förderlichen Beziehung: Feststellen der Bedürfnisse meines PATIENTEN in der therapeutischen Beziehung

Sein 1. Zugehörigkeits-bedürfnis:	Sein 2. Zugehörigkeits-bedürfnis:
Sein 1. Autonomie-/Selbstbedürfnis:	Sein 2. Autonomie-/Selbstbedürfnis:
Seine 1. Angst	Seine 2. Angst:
Seine 1. Wutform	Seine 2. Wutform

Karte 39b

Fragen zur Beziehungsgestaltung 1 (aus Sulz, 2011, S. 57-64)

1. ( ) Kenne ich die zentralen Beziehungs- und Selbstbedürfnisse des Patienten?
2. ( ) Befriedige ich berechtigte Bedürfnisse des Patienten?
3. ( ) Kenne ich zentrale (Beziehungs-)ängste des Patienten?
4. ( ) Kann ich Befürchtungen des Patienten bezüglich der therapeutischen Beziehung entkräften?
5. ( ) Kenne ich seine/ihre Art des Umgangs mit Ärger in unserer Beziehung?
6. ( ) Kann ich seinen/ihren Umgang mit Ärger in unserer Beziehung thematisieren und therapeutisch nutzen?
7. ( ) Nehme ich meine Gefühle in der Therapiesitzung wahr?
8. ( ) Kann ich aus meinem Gefühl ableiten, wozu der Patient mich bringen möchte?
9. ( ) Kenne ich dysfunktionale Beziehungsmuster des Patienten aus seinen früheren Beziehungen?
10. ( ) Kann ich dysfunktionale Anteile seines Beziehungangebots mir gegenüber erkennen?

Karte 40a

Fragen zur Beziehungsgestaltung 2 (aus Sulz, 2011, S. 57-64)

11. ( ) Kann ich erkennen, was der Patient durch sein dysfunktionales Interaktionsangebot Positives erreichen will?
12. ( ) Kann ich erkennen, was der Patient durch sein dysfunktionales Interaktionsangebot vermeiden will?
13. ( ) Kann ich die Beziehung so gestalten, dass weder ein pathogenes Beziehungsmuster aus der Biografie des Patienten wiederholt, noch forciert deren Gegenteil produziert wird?
14. ( ) Kann ich eine Prognose stellen über den zu erwartenden Beziehungstest?
15. ( ) Habe ich eine Intervention vorbereitet, die den Beziehungstest nutzen kann, so dass eine korrigierende emotionale Erfahrung erfolgt?
16. ( ) Fördert die therapeutische Beziehung ausreichend die Veränderungsmotivation des Patienten?
17. ( ) Ist die Therapiebeziehung ausreichend stützend/fördernd?
18. ( ) Ist die Therapiebeziehung ausreichend konfrontierend/herausfordernd?
19. ( ) Bietet die Therapiebeziehung ausreichend Nähe und Warmherzigkeit?
21. ( ) Bewahrt die Therapiebeziehung ausreichend Abstand und Professionalität
22. ( ) Verändert sich die Therapiebeziehung gemäß der Entwicklung des Patienten?

Karte 40b

Bedürfnisse ändern sich im Therapieverlauf von einer Therapiephase zur nächsten

Bedürfnis	Phase	Thema
Willkommen sein, dazugehören Geborgenheit, Wärme Schutz, Sicherheit, Zuverlässigkeit	Bindung	Zugehörigkeit zu einer Beziehung
Liebe, Zuneigung Beachtung, Aufmerksamkeit Empathie, Verständnis Wertschätzung	Selbstwert	
Selbst machen, selbst können Selbstbestimmung, Freiraum Grenzen gesetzt bekommen	Autarkie, Autonomie	Selbst, Differenzierung
Gefordert und gefördert werden Ein Vorbild, jemand zur Idealisierung haben Intimität, Hingabe, Erotik Ein Gegenüber zur Auseinandersetzung	Identität	

Karte 41a

Konkrete Vorbereitung auf Beziehungstests Jeder Mensch macht empirische Untersuchungen, um wichtige Hypothesen zu prüfen. Ihr Patient prüft die Beziehung zu Ihnen auf dem Boden seiner bisherigen Beziehungserfahrungen. Seine enttäuschenden und traumatischen Erlebnisse in wichtigen Beziehungen sind das Muster, das er versucht, auch in Ihrer Beziehung zu entdecken.			
Zu erwartender Beziehungstest	Beispielsituation	Schädliches Therapeuten verhalten wäre ...	Förderliches Therapeutenverhalten (mit konkreter Satzformulierung)
Motiv			
Annäherungs-verhalten			
Vermeidungs-verhalten			
TherapeutIn wird zu folgendem Verhalten verleitet			

Karte 41b

Hinweis für die TherapeutIn

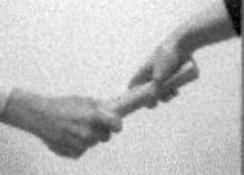

MVT-MODUL 1. BINDUNG
Mentalisierungsfördernde Verhaltenstherapie

VDSD36 Wie gehen TherapeutIn und Patient miteinander um?

- Von SASB (Lorna Smith-Benjamin) ausgehend können wir unterscheiden,

1. Wie wir aktiv auf die Bezugsperson einwirken
2. Wie wir auf Beeinflussungsversuche der anderen Person reagieren
3. Wie wir mit uns selbst umgehen

Das kann die Therapeutin zunächst für sich selbst ausfüllen, und wenn sie den Patienten gut genug kennt, auch für den Patienten.

Sicherer ist es, den gleichen Fragebogen auch vom Patienten ausfüllen zu lassen.

Dann wird es aber leicht unübersichtlich und da kann die VDS-Excel-Version von VDS36 helfen, da sie automatisch Diagramme erstellt, die für Punkt 1 und 2 die sich ergebenden Circumplex-Graphen zeichnet. Siehe https://vds-skalen.eupehs.org Downloads

Hier werden nur die beiden wichtigsten Re-Aktionsarten festgehalten (Rang)

Karte 42a

VDS36 Beziehungsanalyse 1: Auf den anderen einwirken (aktiver Modus) 0 = gar nicht, 1 = kaum, 2 = wenig, 3 = mittel, 4 = sehr, 5 = extrem	Ich machte das	Er/sie machte das	Rang
1. Dem Anderen Freiheit gewähren	0 1 2 3 4	0 1 2 3 4	
2. Den Anderen bestätigen, verstehen	0 1 2 3 4	0 1 2 3 4	
3. Den Anderen aktiv lieben, umsorgen	0 1 2 3 4	0 1 2 3 4	
4. Dem Anderen helfen, beschützen	0 1 2 3 4	0 1 2 3 4	
5. Den Anderen kontrollieren, beaufsichtigen	0 1 2 3 4	0 1 2 3 4	
6. Den Anderen beschuldigen, herabsetzen	0 1 2 3 4	0 1 2 3 4	
7. Den Anderen angreifen, ablehnen, zurückweisen	0 1 2 3 4	0 1 2 3 4	
8. Den Anderen ignorieren, vernachlässigen	0 1 2 3 4	0 1 2 3 4	

Karte 42b

VDS36 Beziehungsanalyse 2: Reagieren auf die Wirkung des anderen (reaktiver Modus) 0 = gar nicht, 1 = kaum, 2 = wenig, 3 = mittel, 4 = sehr, 5 = extrem	Ich machte das:	Er/sie machte das	Rang
1. Sich vom Anderen unabhängig machen	0 1 2 3 4	0 1 2 3 4	
2. Sich dem Anderen öffnen, offenbaren	0 1 2 3 4	0 1 2 3 4	
3. Sich vom Anderen lieben lassen, genießen	0 1 2 3 4	0 1 2 3 4	
4. Dem Anderen vertrauen, sich auf ihn verlassen	0 1 2 3 4	0 1 2 3 4	
5. Dem Anderen nachgeben, sich ihm unterwerfen	0 1 2 3 4	0 1 2 3 4	
6. Schmollen, den Anderen beschwichtigen	0 1 2 3 4	0 1 2 3 4	
7. Sich zurückziehen, protestieren	0 1 2 3 4	0 1 2 3 4	
8. Zumachen, dem Anderen ausweichen	0 1 2 3 4	0 1 2 3 4	

Karte 43a

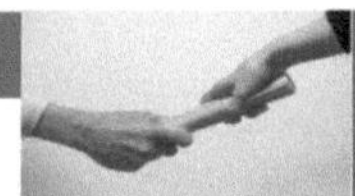

MVT-MODUL 1. BINDUNG
Mentalisierungsfördernde Verhaltenstherapie

VDS36 Beziehungsanalyse 3: So ging ich mit mir selbst um (reflexiver Modus) 0 = gar nicht, 1 = kaum, 2 = wenig, 3 = mittel, 4 = sehr, 5 = extrem	Ich machte das:	Er/sie machte das	Rang
1. Sich selbst gegenüber emanzipieren	0 1 2 3 4	0 1 2 3 4	
2. Sich selbst bestätigen, sich selbst erforschen	0 1 2 3 4	0 1 2 3 4	
3. Sich selbst (aktiv) lieben	0 1 2 3 4	0 1 2 3 4	
4. Sich selbst beschützen	0 1 2 3 4	0 1 2 3 4	
5. Sich selbst kontrollieren, einschränken	0 1 2 3 4	0 1 2 3 4	
6. Sich selbst anklagen, unterdrücken	0 1 2 3 4	0 1 2 3 4	
7. Sich selbst angreifen, ablehnen	0 1 2 3 4	0 1 2 3 4	
8. Sich selbst ignorieren, vernachlässigen	0 1 2 3 4	0 1 2 3 4	

Karte 43b

Hinweis für die TherapeutIn

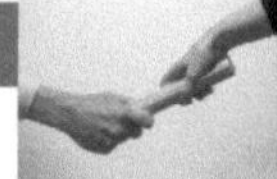

MVT-MODUL 1. BINDUNG
Mentalisierungsfördernde Verhaltenstherapie

Wie mit dem VDS36-Ergebnis weiter gearbeitet werden kann

- Hilft mein therapeutische Transaktion dem Patienten sein dysfunktionales Interaktionsangebot zu reduzieren oder wird dieses durch mein Verhalten aufrecht erhalten?
- Was braucht der Patient, um dies unterlassen zu können?
- Was wäre eine bessere (heilende) Antwort gewesen?
- Was brauche ich, um dies leisten zu können?

Folie	Karte	Thema
		MODUL 2 Überlebensregel
Folie	Karte	Thema
1	1	Titel Überlebensregel
2	1r	**2. Modul (2a) Von der verbietenden und gebietenden Überlebensregel (inneres Arbeitsmodell)**
3	2	Spirale MVT Abbildung
4	2r	Problem - Ziel - Therapie
5	3	Liste der Übungen
6	3r	Von der Lerngeschichte
7	4	Übung 2.1 Lerngeschichte 1 - 3
8	4r	Zu Lerngeschichte 1
9	5	Lerngeschichte 1
10	5r	Zu Lerngeschichte 2
11	6	Lerngeschichte 2
12	6r	Zu Lerngeschichte 3
13	7	Lerngeschichte 3
14	7r	Konnten Sie aus der Lerngeschichte Ihrer Kindheit ableiten, wie Ihre heutige Persönlichkeit
15	8	Diagramm Biographie Bedürfnis Erwartung Überlebensregel
16	8r	Diagramm zum Ausfüllen
17	9	Übung 2.2a von meiner Persönlichkeit aus meine Überlebensregel finden
18	9r	Überlebensregel ausfüllen
19	10	Wir wissen aus unserer Lerngeschichte: Bevor es zur eigenen Regel wird ...
20	10r	Entgegen der Überlebensregel handeln
21	11	Was fühlt der Pat., wenn er gegen diese Regel handeln soll?
22	11r	Vertrag: Entgegen der Überlebensregel handeln
23	12	Leben statt überleben
24	12r	Konnten Sie die Überlebensregel Ihrer Kindheit aufschreiben? Wie heißt sie heute?
25	13	Übung 2.2b Wie groß ist die Macht meiner Überlebensregel? VDS35c
26	13r	VDS35c Die Macht der Überlebensregel
27	14	Wie stark beeinflusst Sie heute noch Ihre Überlebensregel?
28	14r	Sind Sie verblüfft, wie wenig Sie sich noch trauen entgegen Ihre Überlebensregel zu handeln?
29	15	Übung 2.3 von meiner alten dysfunktionalen Überlebensregel zur NEUEN Erlaubnis gebenden Lebensregel
30	15r	Meine eigene neue Erlaubnis gebende Lebensregel zum Ausfüllen
31	16	Um welche Erlaubnis geht es?
32	16r	Neue Erfahrung – neue Lebensregel
33	17	Haben Sie die Formulierung für Ihre NEUE Lebensregel gefunden, mit einem befreienden Gefühl?
34	17r	Ich brauche zuerst von jemand die Erlaubnis, bevor ich es selbst zu meiner Lebensregel mache
35	18	Übung 2.4 Ich brauche zuerst von jemand die Erlaubnis
36	18r	Wer gibt mir diese Erlaubnis, damit ich sie mir dann selbst geben kann?
37	19	Übung: Wen ich brauche – mein Erlaubnis gebender Begleiter
38	19r	Ist es Ihnen gelungen, mit Hilfe Ihres Begleiters sich die Erlaubnis zu geben
39	20	**2. MODUL (2b) Mit der Erlaubnis gebenden Lebensregel zu den Kompetenzen für eine gute Zukunft**

40	20r	Diagramm Kompetenzen und Fertigkeiten
41	21	Liste der Übungen
42	21r	Positive Aktivitäten
43	22	Entspannung
44	22r	täglicher Sport
45	23	Übung Soziale Kompetenz
46	23r	Protokoll Übung Soziale Kompetenz
47	24	Übung Kommunikative Kompetenzen in wichtigen Beziehungen 1
48	24r	Übung Kommunikative Kompetenzen in wichtigen Beziehungen 2
49	25	Übung Kommunikative Kompetenzen in wichtigen Beziehungen 3
50	25r	Vorgehen beim Selbstinstruktionstraining
51	26	Üben von genussvollem Sinneserleben
52	26r	Selbstständigkeit Wochenprotokoll
53	27	Übung Gesund sein und gesund bleiben
54	27r	Protokoll Übung Gesund sein und gesund bleiben
55	28	Trafen Sie mit Ihrer TherapeutIn eine Auswahl der Übungen, die individuell am besten passt?

MVT-HANDBUCH Kapitel 2

2. MODUL ÜBERLEBENSREGEL UND ERLAUBNIS GEBENDE LEBENSREGEL

Von der verbietenden und gebietenden Überlebensregel (inneres Arbeitsmodell) zur neuen Erlaubnis gebenden Lebensregel

Karte 1b

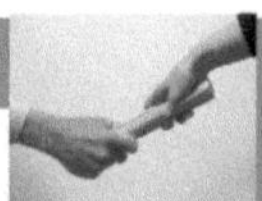

MVT-MODUL 2. Überlebensregel
Mentalisierungsfördernde Verhaltenstherapie

2. Modul (2a) Von der verbietenden und gebietenden Überlebensregel (inneres Arbeitsmodell) zur neuen Erlaubnis gebenden Lebensregel

- Ohne Erlaubnis bleibt der Widerstand unüberwindbar

→ IHRE VORBEREITUNG:

a) Lektüre MVT-Textbuch* und Übungsbuch** Kapitel Modul 2
b) Therapiesitzungs-Video (live) 2. Gespräch*** anschauen

*Sulz, S.K.D. (2021b). Mentalisierungsfördernde Verhaltenstherapie. Gießen: Psychosozialverlag.

**Sulz, S.K.D. (2022). Heilung und Wachstum der verletzten Seele. Praxisleitfaden Mentalisierungsfördernde Verhaltenstherapie. Gießen: Psychosozial-Verlag

***https://youtu.be/SeKuqfo6fXM

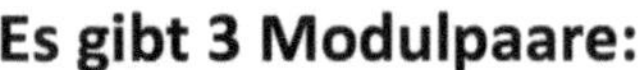

Akzeptanzmodul 1: Dann wird aus der Biographie die kindliche Überlebensstrategie als heute dysfunktional gewordene Überlebensregel (inneres Arbeitsmodell nach Bowlby (1975, 1976)) offengelegt und durch eine Erlaubnis gebende Lebensregel ersetzt, die keine Gebote und Verbote mehr enthält.

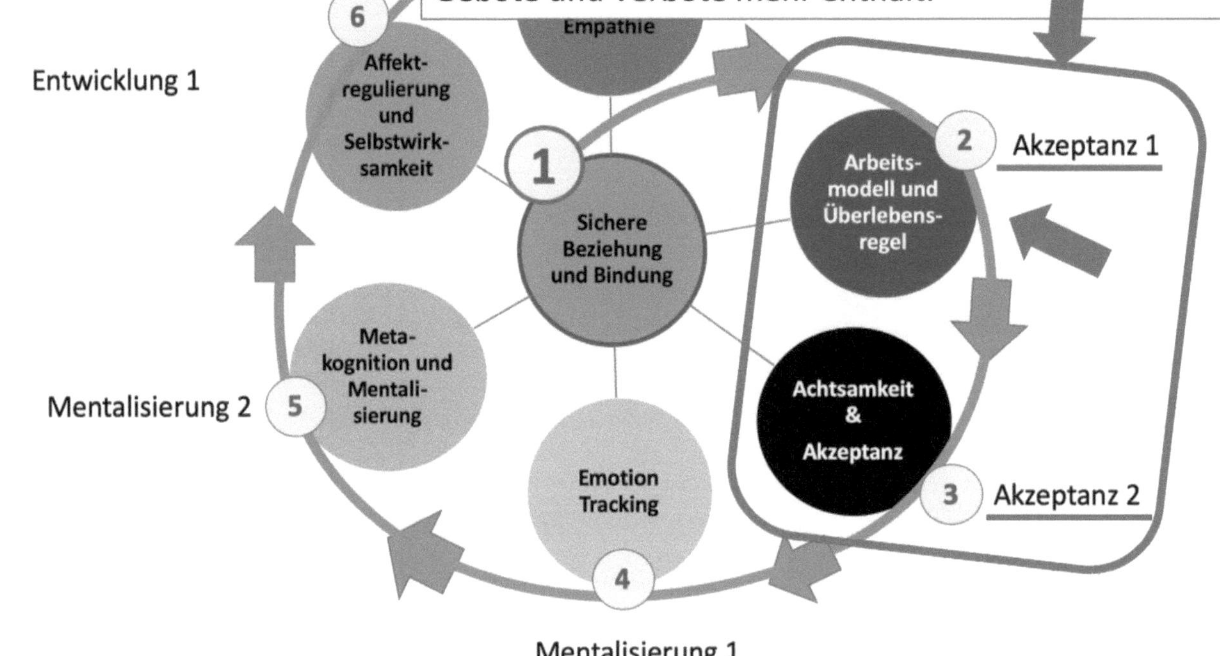

Karte 2b

MVT-MODUL 2. Überlebensregel
Mentalisierungsfördernde Verhaltenstherapie

2. Modul Überlebensregel und Erlaubnis gebende Lebensregel

Problem: Dysfunktionale Überlebensregel (inneres Arbeitsmodell) **Ich darf mich nicht wehren, behaupten ...**

Ziel: Von der dysfunktionalen Überlebensregel (inneres Arbeitsmodell) zur Erlaubnis gebenden Lebensregel: **DU DARFST ...**

Therapie: Von der dysfunktionalen Überlebensregel zur Erlaubnis gebenden Lebensregel: **Neue Erlaubnis zur Lebensregel machen**

Karte 3a

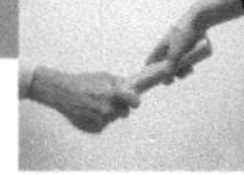

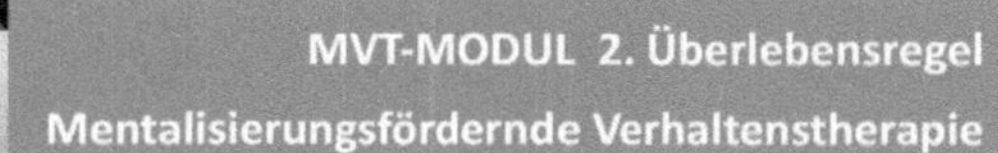

Liste Übungen 2. Modul Überlebensregel

2.1 Lerngeschichte 1 – 3 zur Überlebensregel

2.2a von meiner Persönlichkeit zu meiner Überlebensregel

2.2b Wie groß ist die Macht meiner Überlebensregel?

2.3 von meiner Überlebensregel zur NEUEN Erlaubnis gebenden Lebensregel

2.4 Ich brauche zuerst von jemand die Erlaubnis

Karte 3b

Wir können von unserer <u>Lerngeschichte mit unseren Eltern</u> aus an das Thema herangehen.
Was durfte/konnte ich mit denen nicht?
Was musste ich tun?

DIE KINDHEIT ÜBERLEBEN

Karte 4a

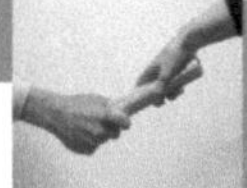

MVT-MODUL 2. Überlebensregel
Mentalisierungsfördernde Verhaltenstherapie

Übung 2.1
Lerngeschichte 1 - 3

Eltern, nützliches und tabuisiertes Kind-Verhalten: Gebote und Verbote der Überlebensregel

→ Eine fatale Art der Emotionsregulation

Aus Sulz, Sichort-Hebing & Jänsch (2015). Psychotherapie-Karten für die Praxis: Angst & Zwang. Gießen: Psychosozial-Verlag

---

Karte 4b

Hinweis für die TherapeutIn

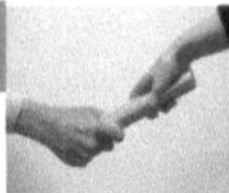

MVT-MODUL 2. Überlebensregel
Mentalisierungsfördernde Verhaltenstherapie

Zu Lerngeschichte 1

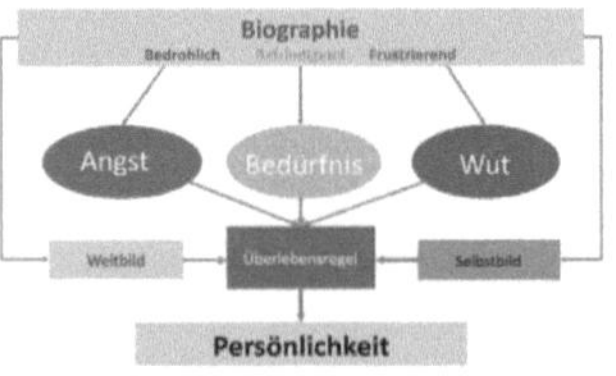

- Nach der Gegenwartsdiagnostik mit Bedürfnissen, Ängsten, Wut und Persönlichkeit kann nun deren Entstehung aus Erfahrungen mit den Eltern, dem so resultierenden Selbst- und Weltbild nachvollzogen werden.

- Wir fragen den Klienten nach je 5 Eigenschaften von Vater und Mutter. Und nach eigenen Eigenschaften als Kind und heute als Erwachsener.

- Dabei wird deutlich, dass diese Eigenschaften eine Reaktion auf die Eltern zum emotionalen Überleben in der Kindheit waren und heute noch sind

Aus Sulz, Sichort-Hebing & Jänsch (2015). Psychotherapie-Karten für die Praxis: Angst & Zwang. Gießen: Psychosozial-Verlag

Karte 5a

MVT-MODUL 2. Überlebensregel
Mentalisierungsfördernde Verhaltenstherapie

Lerngeschichte 1

Biographie
Bedrohlich Frustrierend
Angst Bedürfnis Wut
Weltbild Überlebensregel Selbstbild
Persönlichkeit

Mutter war:	Vater war:
1	1 ....
2	2 ....
3	3 ....
4	4 ....
5	5 ....
Als Kind war ich:	**Heute bin ich:**
1	1 ....
2	2 ....
3	3 ....
4	4 ....
5	5 ....

Aus Sulz, Sichort-Hebing & Jänsch (2015). Psychotherapie-Karten für die Praxis: Angst & Zwang. Gießen: Psychosozial-Verlag

Karte 5b

Hinweis für die TherapeutIn

MVT-MODUL 2. Überlebensregel
Mentalisierungsfördernde Verhaltenstherapie

Zu Lerngeschichte 2

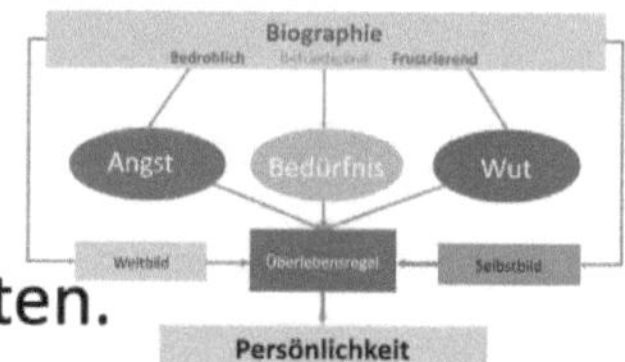

- Nun wird erarbeitet, welche Verhaltensweisen als Kind notwendig waren, um mit den Eltern zurecht zu kommen. Und welche befriedigenden Elternverhaltensweisen dadurch erzielt werden konnten.

- Umgekehrt wird gesammelt, wie man sich als Kind auf keinen Fall verhalten durfte. Und wie die Eltern sonst bedrohlich oder frustrierend reagiert hätten.

- Diese Sammlung von Erinnerungen als biographischem Material dient als Grundlage für das nachfolgende Eruieren des daraus resultierenden kindlichen Selbst- und Weltbildes

Aus Sulz, Sichort-Hebing & Jänsch (2015). Psychotherapie-Karten für die Praxis: Angst & Zwang. Gießen: Psychosozial-Verlag

Karte 6a

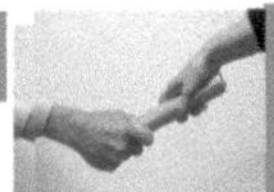

MVT-MODUL 2. Überlebensregel
Mentalisierungsfördernde Verhaltenstherapie

Lerngeschichte 2

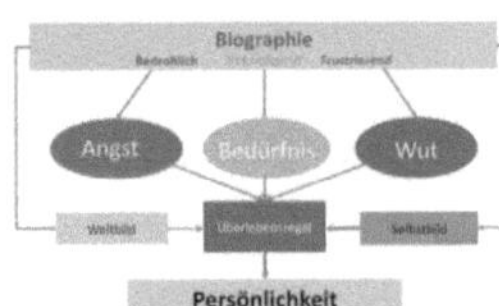

Gebotenes, nützliches Verhalten gegenüber Mutter /Vater war: 1 .... 2 .... 3	**Verbotenes, tabuisiertes Verhalten** gegenüber M/V war: 1 .... 2 .... 3 ....
M/V Reaktion (befriedigendes) Verhalten war: 1 .... 2 .... 3	**M/V Reaktion (frustrierendes /bedrohendes Verhalten)** war: 1 .... 2 .... 3 ....

Ihre Reaktion stillte/bedrohte mein Bedürfnis nach .... (Karte 3)

Aus Sulz, Sichort-Hebing & Jänsch (2015). Psychotherapie-Karten für die Praxis: Angst & Zwang. Gießen: Psychosozial-Verlag

Karte 6b

Hinweis für die TherapeutIn

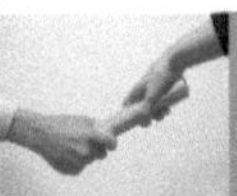

MVT-MODUL 2. Überlebensregel
Mentalisierungsfördernde Verhaltenstherapie

Zu Lerngeschichte 3

- Welches Selbst- und Weltbild ist entstanden?
- Das **Selbstbild** ist geprägt durch die vorherrschenden Bedürfnisse
- Bedürfnisse: Ich brauche (noch) ...
- Ängste und Bedrohungen: Ich fürchte (noch) ...
- Defizite: Ich kann (noch) nicht ...
- Fertigkeiten: Ich kann (schon) ...
- Das **Weltbild** ergibt sich aus den erwarteten elterlichen Konsequenzen, die auf
- Erwünschtes Verhalten folgen (Befriedigung) bzw. auf
- Unerwünschtes Verhalten folgen (Frustration /Bedrohung).

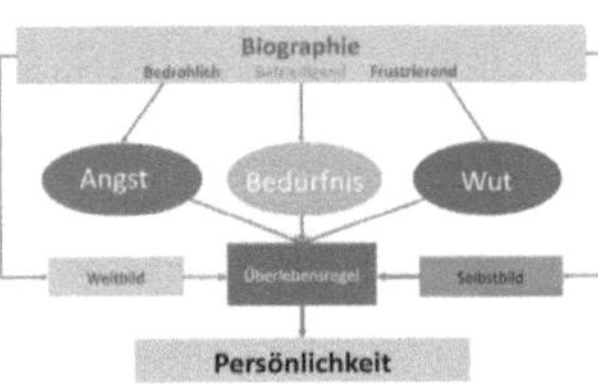

- Diese kindliche Theorie nennt man Theory of Mind (ToM, Perner 1999, Premack und Woodruff 1978, siehe Förstl (2007): Theory of Mind. Springer Verlag)

Aus Sulz, Sichort-Hebing & Jänsch (2015). Psychotherapie-Karten für die Praxis: Angst & Zwang. Gießen: Psychosozial-Verlag

Karte 7a

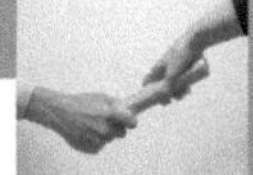

MVT-MODUL 2. Überlebensregel
Mentalisierungsfördernde Verhaltenstherapie

Lerngeschichte 3

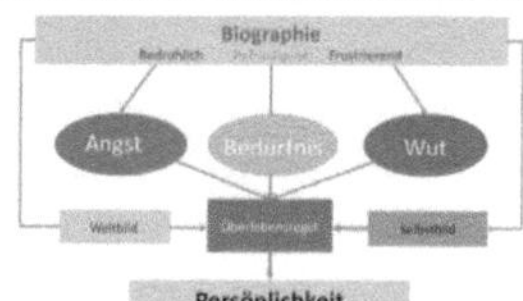

Selbst-Bild	**Welt-Bild**
Ich brauche einerseits	Von Vater/Mutter bekomme ich ....
(Abhängigkeitsbedürfnis)	nur, wenn ich...
Ich brauche andererseits	(erwünschtes Verhalten)
(Autonomiebedürfnis)	Vater/Mutter bedrohte/frustrierte mich jedoch mit
Am meisten brauche ich	....
	wenn ich folgendes unerwünschtes
Ich kann (noch) nicht	Verhalten zeige ....
Ich kann schon	
Ich fürchte (noch)	

Aus Sulz, Sichort-Hebing & Jänsch (2015). Psychotherapie-Karten für die Praxis: Angst & Zwang. Gießen: Psychosozial-Verlag

Karte 7b

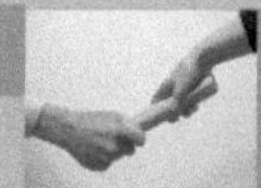

MVT-MODUL 2. Überlebensregel
Mentalisierungsfördernde Verhaltenstherapie

Konnten Sie aus der Lerngeschichte Ihrer Kindheit ableiten, wie Ihre heutige Persönlichkeit durch die Unzulänglichkeiten Ihrer Eltern geprägt wurde?

Können Sie erinnern, was für ein Kind Sie sein mussten, damit Ihre Eltern ausreichend gute Eltern sein konnten?
....
Können Sie sich vergegenwärtigen, was für ein Kind Sie auf keinen Fall sein durften?
....
Was und wieviel davon ist heute noch übrig geblieben?
....

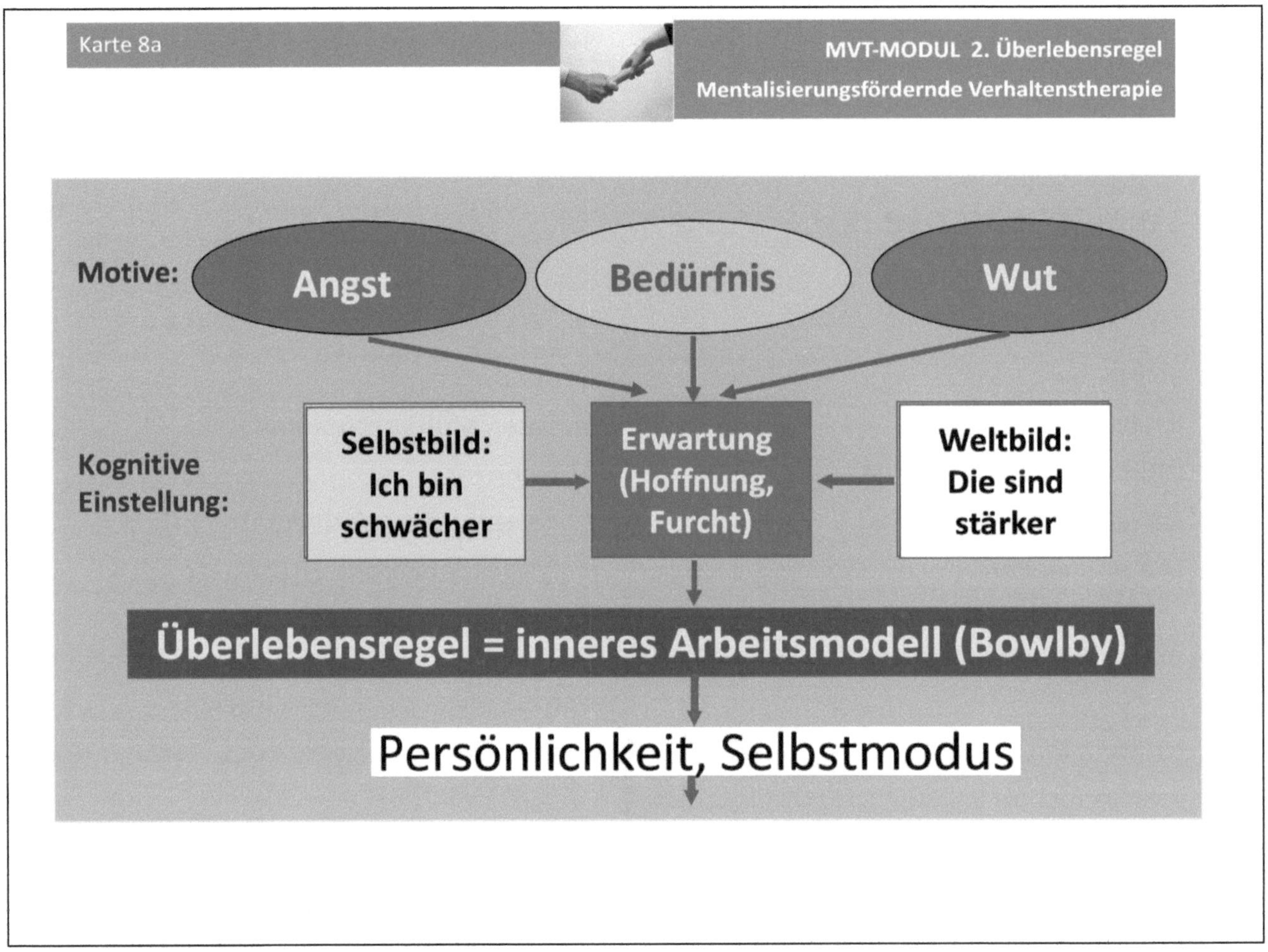

Karte 8a

MVT-MODUL 2. Überlebensregel
Mentalisierungsfördernde Verhaltenstherapie

Motive: Angst | Bedürfnis | Wut

Kognitive Einstellung:

Selbstbild: Ich bin schwächer

Erwartung (Hoffnung, Furcht)

Weltbild: Die sind stärker

Überlebensregel = inneres Arbeitsmodell (Bowlby)

Persönlichkeit, Selbstmodus

Aus Sulz, Sichort-Hebing & Jänsch (2015). Psychotherapie-Karten für die Praxis: Angst & Zwang. Gießen: Psychosozial-Verlag

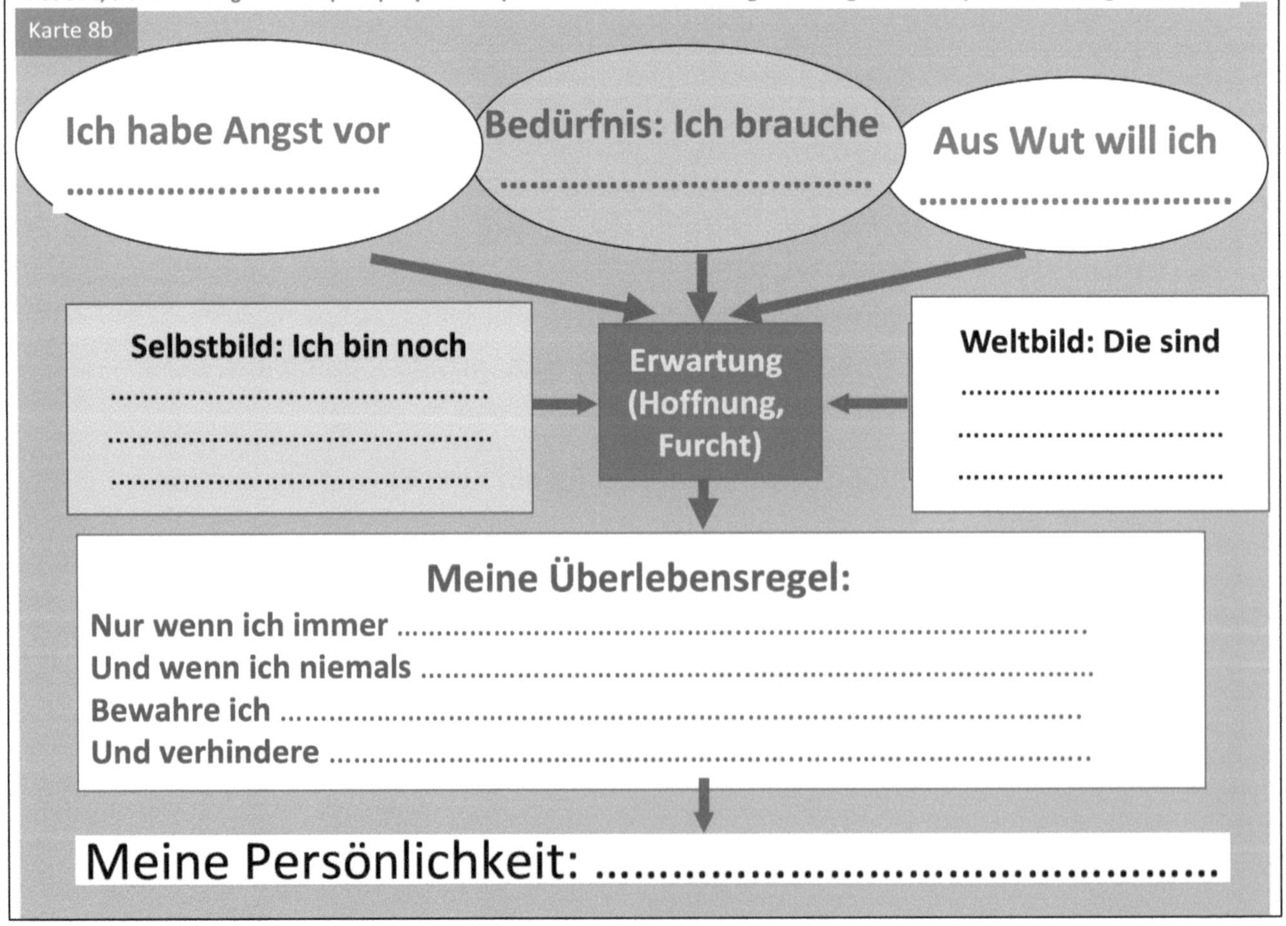

Karte 8b

Ich habe Angst vor ....

Bedürfnis: Ich brauche ....

Aus Wut will ich ....

Selbstbild: Ich bin noch
....
....
....

Erwartung (Hoffnung, Furcht)

Weltbild: Die sind
....
....
....

Meine Überlebensregel:

Nur wenn ich immer ....
Und wenn ich niemals ....
Bewahre ich ....
Und verhindere ....

Meine Persönlichkeit: ....

Karte 9a

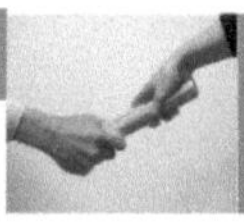

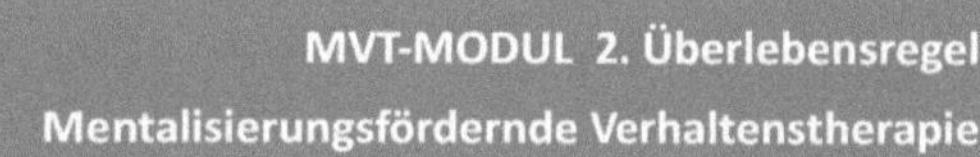

Übung 2.2a
von meiner Persönlichkeit aus meine Überlebensregel finden

Ich lade Sie jetzt zu einer Übung, in der Sie von Ihrer Persönlichkeit ausgehend Ihre Überlebensregel formulieren

Karte 9b

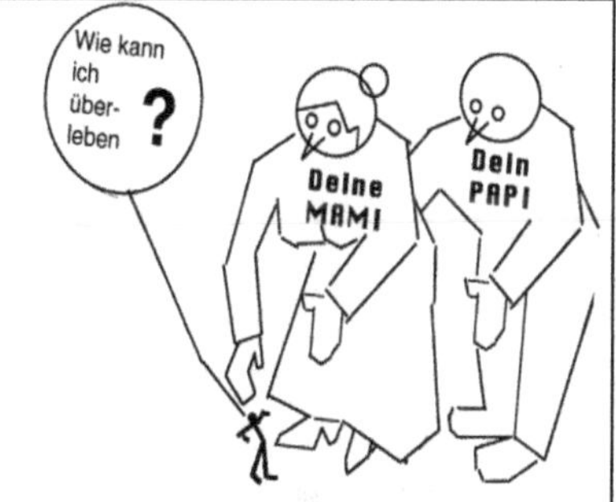

Meine eigene Überlebensregel
(inneres Arbeitsmodell*)

Nur wenn ich immer .... (mein Persönlichkeitszug)

wenn ich niemals .... (Gegenteil m. Persönlichkeitszugs bzw. Ärger zeige)

bewahre ich mir .... (mein zentrales Bedürfnis)

Und verhindere .... (meine zentrale Angst)

*Diese Regel verbietet, sich so wirksam zu wehren, dass z. B. keine Depression entsteht.

Bitte tragen Sie Ihre Überlebensregel hier ein, nachdem Sie aus Ihren Unterlagen Persönlichkeit, deren Gegenteil, zentrales Bedürfnis und zentrale Angst abgelesen haben
→ Siehe Modul 1 (Bindung)

Karte 10a

Wir wissen aus unserer Lerngeschichte: Bevor es zur eigenen Regel wird …

… sind es Gebote und Verbote, die **von außen** kommen

- der Eltern, der Familie, der Kindheitswelt:

Bei uns kannst Du nur emotional überleben,

wenn Du IMMER …

und wenn Du NIEMALS …

Wir brauchen die Befreiung aus dieser Gefangenschaft!

Formulieren Sie die Regel um in

Forderungen und Bedingungen, die von wichtigen Bezugspersonen an Sie herangetragen werden

Wer fordert das oder wem gegenüber fühlen Sie sich verpflichtet, so zu sein/zu handeln? ………………………………..

Karte 10b

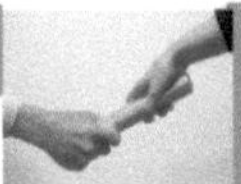

MVT-MODUL 2. Überlebensregel

Mentalisierungsfördernde Verhaltenstherapie

Entgegen der Überlebensregel handeln

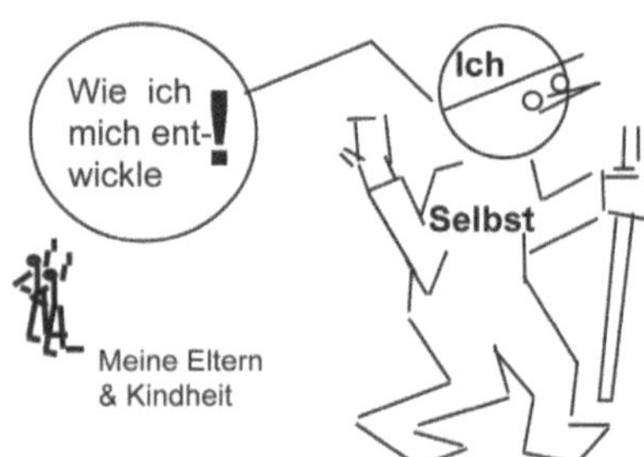

- Stellen Sie sich vor: Jetzt müssen Sie sich entscheiden, ab sofort das Gegenteil dieser Regel zu tun!
- Welches Gefühl entsteht?
- ……………………………………………………
- Welche Gedanken kommen?
- ……………………………………………………………………………………
- Was fürchten Sie? ……………………………………………………………
- In welchem Konflikt sind Sie?
- ……………………………………………………………………………………

Karte 11a

Hinweis für die TherapeutIn

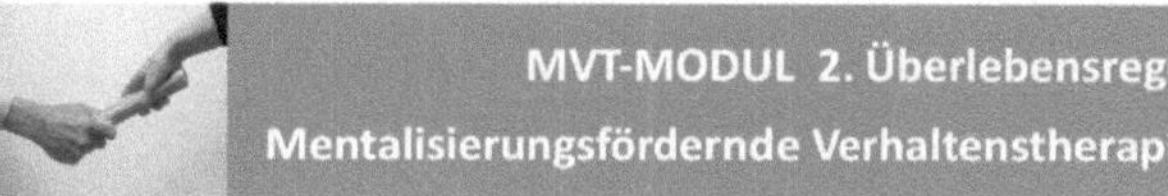

Was fühlt der Pat., wenn er gegen diese Regel handeln soll?

- Sie sagen etwa: „Stellen Sie sich vor, Sie müssen sich ab jetzt zwei Wochen lang, genau das Gegenteil dessen tun, was Ihre Überlebensregel gebietet?"
- Jetzt spürt der Klient erst die Bedeutung seiner Überlebensregel. Diese warnt drastisch und macht Angst beim Gedanken, gegen sie zu verstoßen.
- Der innere Konflikt des Klienten wird jetzt aktiviert, ähnlich wie in der Symptom auslösenden Situation. „Entweder bleibe ich so angepasst und unglücklich in meiner Beziehung, oder ich zeige deutlich was ich brauche und will – riskiere aber Liebesverlust/Trennung.
- Dies können wir jetzt mit dem Klienten reflektieren (Metakognitive Betrachtung = Mentalisieren)

Karte 11b

MVT-MODUL 2. Überlebensregel
Mentalisierungsfördernde Verhaltenstherapie

Vertrag: Entgegen der Überlebensregel handeln

Wie ich mich ent-wickle !
Ich
Selbst
Meine Eltern & Kindheit

- Die Vertragssituation ist: ....
- Das Handeln entgegen meiner Überlebensregel ist:
- ....
- Meine Überlebensregel sagt voraus, dass folgendes passieren wird:
- ....
- Viel wahrscheinlicher ist folgendes Ergebnis:
- ....
- Ich verpflichte mich deshalb zu meinem neuen Verhalten!

- Datum: Unterschrift:

Karte 12a

Hinweis für die TherapeutIn

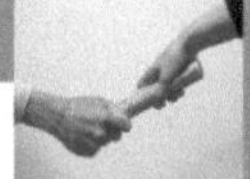

MVT-MODUL 2. Überlebensregel
Mentalisierungsfördernde Verhaltenstherapie

Leben statt überleben

- Durch die Nachbesprechung hält der Klient die befürchteten Folgen für so unwahrscheinlich, dass er entgegen seiner Überlebensregel handeln will. Sie schließen mit ihm einen Vertrag, durch den er sich unterstützt fühlt.
- Es sollte eine sicher in der nächsten Woche auftretende Situation mit einer benannten Bezugsperson sein. Die Situation sollte nur so schwierig sein, dass Sie sicher sind, dass der Klient es schafft.
- Der Klient und Sie sollten zuversichtlich sein, dass die gemeinsam formulierte Erwartung auch eintritt.
- Ein Handschlag besiegelt den Vertrag.

Karte 12b

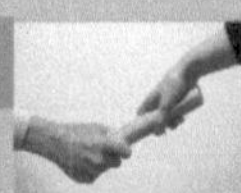

MVT-MODUL 2. Überlebensregel
Mentalisierungsfördernde Verhaltenstherapie

Konnten Sie die Überlebensregel Ihrer Kindheit aufschreiben? Wie heißt sie heute?

Können Sie nachempfinden, wie Ihre Überlebensregel Ihnen geholfen hat, einigermaßen bis gut mit Ihren Eltern zurechtzukommen?

....

Was verbieten Sie sich heute noch?

....

Wollen Sie damit experimentieren und eine Zeit lang das Gegenteil tun?

....

Das führt dazu, dass Sie letztlich mehr an die neue Erlaubnis gebende Lebensregel glauben. Wie weit sind Sie da?

....

Karte 13a

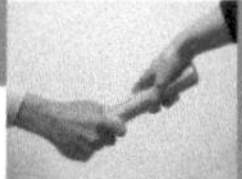

MVT-MODUL 2. Überlebensregel
Mentalisierungsfördernde Verhaltenstherapie

Übung 2.2b
Wie groß ist die Macht meiner Überlebensregel?
→ VDS35c

Ich lade Sie jetzt zu einer Übung, in der Sie erkunden können, wie groß die Macht Ihrer Überlebensregel noch heute ist

Karte 13b

Hinweis für die TherapeutIn

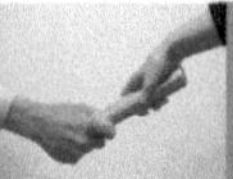

MVT-MODUL 2. Überlebensregel
Mentalisierungsfördernde Verhaltenstherapie

VDS35c Die Macht der Überlebensregel

- Wir kennen jetzt die dysfunktionale Überlebensregel
- Wir wissen aber noch nicht, wie groß ihr Einfluss ist.
- Fragen wir doch einfach den Klienten
- Mit dem **VDS35c—Bedeutung der Überlebensregel-Fragebogen**.
- Das kann auch online ausgefüllt werden:
- www.vds-skalen.eupehs.org

Karte 14a

VDS35c Einfluss der Überlebensregel
Wie stark beeinflusst Sie heute noch Ihre Überlebensregel?

		0 = nicht	1 = etwas	2 = mittel	3= sehr
1	Wie wahr ist Ihre bisherige Überlebensregel (vom Gefühle her, nicht von der Vernunft her)? Wie sehr glauben Sie an ihre Richtigkeit?	**0**	**1**	**2**	**3**
2	Wie sehr bestimmte/bestimmt Ihre Überlebensregel Ihr Erleben und Verhalten?	0	1	2	3
3	Wie sehr fürchteten/fürchten Sie negative Konsequenzen bei einem Verstoß gegen Ihre Überlebensregel (vom Gefühl her, nicht von der Vernunft her)?	0	1	2	3
4	Wie stark waren/sind die negativen Gefühle, bei einem Verstoß gegen die Überlebensregel?	0	1	2	3
5	Wie häufig handelten/handeln Sie entgegen Ihrer Überlebensregel?	0	1	2	3
6	Wie gut gelang/gelingt es Ihnen gegen Ihre Überlebensregel zu handeln?	0	1	2	3

Karte 14b

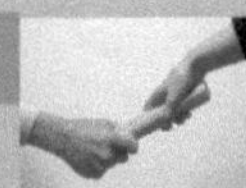

MVT-MODUL 2. Überlebensregel
Mentalisierungsfördernde Verhaltenstherapie

Sind Sie verblüfft, wie wenig Sie sich noch trauen entgegen Ihre Überlebensregel zu handeln?

Da viele unserer Verhaltensweisen nicht durch bewusste Entscheidung zustande kommen, fällt es uns oft erst im Nachhinein auf, dass wir wieder einmal brav die Überlebensregel eingehalten haben. Können Sie Beispiele nennen?

....

Entscheidend ist, welche unangenehmen Gefühle sofort entstehen,wenn wir das Gegenteil tun wollen. Welche Gefühle sind das bei Ihnen? Wie können Sie deren Wirkung verringern?

....

Karte 15a

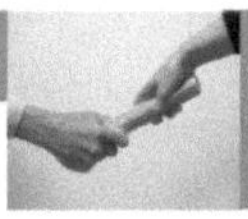

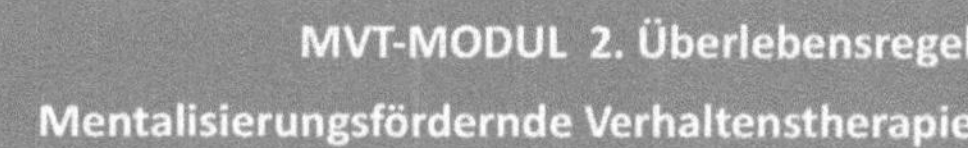

Übung 2.3
von meiner alten dysfunktionalen Überlebensregel zur NEUEN Erlaubnis gebenden Lebensregel

Ich lade Sie jetzt zu einer Übung, in der Sie von Ihrer Überlebensregel ausgehend Ihre NEUE Erlaubnis gebende Lebensregel formulieren

Karte 15b

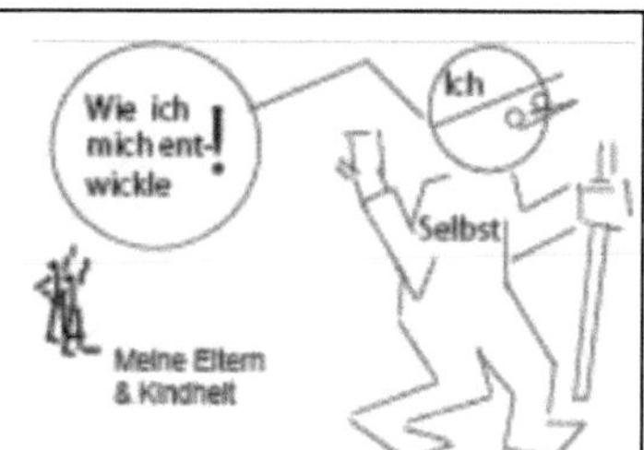

Meine <u>eigene</u> neue Erlaubnis gebende Lebensregel

- Auch wenn ich künftig weniger/seltener (sekundär)
- .... (mein Persönlichkeitszug)
- Und wenn ich künftig mehr/öfter (primär)
- ....(Gegenteil m. Persönlichkeitszugs)
- Bewahre ich mir trotzdem
- .... (mein zentrales Bedürfnis)
- (oder ich brauche gar nicht mehr so viel davon)
- Und muss nicht fürchten, dass
- .... (meine zentrale Angst)
- (oder das macht mir nicht mehr so viel Angst wie früher)

Karte 16a

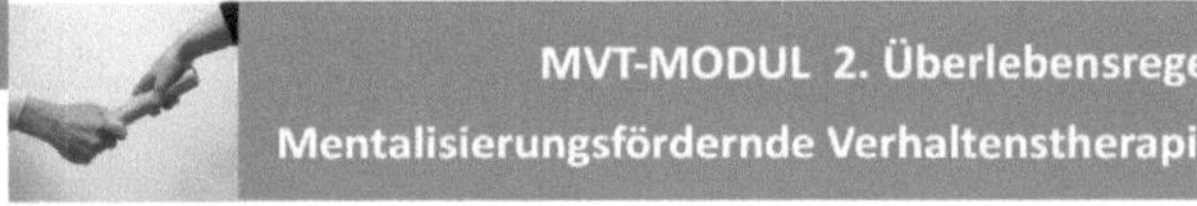

Um welche Erlaubnis geht es?

- Es geht um die Erlaubnis, ich selbst zu bleiben,
- Mich nicht für andere verbiegen zu müssen,
- Für mich einstehen zu dürfen,
- Mich anderen zuzumuten,
- Meinen eigenen Weg gehen zu dürfen,
- Nicht für andere da sein zu müssen,
- Schwach sein zu dürfen,
- Stark sein zu dürfen,
- Allein sein zu dürfen etc.

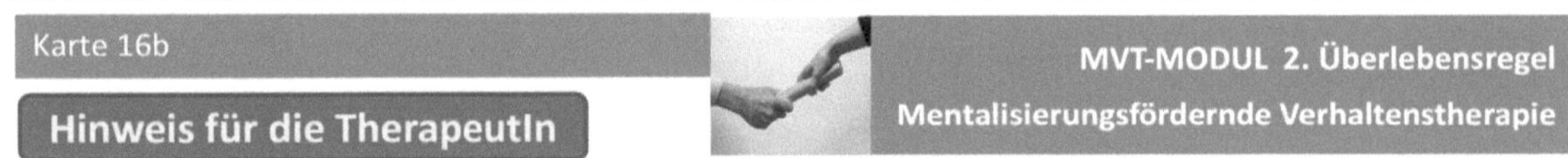

Neue Erfahrung – neue Lebensregel

- Nachdem der Klient einige Male gegen seine Überlebensregel verstoßen und erfahren hat, dass sein emotionales Überleben nicht auf dem Spiel stand, kann er eine neue Lebensregel formulieren.
- **Kein Gebot** mehr, **kein Verbot** mehr, sondern **Erlaubnis**.
- Mit der realistischen Erwartung, dass seine Bedürfnisse trotzdem befriedigt werden
- Und dass vorhergesagten Bedrohungen sehr unwahrscheinlich sind, so dass er angstfrei handeln kann

Karte 17a

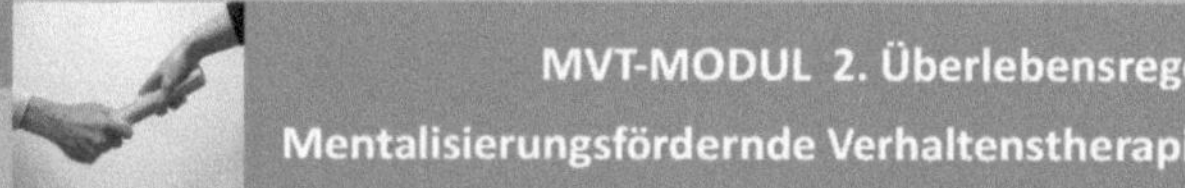

Haben Sie die Formulierung für Ihre NEUE Lebensregel gefunden, die mit einem befreienden Gefühl verbunden ist – eventuell noch mit Lampenfieber ?

Wenn die Überlebensregel noch wirksam war, ist die neue Lebensregel aufregend. Darf ich das wirklich? Oder wenden sich die Menschen gegen mich, wenn ich künftig so bin? Welche Gedanken und Gefühle stellen sich bei Ihnen ein?

....

Können Sie eine Körperhaltung einnehmen, die die befreiende Erlaubnis ausdrückt und einen Impuls gibt, zur Tat zu schreiten?

....

Karte 17b

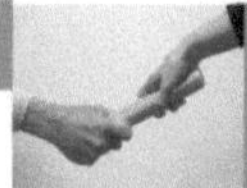

MVT-MODUL 2. Überlebensregel
Mentalisierungsfördernde Verhaltenstherapie

ICH BRAUCHE ZUERST VON JEMAND DIE ERLAUBNIS, BEVOR ICH ES SELBST ZU MEINER LEBENSREGEL MACHEN KANN

Entwicklungspsychologie

Karte 18a

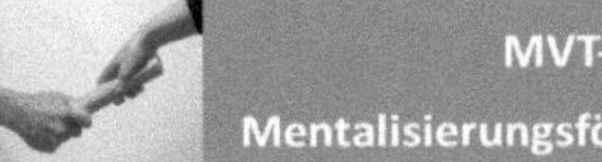

MVT-MODUL 2. Überlebensregel
Mentalisierungsfördernde Verhaltenstherapie

Übung 2.4
Ich brauche zuerst von jemand die Erlaubnis, bevor es zur Lebensregel werden kann

Die Kindheit überleben – heute jemand haben, der mich so akzeptiert wie ich bin

Ich lade Sie jetzt zu einer Übung, in der Sie eine Erlaubnis gebende Beziehung etablieren, von der aus Sie Ihre Lebensregel mitnehmen können

Karte 18b

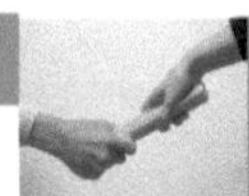

MVT-MODUL 2. Überlebensregel
Mentalisierungsfördernde Verhaltenstherapie

Wer gibt mir diese Erlaubnis, damit ich sie mir dann selbst geben kann?

- Das hätten von Lebensbeginn an meine Eltern tun müssen.
- Das hätten Eltern, die ich gebraucht hätte, getan.
- Das kann heute ein Mensch tun, der Autorität für mich ist, auf meiner Seite ist, mich gut kennt, mich mag, zuverlässig da ist, wenn ich ihn brauche. Und dem ich nichts zurückgeben muss. Für ihn nicht so sein muss, wie er es braucht.
- Ich kann mir vorstellen, dass es diesen Menschen gibt. Ich kann ihn zu mir sprechen lassen. Ich kann ihn hören. Ich kann seine Erlaubnis annehmen.
- Was brauche ich von ihm/ihr, um mich das zu trauen?

Karte 19a

Übung: Wen ich brauche - mein Erlaubnis gebender Begleiter

2 Rollenspiele:

1. Beschreiben Sie zuerst, wie der Mensch sein muss, dessen Erlaubnis für Sie Gültigkeit hat.
2. Formulieren Sie seine Erlaubnis-Aussage.
3. Sie tragen Ihre Überlebensformel vor.
4. Er/sie trägt seine Erlaubnis vor (zwei- bis dreimal).
5. Können Sie es annehmen und wie fühlt sich das an?
6. Falls nicht, was brauchen Sie noch, um es annehmen zu können?
7. Wiederholen Sie das Rollenspiel unter diesen neuen Bedingungen.
8. Und sprechen Sie aus: Ich mache ab jetzt

   ……………………………………………………………………………………………

9. Welche Körperhaltung drückt diese Erlaubnis und Entschiedenheit aus? Probieren sie und spüren Sie!

   ……………………………………………………………………………………………

10. Und sagen Sie es noch einmal:

   ……………………………………………………………………………………………

Karte 19b

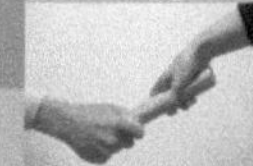

MVT-MODUL 2. Überlebensregel

Mentalisierungsfördernde Verhaltenstherapie

Ist es Ihnen gelungen, mit Hilfe Ihres Begleiters sich die Erlaubnis zu geben und mit einer zielorientierten Körperhaltung zu unterstreichen?

Was brauchen und bekommen Sie von Ihrem Begleiter?

………………………………………………………………………………

Wie fühlt sich seine Erlaubnis an?

………………………………………………………………………………

Welcher Satz drückt Ihre Entschiedenheit aus?

………………………………………………………………………………

Wie gibt Ihre zielorientierte Körperhaltung Ihnen Kraft und Mut?

………………………………………………………………………………

Werden Sie so handeln? Wann?

………………………………………………………………………………

Karte 20a

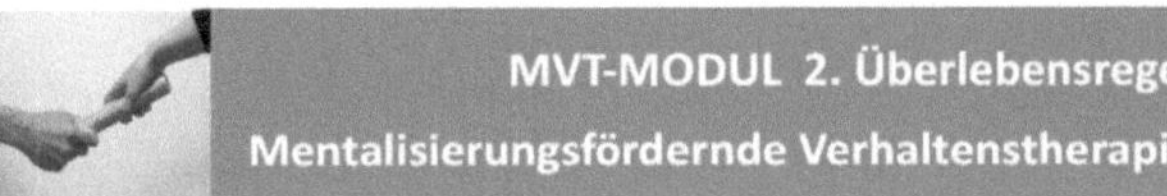

2. MODUL (2b)
Mit der Erlaubnis gebenden Lebensregel zu den Kompetenzen für eine gute Zukunft

Karte 20b

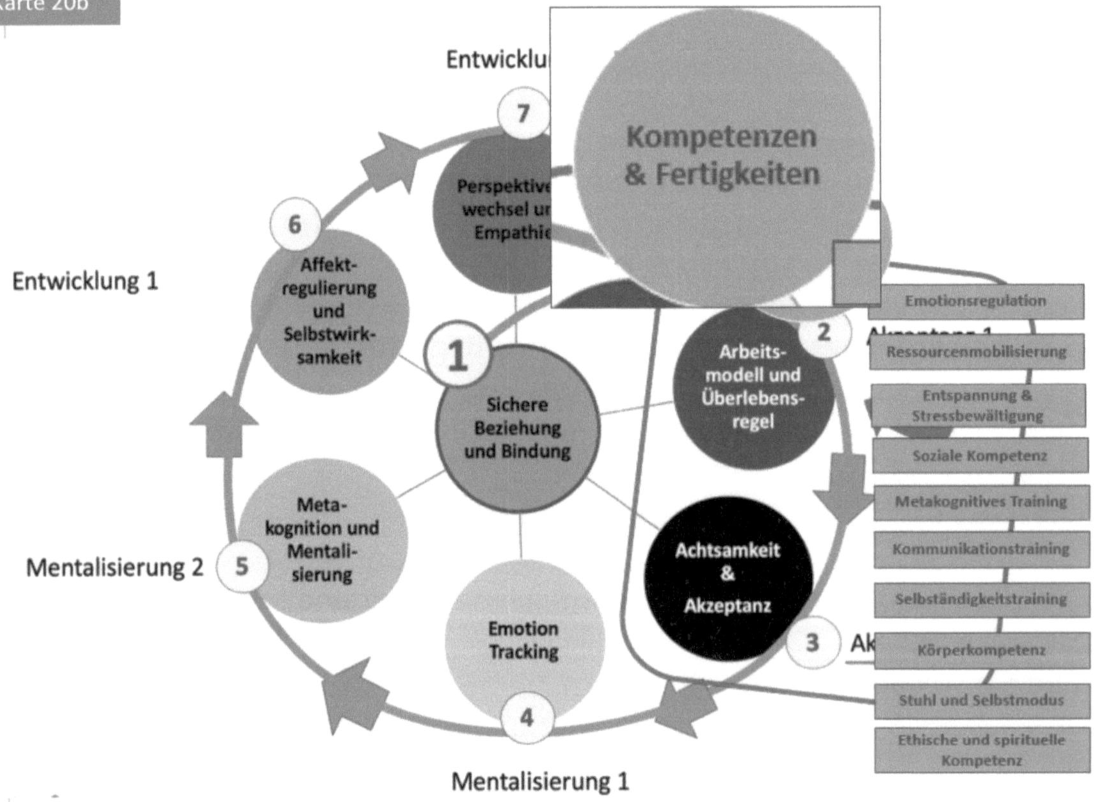

Entwicklu
7
Kompetenzen & Fertigkeiten
Perspektive wechsel u Empathie
6
Affekt-regulierung und Selbstwirk-samkeit
Entwicklung 1
1
Sichere Beziehung und Bindung
2
Arbeits-modell und Überlebens-regel
Meta-kognition und Mentali-sierung
Mentalisierung 2
5
Achtsamkeit & Akzeptanz
Emotion Tracking
3
Ak
4
Mentalisierung 1

Emotionsregulation
Ressourcenmobilisierung
Entspannung & Stressbewältigung
Soziale Kompetenz
Metakognitives Training
Kommunikationstraining
Selbständigkeitstraining
Körperkompetenz
Stuhl und Selbstmodus
Ethische und spirituelle Kompetenz

Karte 21a

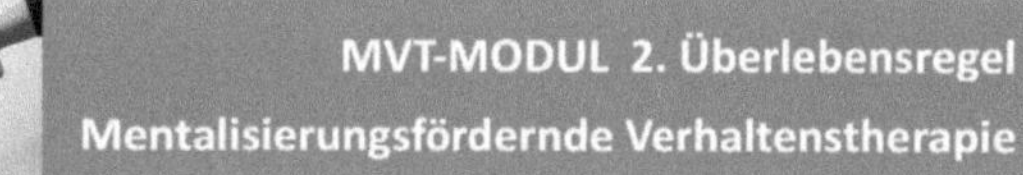

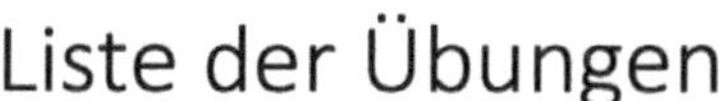

Liste der Übungen

Modul 2b Überlebensregel - Übungen für eine gute Zukunft

2b.1 Positive Aktivitäten (was Freude macht)

2b.2 Entspannung

2b.3 Täglicher Sport

2b.4 Soziale Kompetenz - Übungen im Umgang mit Fremden, Bekannten, Freunden, wichtigen Bezugspersonen

2b.5 Kommunikative Kompetenzen in wichtigen Beziehungen

2b.6 Vorgehen beim Selbstinstruktionstraining

2b.7 genussvolles Sinneserleben

2b.8 Selbstständigkeit

2b.9 Täglich gesund sein und gesund bleiben

Karte 21b

Positive Aktivitäten (was Freude macht)

- Erstellen einer individuellen Liste von Aktivitäten, die Spaß machen oder Erfolg bringen
- Planen der Aktivitäten des nächsten Tages

Protokollieren einer Aktivität sofort nach Durchführung

Planen von Treffen mit Freunden

Planen von weiteren Freizeitaktivitäten.

Nr. Uhrzeit	Aktivität	durchgeführt?	Beobachtungen
1.	....	Ja/Nein	....
2.	....	Ja/Nein	....
3.	....	Ja/Nein	....
4.	....	Ja/Nein	....
5.	....	Ja/Nein	....
6.	....	Ja/Nein	....
7.	....	Ja/Nein	....

Karte 22a

Entspannung

1. Einweisung in die Methode der Progressiven Muskelrelaxation
2. In 2 bis 3 Therapiestunden 1 x Entspannung mit dem Patienten durchführen (anfangs 20 Minuten, später 10 Minuten)

Dem Pat. eine mp3-Datei mitgeben, nach der er 2 x tägl. Entspannung durchführen soll:
(https://eupehs.org/wp-content/uploads/Entspannungsanleitung-sulz.mp3).

Datum:	Spannung vorher (0-100%)	Spannung nachher	Beobachtungen
1.	....	....	....
2.	....	....	....
3.	....	....	....
4.	....	....	....
5.	....	....	....
6.	....	....	....
7.	....	....	....

Karte 22b

Täglicher Sport

Folgende Sportarten stehen zur Auswahl:

1. ....
2. ....
3. ....
4. ....
5. ....

TÄGLICH eignet sich am besten:
....

WÖCHENTLICH ist am besten:
....

Tag	Sportart	gemacht?	Befinden danach
Montag	....	JA/NEIN	....
Dienstag	....	JA/NEIN	....
Mittwoch	....	JA/NEIN	....
Donnerstag	....	JA/NEIN	....
Freitag	....	JA/NEIN	....
Samstag	....	JA/NEIN	....
Sonntag	....	JA/NEIN	....

Karte 23a

Übung Soziale Kompetenz - Übungen im Umgang mit Fremden, Bekannten, Freunden, wichtigen Bezugspersonen 1

- Kompetenzproblem: ....
- Problemsituation: ....
- Kompetenzziel: ....
- Verhalten des anderen: ....
- Mein neues kompetentes Verhalten:
  ....
- Worauf ist zu achten? ....
- Rollenspiel (Therapeut spielt zuerst das kompetente Verhalten vor – ohne reale Person gegenüber; dann spielt er die andere Person):
- ....

Karte 23b

Übung 2A.4 Soziale Kompetenz - Übungen im Umgang mit Fremden, Bekannten, Freunden, wichtigen Bezugspersonen

- Was war gut am Verhalten des Patienten? ....
- Was probieren wir gleich noch mal aus, um es zu optimieren?
- ....
- Wann übt der Patient diese Situation? ....
- Wie oft? ....
- Protokoll: 0 = nicht gemacht, 1 = gemacht, 2 = gut gemacht

	Was wurde geübt?	Wie wurde geübt?	Gut so?
Montag			
Dienstag			
Mittwoch			
Donnerstag			
Freitag			
Samstag			
Sonntag			

Karte 24a

Übung Kommunikative Kompetenzen in wichtigen Beziehungen 1

- 1. Eigene Gefühle in der Begegnung mit dem anderen wahrnehmen
- Ich fühle mich ……………………………………………………
- 2. Den Auslöser der eigenen Gefühle erkennen
- weil er/sie …………………………………………………………
- 3. Eigene Bedürfnisse an den anderen spüren
- Ich brauche von ihm/ihr ……………………………………………
- 4. Eigene Erwartungen an das Verhalten des anderen kennen
- Ich erwarte, dass er/sie ……………………………………………
- 5. Gefühle, Bedürfnisse, Erwartungen aussprechen und erläutern
- „Ich fühle …………., wenn Du ……………………………………………"
- 6. Aufmerksam zuhören, was der andere sagt
- Aha, er sagt, dass ……………………………………………………………

Karte 24b

Übung Kommunikative Kompetenzen in wichtigen Beziehungen 2

7. Auf das eingehen, was der andere sagt. Es aussprechen, damit er das merkt. „……………………………………………………………………………………"

8. Die Gefühlsbotschaft des anderen entziffern und aussprechen, so dass er meine Wahrnehmung korrigieren kann

„Du hast das Gefühl ……………………………………………………………"

9. Versuchen, den anderen, sein Anliegen und seine Bedürfnisse zu verstehen

Ich verstehe, dass das für ihn/sie ……………………………………………

10. Dem anderen sagen, was ich glaube, verstanden zu haben

„Ich verstehe, dass das für Dich ……………………………………………"

11. In wohlwollender Haltung bleiben, auch wenn keine Übereinstimmung besteht „Obwohl ……………………………………………………………………"

12. Das Fehlen von Übereinstimmung akzeptieren, aushalten und benennen „Es ist leider momentan nicht zu ändern, dass ……………………"

Karte 25a

Übung Kommunikative Kompetenzen in wichtigen Beziehungen 3

13. Übereinstimmung deutlich aussprechen

„Wir stimmen darin überein, dass ....“

14. Nähe und Distanz für beide Seiten stimmig regulieren können

15. Ich habe das Gefühl, dass er jetzt Zeit und Abstand braucht, um das für sich erst mal emotional klar zu kriegen – die Bedrohung und meine Rolle dabei. Deshalb lasse ich es erst mal dabei und gehe in mein Zimmer zurück. „Reden wir morgen noch mal drüber.“

	Was wurde geübt?	Wie wurde geübt?	Gut so?
Montag			
Dienstag			
Mittwoch			
Donnerstag			
Freitag			
Samstag			
Sonntag			

Karte 25b

Vorgehen beim Selbstinstruktionstraining

- Situation: ....
- Um was geht es? ....
- Was will ich erreichen? ....
- Was muss ich dazu tun? ....
- Wie muss ich es tun? .... Ich mache es jetzt!
- Ich achte dabei auf ....
- Ich weiß, dass ich es kann. Ich weiß, dass ich ein Recht dazu habe.
- *<Durchführen des neuen Verhaltens in der vereinbarten Situation> (ROLLENSPIEL)*
- Ah, es ist mir ganz gut gelungen. Der/die andere Person hat gut auf mein Verhalten reagiert. Ich bin zufrieden mit mir.

	Was wurde geübt?	Wie wurde geübt?	Gut so?
Montag			
Dienstag			
Mittwoch			
Donnerstag			
Freitag			
Samstag			
Sonntag			

Karte 26a

Üben von genussvollem Sinneserleben:
Augenweiden – himmlische Klänge – bezaubernde Düfte – wohlmundender Geschmack – schmeichelnde Berührungen

- Mit dem Patienten erproben und vereinbaren, welche Sinnesgenüsse ihn ansprechen.
- In der Sitzung üben.
- Seine ganze Aufmerksamkeit darauf lenken:
- Können Sie es gut wahrnehmen?
- Was genau nehmen Sie wahr?
- Auf welche Weise ist es genussvoll?

	Welcher Genuss?	Wie wurde geübt?	Gut so?
Montag			
Dienstag			
Mittwoch			
Donnerstag			
Freitag			
Samstag			
Sonntag			

Karte 26b

Selbstständigkeit Wochenprotokoll

Worum es geht:
Festlegen, welchen Aspekt der Selbständigkeit ich üben werde

1. Eigenen Freundeskreis ohne Partner
2. Eigene Interessen und Hobbys ohne Partner
3. Eigenen Geschmack, der anders ist als der des Partners
4. Eigene Meinung als Beginn von Civilcourage

→ Situation festlegen, in der ich übe
→ Mein selbstständiges Verhalten vorher mental üben

	Was wurde geübt?	Wie wurde geübt?	Gut so?
Montag			
Dienstag			
Mittwoch			
Donnerstag			
Freitag			
Samstag			
Sonntag			

Karte 27a

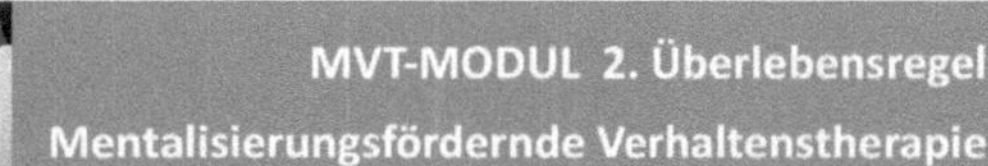

Übung Gesund sein und gesund bleiben

- Täglich eine Achtsamkeitsübung
- Täglich 30 Minuten Sport und Bewegung
- Täglich gute Beziehung pflegen
- Täglich etwas Neues lernen
- Täglich Selbstwirksamkeit herstellen
- Täglich etwas Gutes tun
- Täglich kreativ sein
- Täglich genießen
- Täglich reflektieren
- Täglich AFFEKT, DENKEN und EMPATHIE Raum geben

Karte 27b

Übung 2A.10 Gesund sein und gesund bleiben

- Täglich eine Achtsamkeitsübung
- Täglich 30 Minuten Sport und Bewegung
- Täglich gute Beziehung pflegen
- Täglich etwas Neues lernen
- Täglich Selbstwirksamkeit herstellen
- Täglich etwas Gutes tun
- Täglich kreativ sein
- Täglich genießen
- Täglich reflektieren

Täglich AFFEKT, DENKEN und EMPATHIE Raum geben

	Was wurde geübt?	Wie wurde geübt?	Gut so?
Montag			
Dienstag			
Mittwoch			
Donnerstag			
Freitag			
Samstag			
Sonntag			

Karte 28a

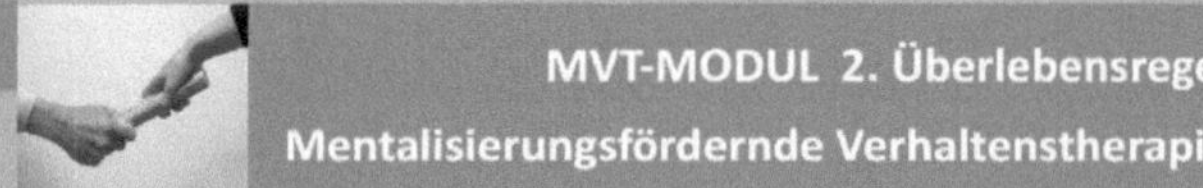

Haben Sie mit Ihrer TherapeutIn eine Auswahl der Übungen getroffen, die für Sie ganz individuell am besten passt?

Nur beständiges Üben führt zu dauerhaften Verhaltensänderungen. Welche sind Ihnen besonders wichtig?

....

Wie werden Sie es einrichten, damit Sie am Ball bleiben?

....

Folie	Karte	MODUL 3 Achtsamkeit und Akzeptanz inkl. Stressbewältigungsstrategien **Thema**
1	1	Titel Achtsamkeit
2	1r	Diagramm MVT-Spirale
3	2	Problem - Ziel - Therapie
4	2r	Liste der Übungen
5	3	Durch Achtsamkeit zu Affektregulierung und Akzeptanz
6	3r	**1. Stressreduktion und Selbstberuhigung**
7	4	Stress entsteht aus einer Wechselwirkung zwischen Umwelt (S) und Person (O)
8	4r	Wir haben zwei Ziele
9	5	Übung 3.0a Stressreduktion mit AACES – mit Sofort-Wirkung
10	5r	Stressreduktion 1 (AACES)
11	6	AACES: So lerne ich mit STRESS umzugehen
12	6r	Stressreduktion durch Exposition: Verhalten in der Situation
13	7	Stressreduktion durch Exposition in der Situation
14	7r	Übung 3.0b Stresstoleranz langfristig erhöhen Kaskade des Stressabbaus
15	8	Langfristige Stressreduktion
16	8r	Meine Stressbewältigung 1
17	9	Meine Stressbewältigung 2
18	9r	Haben Sie Ihre kurzfristige Stressbewältigung mit dem AACES ausprobiert?
19	10	**2. Achtsamkeit**
20	10r	Sie können jetzt damit beginnen
21	11	Übung 3.1 Achtsamkeit Mein Körper Body Scan
22	11r	Body Scan 1 – Ich lade Sie ein, ...
23	12	Body Scan 2 Themenübersicht
24	12r	Ich nenne oft zwei gegensätzliche Merkmale. Zwischen diesen gibt es viele Nuancen.
25	13	Mein Körper Body Scan 3 unterstreichen
26	13r	Body Scan 4 – Ich lade Sie ein Oberarm etc.
27	14	Mein Körper Body Scan 5 unterstreichen
28	14r	Body Scan 6 Kurzform – Ich lade Sie ein.Ihr Körper ...
29	15	Body Scan 7 Kurzform: mein Körper ... unterstreichen
30	15r	Body Scan 8 zum Schluss
31	16	Was brauchen Sie noch, um Achtsamkeit zu üben und dabei zu bleiben?
32	16r	**Achtsamkeit im Alltag**
33	17	DBT-Achtsamkeit im Alltag
34	17r	Übung 3.2 Achtsamkeit im Alltag – kleine Übungen
35	18	3.2a Wahrnehmen
36	18r	Nehmen Sie Geräusche wahr
37	19	3.2b Beschreiben
38	19r	3.2c Teilnehmen
39	20	3.2d Tanzen und Singen
40	20r	3.3 Üben der 3 WIE-Fertigkeiten der Achtsamkeit – 3.3a Nichtwertend
41	21	3.3b Konzentriert
42	21r	3.3c Wirkungsvoll
43	22	Womit können Sie beginnen, um Achtsamkeit zu praktizieren?

MVT-HANDBUCH Kapitel 3

3. MODUL ACHTSAMKEIT & AKZEPTANZ

Nicht das FRÜHER sondern das JETZT fokussieren

Ändern kommt erst dann, wenn akzeptiert werden kann, was ist

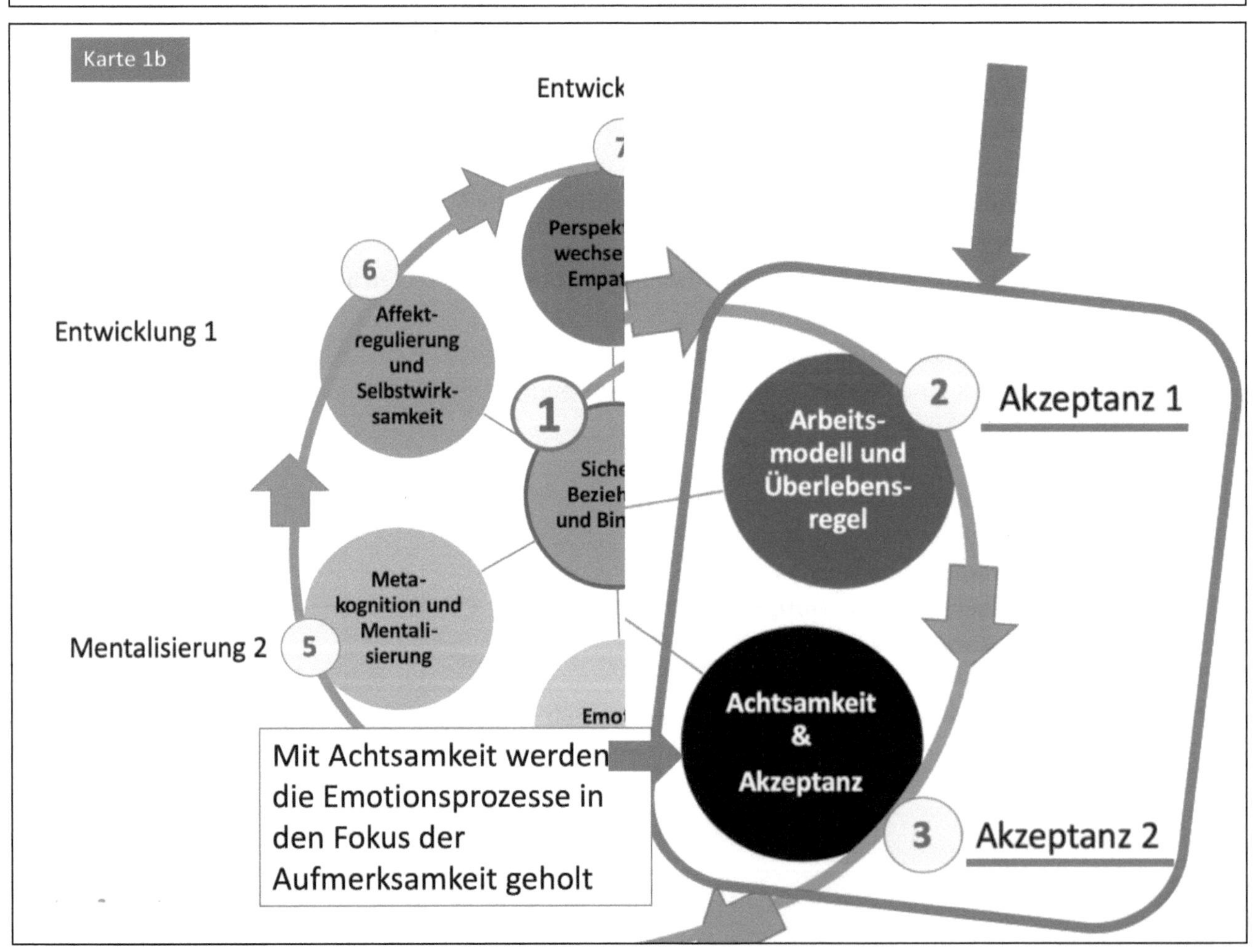

Karte 2a

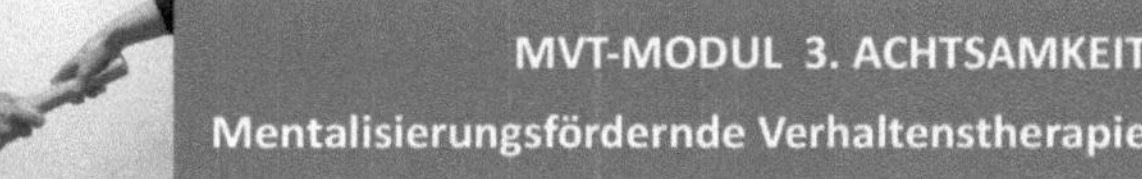

3. Modul Achtsamkeit

- Problem: Achtsamkeit und Akzeptanz: **Mir ist vieles nicht bewusst**
- Ziel: Achtsamkeit und Akzeptanz: **BEWUSST SEIN**
- Therapie: Achtsamkeit und Akzeptanz: **Bewusstheit schaffen**

→ IHRE VORBEREITUNG:
Lektüre MVT-Textbuch* und Übungsbuch** Kapitel Modul 3 und Therapievideo 3. Gespräch***
*Sulz, S.K.D. (2021b). Mentalisierungsfördernde Verhaltenstherapie. Gießen: Psychosozialverlag.

**Sulz, S.K.D. (2022). Heilung und Wachstum der verletzten Seele. Praxisleitfaden Mentalisierungsfördernde Verhaltenstherapie. Gießen: Psychosozial-Verlag

***https://youtu.be/uZAVphj25oM

3

Karte 2b

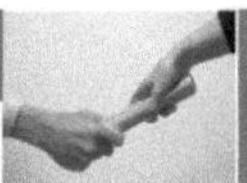

MVT-MODUL 3. ACHTSAMKEIT
Mentalisierungsfördernde Verhaltenstherapie

Liste der Übungen

3.0a sofortige Stressreduktion mit AACES

3.0b langfristige Erhöhung der Stresstoleranz

3.1 Body Scan 1 – 8

3.2 Achtsamkeit im Alltag

3.2a Wahrnehmen

3.2b Benennen, Beschreiben

3.2c Teilnehmern

3.2d Tanzen und Singen

3.3 Wie-Fertigkeiten

3.3a Nicht werten --> leichtes Lächeln

3.3b Konzentrieren

3.3c Wirkungsvoll sein → offene Hände

4

Karte 3a

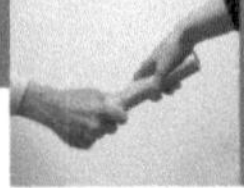

MVT-MODUL 3. ACHTSAMKEIT
Mentalisierungsfördernde Verhaltenstherapie

Hinweis für die TherapeutIn

Durch Achtsamkeit zu Affektregulierung und Akzeptanz

- Das Arbeitsmodul „Achtsamkeit und Akzeptanz" ist nach der Diagnostik und dem Beziehungsaufbau die erste Maßnahme in der Therapie, da alle nachfolgenden Interventionen unter dem Vorzeichen von Achtsamkeit effektiver ablaufen können.
- Stresserleben und Stressbewältigung ist eine der ersten Erfahrungen im Leben des Säuglings. Seinen Stress zu regulieren ist allerdings Aufgabe seiner Mutter und weiterer zentraler Bezugspersonen. Wenn sie das gut können, lernt er es von ihnen.
- Achtsamkeit impliziert Akzeptanz.

5

Karte 3b

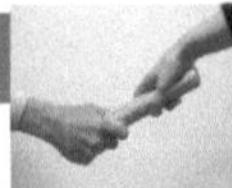

MVT-MODUL 3. ACHTSAMKEIT
Mentalisierungsfördernde Verhaltenstherapie

1. Stressreduktion und Selbstberuhigung

Ab Geburt erfährt das Kind Stressreduktion und Beruhigung von der Mutter

Allmählich lernt es, sich selbst so zu beruhigen, wie Mutter es machte (falls diese es konnte)

Im ungünstigen Fall haben wir diese Fähigkeit noch nicht erworben

6

Karte 4a

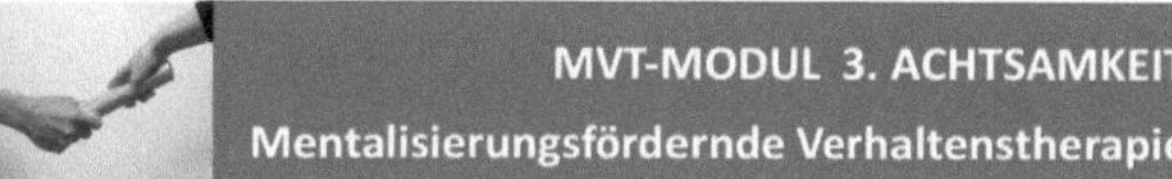

Stress entsteht aus einer Wechselwirkung zwischen Umwelt (S) und Person (O)

- Die individuell sehr verschiedenen Bewertungen und Interpretationen der Stresssituation bzw. Erwartungen bezüglich der Reaktionen anderer führen zu sehr unterschiedlichen Stressreaktionen. Werden die Folgen eines Fehlers oder einer Verspätung als sehr gravierend eingeschätzt, z. B. die Zurechtweisung durch einen Vorgesetzten, dann entsteht eine stärkere Stressreaktion. Wird beim zweiten Überlegen (Neueinschätzung) absolute Pünktlichkeit als zweitrangig eingestuft, dann nimmt die Intensität der Stressreaktion ab.

7

Karte 4b

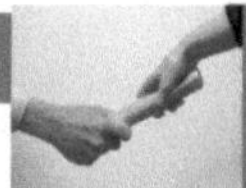

MVT-MODUL 3. ACHTSAMKEIT
Mentalisierungsfördernde Verhaltenstherapie

Wir haben zwei Ziele:

- Da Stress unvermeidlich ist, ist es wichtig, die Fähigkeit zur kurzfristigen sofortigen Stressreduktion in der Stresssituation aufzubauen.
- Langfristig wollen wir aber
- Die Belastbarkeit bzw. die Stresstoleranz erhöhen. Dazu gehört
- Sich eine Einstellung zu eigen machen, die keinen Stress-Alarm auslöst
- Den Alltag von inadäquat hoher Stressinduktion (äußerem Druck) befreien.

(aus Wagner-Link, 2002, S. 251)

8

Karte 5a

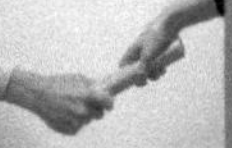

MVT-MODUL 3. ACHTSAMKEIT
Mentalisierungsfördernde Verhaltenstherapie

Übung 3.0a
Stressreduktion mit AACES
- mit Sofort-Wirkung

Ich lade Sie jetzt zu einer Übung, mit der Sie sofort auf Ihre Stressreaktion einwirken können:

(A – Achtsamkeit, A – Azeptanz, C – Commitment, E – Exposition, S – Selbstverstärkung)

9

Karte 5b

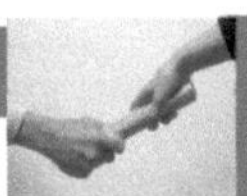

MVT-MODUL 3. ACHTSAMKEIT
Mentalisierungsfördernde Verhaltenstherapie

Stressreduktion 1 (AACES):
Vor, zu Beginn, während und nach der Situation:

A • Achtsamkeit: Wahrnehmen der persönlichen Frühsignale von Stress (bei jedem Menschen ist das anders: einigen wird die Luft knapp, anderen wird es leicht schwindlig, die Beine werden kraftlos oder sind krampfartig verspannt, die Hände zittern, der Blick wird röhrenartig eingeengt, Mundtrockenheit, Harndrang, Druck im Brustkorb etc.)

A • Akzeptanz, dass jetzt die Stressreaktion da ist

C • Commitment:
  - Neueinschätzung, dass es keinen objektiven Grund zum Stress gibt (Ich muss nicht exakt pünktlich sein. Ich bin gut genug. Das habe ich schon oft genug gut geschafft. Ich dürfte auch Fehler machen. Ich habe ausreichend Zeit. Ich muss nicht unbedingt fertig werden.) und
  - Entscheiden, jetzt zu üben mit dem Stress umzugehen und die Stressreaktion zu drosseln – im Bewusstsein, dass die Stressreaktion ein Fehlalarm ist.

E • Exposition: Bleiben in der Situation, zunehmend befreit vom Druck

S • Selbstverstärkung: "Es war gut, dass ich geübt habe mit Stress umzugehen."

(verändert und erweitert aus Wagner-Link, 2002, S. 251)

10

Karte 6a

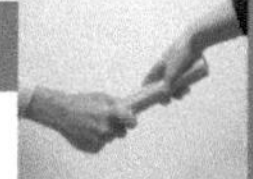

MVT-MODUL 3. ACHTSAMKEIT
Mentalisierungsfördernde Verhaltenstherapie

AACES: So lerne ich mit STRESS umzugehen:
Meine Stress-Signale sind ....

A. **Achtsamkeit**: Ich achte auf ....

A. **Akzeptanz**: Ich akzeptiere ....

C. **Commitment – Entschiedenheit**: Ich entscheide mich,

....

E. **Exposition**: Ich stelle mich ....

S. **Selbstverstärkung**: Es war gut, dass ich geübt habe

Karte 6b

Stressreduktion durch Exposition : Verhalten in der Situation

- Körperlich: Muskelspannung spüren, kurz anspannen und danach entspannen. Während des Entspannens ruhig und langsam ausatmen. Eventuell aufstehen und kurz herumgehen. Sich strecken. Fenster öffnen und mal tief frische Luft einatmen. Und dann weiter die Aufmerksamkeit auf das Ausatmen lenken, das mit jedem Atemzug eine Entspannung im Brustkorb entstehen lässt. Und diese Entspannung wahrnehmen.
- Kognitiv: Selbstinstruktionen, die helfen, die Aufmerksamkeit auf die fachliche Aufgabe zu lenken, weg von Befürchtungen (Ich konzentriere mich auf meine Aufgabe. Am besten mache ich das so ... Das geht recht gut. Als nächstes gehe ich an diese Aufgabe ran ...)
- Handeln: Die Tätigkeiten eher etwas langsam und bedacht und dabei sehr bewusst ausführen, fast gemächlich, so dass Gelassenheit und Ruhe einkehren kann. Später darf es ja wieder flüssiger von der Hand gehen, ohne wieder hektisch zu werden.
- Emotional: Wenn das Stressempfinden (Druck, Hektik, Insuffizienzgefühl, Zeitnot) noch da ist, Vergleichen mit dem Anfang (Es ist jetzt deutlich weniger geworden. Das ist schon ganz gut. Und es wird auch weiter abnehmen, während ich weiter übe)

(verändert aus Wagner-Link, 2002, S. 251)

12

Karte 7a

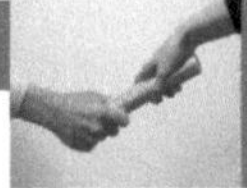

MVT-MODUL 3. ACHTSAMKEIT
Mentalisierungsfördernde Verhaltenstherapie

Stressreduktion durch Exposition in der Situation

- Körper: Muskelspannung loslassen, tief Ausatmen
- ....
- Denken: Ich konzentriere mich auf meine Aufgabe
- ....
- Handeln: Ich arbeite bedacht und langsam
- ....
- Emotion: Ich lasse die Hektik abfallen
- ....

13

Karte 7b

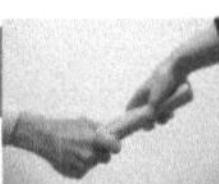

MVT-MODUL 3. ACHTSAMKEIT
Mentalisierungsfördernde Verhaltenstherapie

Übung 3.0b
Stresstoleranz langfristig erhöhen
Kaskade des Stressabbaus

Ich lade Sie jetzt zu einer Übung, in der Sie lernen können, die Stufen des Stressabbaus herunterzugehen und so langfristig Ihre Stresstoleranz zu erhöhen

14

Karte 8a

MVT-MODUL 3. ACHTSAMKEIT
Mentalisierungsfördernde Verhaltenstherapie

Langfristige Stressreduktion (aus Sulz 2009, S.197f)

- Machen Sie sich Ihre typische Stress-Situation bewusst:
- Sei es die Situation mit dem Chef, dem Lebenspartner, der Mutter oder einem Kind. Bereiten Sie die Übung vor, indem Sie auf ein Extrablatt die Fragen und Ihre Antworten schreiben.
- Legen Sie dann Ihre individuelle Entspannungsinstruktion fest, mit deren Hilfe Sie rasch Entspannung herstellen können. Sie haben sich diese Instruktion im vorausgegangenen Entspannungstraining angewöhnt,
- z.B. "Ruhe, Entspannen, Loslassen" oder "Ich entspanne mich" oder "Ich bin ganz ruhig" oder "Ausatmen und Loslassen" etc..
- Sie sehen, dass nachfolgendes Schema als Treppenhaus gedacht werden kann. Während normalerweise das Stressgefühl kontinuierlich ansteigt wie ein Lift in einem Hochhaus, gehen wir mit dieser Stressbewältigung Stockwerk um Stockwerk die Treppe hinunter. Wir reduzieren Stress, während wir uns einer befriedigenden Lösung der Problemsituation nähern.
- Besprechen Sie anschließend eine Audio-Aufnahme-App mit den Fragen und Antworten. Lassen Sie etwa 10 Sekunden Pausen für die Entspannung und 10 Sekunden Pause für die bildliche Vergegenwärtigung.

15

Karte 8b

Meine Stressbewältigung 1: (Sulz 2009, S. 198) Von der Spannung zur Entspannung, vom Problem zur Lösung

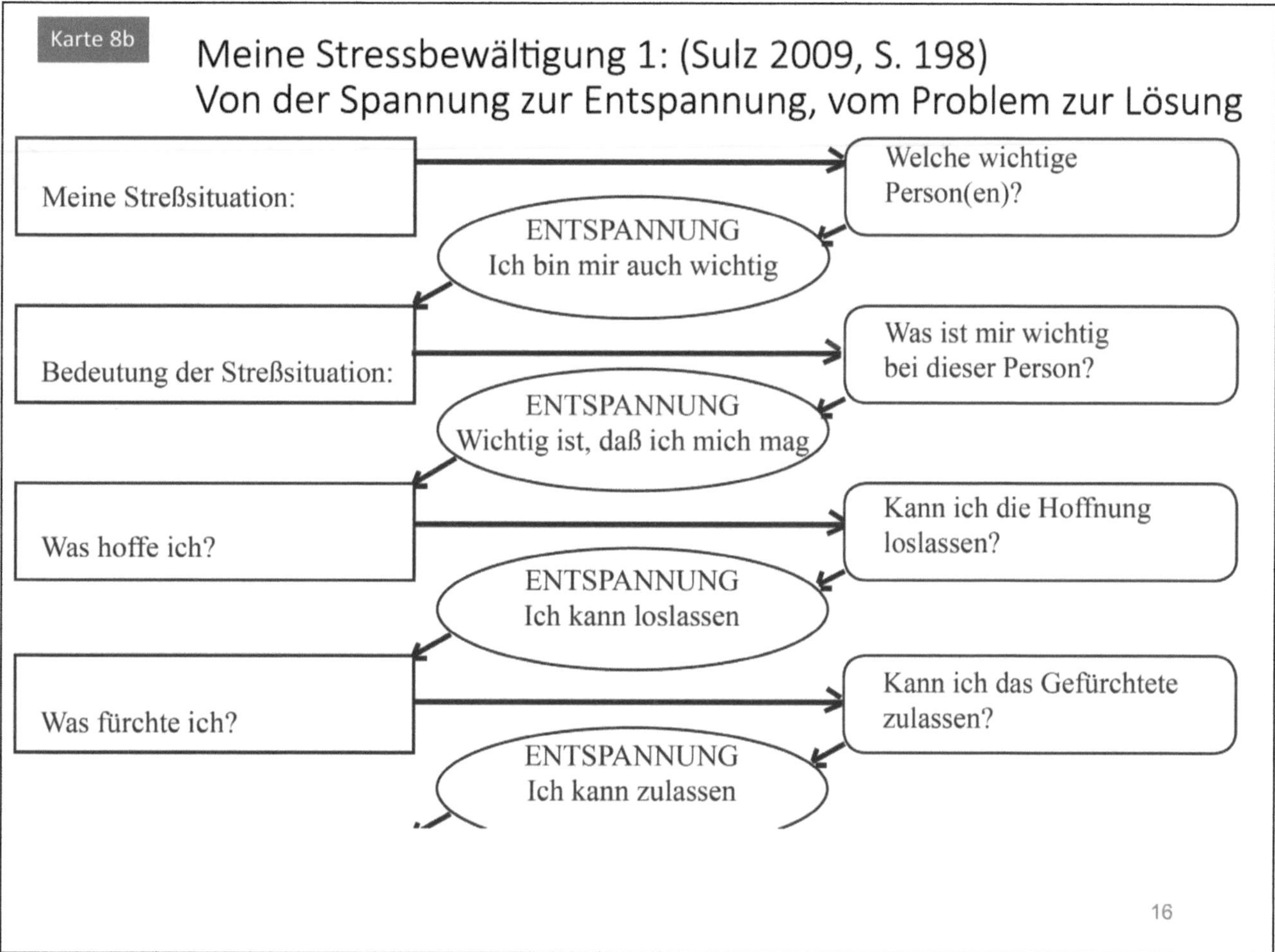

16

Karte 9a

Meine Stressbewältigung 2: (Sulz 2009, S. 198) 2. Teil

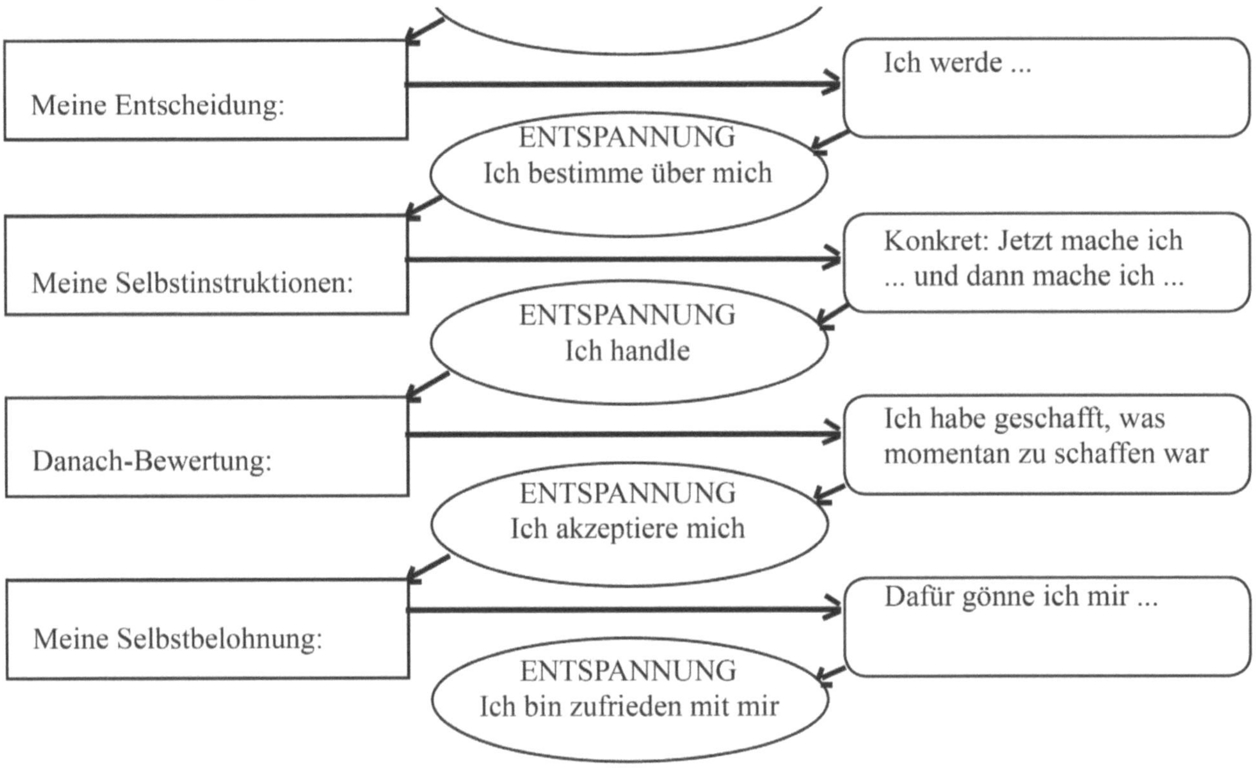

Meine Entscheidung:		Ich werde ...
	ENTSPANNUNG Ich bestimme über mich	
Meine Selbstinstruktionen:		Konkret: Jetzt mache ich ... und dann mache ich ...
	ENTSPANNUNG Ich handle	
Danach-Bewertung:		Ich habe geschafft, was momentan zu schaffen war
	ENTSPANNUNG Ich akzeptiere mich	
Meine Selbstbelohnung:		Dafür gönne ich mir ...
	ENTSPANNUNG Ich bin zufrieden mit mir	

17

Karte 9b

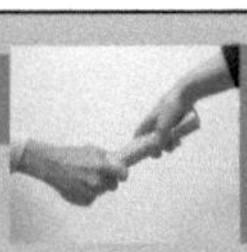

MVT-MODUL 3. ACHTSAMKEIT
Mentalisierungsfördernde Verhaltenstherapie

Kurz- und langfristige Stressbewältigung

Haben Sie Ihre kurzfristige Stressbewältigung mit dem AACES-Prinzip ausformuliert und ausprobiert?
(A – Achtsamkeit, A – Azeptanz, C – Commitment, E – Exposition, S – Selbstverstärkung)

....

Haben Sie die langfristige Erhöhung Ihrer Stresstoleranz zu üben begonnen? (mit eigenem Wortlaut)

....

18

Karte 10a

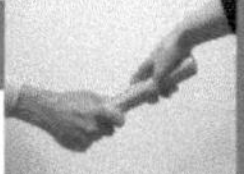

MVT-MODUL 3. ACHTSAMKEIT

Mentalisierungsfördernde Verhaltenstherapie

2. Achtsamkeit

Wahrnehmen, was ist

Annehmen was ist

19

Karte 10b

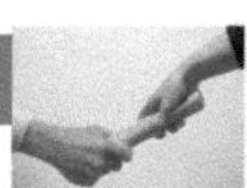

MVT-MODUL 3. ACHTSAMKEIT

Mentalisierungsfördernde Verhaltenstherapie

Sie können jetzt damit beginnen

- Sie können damit beginnen, im Sitzen Ihren Körper, Ihre Atmung, Ihre Bewusstseinsprozesse zu beobachten, so sein zu lassen, wie sie sind und geschehen zu lassen, was geschieht.
- Oder Sie können als Body Scan Ihren Körper aufmerksam wahrnehmend durchgehen, so dass er in Ihr Bewusstsein rückt.
- Jedes achtsame Innehalten in Ihrem Alltag wird sich positiv auf Ihr Wohlbefinden und Ihre Erfahrungen mit Ihrer Umwelt auswirken – sei es beim Zähneputzen, Essen oder Spazierengehen.
- Sie können mit den nachfolgenden Achtsamkeitsübungen beginnen – diese mit unserem Patienten anwenden – und zuvor allein für sich selbst einige Wochen lang üben. Später können Sie die von Kabat-Zinn (2013) vorgeschlagenen Übungen praktizieren.

20

Karte 11a

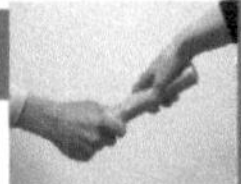

MVT-MODUL 3. ACHTSAMKEIT
Mentalisierungsfördernde Verhaltenstherapie

Übung 3.1 Achtsamkeit
Mein Körper Body Scan

Ich lade Sie jetzt zu einer Übung, in der Sie lernen können, mit allen Sinnen ganz im Hier und Jetzt zu sein, alle Bewusstseinsprozesse nicht bewertend wahrzunehmen, zu benennen und zu akzeptieren

21

Karte 11b

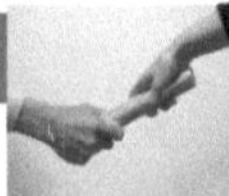

MVT-MODUL 3. ACHTSAMKEIT
Mentalisierungsfördernde Verhaltenstherapie

Body Scan 1 – Ich lade Sie ein, …

- Ihre Augen zu schließen
- Sich bequem zu setzen
- Spannungen loszulassen
- Ihren Atem wahrzunehmen
- Das Entspannen beim Ausatmen zu genießen
- Mit jedem Ausatmen etwas mehr Ruhe in den Körper kommen lassen
- UND nun Ihre Aufmerksamkeit auf die verschiedenen Körperregionen zu lenken (und Spannung dort lösen):

Karte12a

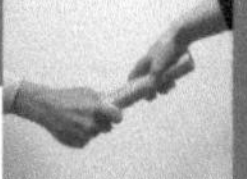

MVT-MODUL 3. ACHTSAMKEIT
Mentalisierungsfördernde Verhaltenstherapie

Body Scan 2 Themenübersicht

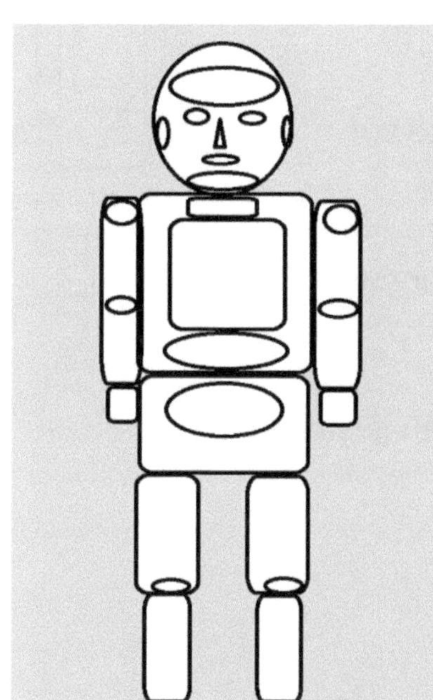

- **Kopf:** Stirn – Augen – Nase – Ohren – Mund – Kiefer
- **Oberkörper:** Nacken – Schulter – Brustkorb – Rücken – LWS
- **Arme:** Oberarm – Ellbogen – Unterarm – Hand – Finger
- **Unterkörper:** Bauch – Becken – Hüften
- **Beine:** Oberschenkel – Knie – Unterschenkel – Fuß - Zehen

23

Karte 12b

MVT-MODUL 3. ACHTSAMKEIT
Mentalisierungsfördernde Verhaltenstherapie

Body Scan 3- Ich lade Sie ein .

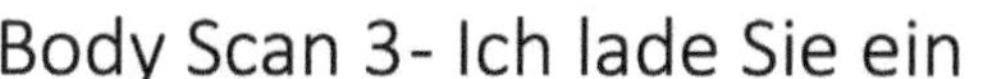

Ich nenne oft zwei gegensätzliche Merkmale. Zwischen diesen gibt es natürlich viele Nuancen.

- Kopf – wie beweglich fühlt er sich an?
- Stirn – ist sie kraftvoll nach vorn gerichtet oder zurückgenommen?
- Augen – blicken sie aktiv in die Welt hinaus oder nehmen sie auf, was hereinkommt?
- Nase – ist sie halt da oder beschnuppert sie das Weltgeschehen?
- Ohren – fangen sie möglichst viele Informationen auf oder halt das was so daher kommt?
- Mund – ist er leicht geöffnet mit weichen Lippen oder gespannt geschlossen?
- Kiefer sind sie locker oder spannungsvoll evtl. bereit zum Beißen?
- Nacken – ist spürbar angespannt oder locker?
- Schulter – sind sie nach vorne gebeugt oder nach hinten gestreckt?
- Brustkorb – ist er durch die Schultern beengt oder entfaltet er frei sein Volumen?
- oberer Rücken – ist er rund gebeugt oder gestreckt?
- unterer Rücken LWS – ist sie frei beweglich oder angespannt festgehalten?
- Po – Ist er angespannt oder weich?

24

Karte 13a

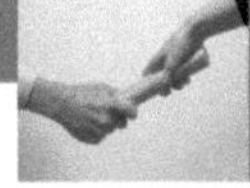

MVT-MODUL 3. ACHTSAMKEIT
Mentalisierungsfördernde Verhaltenstherapie

Mein Körper Body Scan 3 unterstreichen

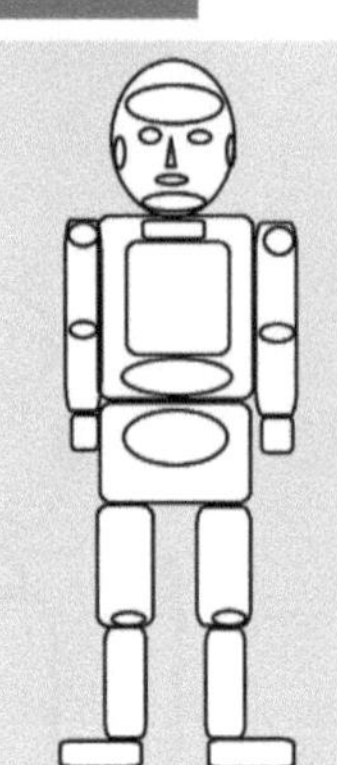

– Kopf:	beweglich - haltend
– Stirn :	nach vorn - zurückgenommen
– Augen:	blicken aktiv hinaus - nehmen sie auf
– Nase:	ist halt da - schnuppernd
– Ohren:	wachsam - pausierend
– Mund:	weiche Lippen - gespannt geschlossen
– Kiefer:	locker – spannungsvoll
– Nacken:	angespannt - locker
– Schulter:	nach vorne gebeugt - nach hinten gestreckt
– Brustkorb:	beengt - frei
– oberer Rücken:	gebeugt - gestreckt
– unterer Rücken:	frei beweglich – angespannt
– Po:	angespannt - weich

25

Karte 13b

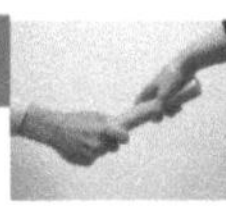

MVT-MODUL 3. ACHTSAMKEIT
Mentalisierungsfördernde Verhaltenstherapie

Body Scan 4 – Ich lade Sie ein

- Oberarm – fest oder gelöst?
- Ellbogen – an den Körper gedrückt oder weit weg vom Körper?
- Unterarm – aktionsbereit oder in Pause
- Hand – ruhig oder bewegt?
- Finger – ruhend oder aktiv?
- Bauch – angespannt oder weich?
- Becken – nach vorn gestreckt oder eingezogen?
- Oberschenkel – gespannt oder gelöst?
- Knie – festgezurrt oder frei?
- Unterschenkel – weich oder kompakt?
- Fuß – stabil auf dem Boden oder leichtfüßig wenig Bodenkontakt?
- Zehen – ausstreckend oder einkrallend?
- Der gesamte Körper – ausladend oder eingepackt?

26

Karte 14a

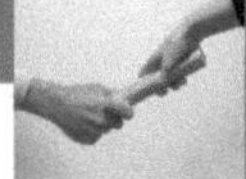

MVT-MODUL 3. ACHTSAMKEIT
Mentalisierungsfördernde Verhaltenstherapie

Mein Körper Body Scan 5 unterstreichen

- Oberarm: fest - gelöst
- Ellbogen: an den Körper gedrückt - weit weg vom Körper
- Unterarm: aktionsbereit - in Pause
- Hand: ruhig -bewegt
- Finger: ruhend - aktiv
- Bauch: angespannt -weich
- Becken: nach vorn gestreckt -eingezogen
- Oberschenkel: gespannt - gelöst
- Knie: festgezurrt - frei
- Unterschenkel: weich - kompakt
- Fuß: stabil auf dem Boden - leichtfüßig wenig Bodenkont
- Zehen: ausstreckend - einkrallend
- Der gesamte Körper: ausladend - eingepackt

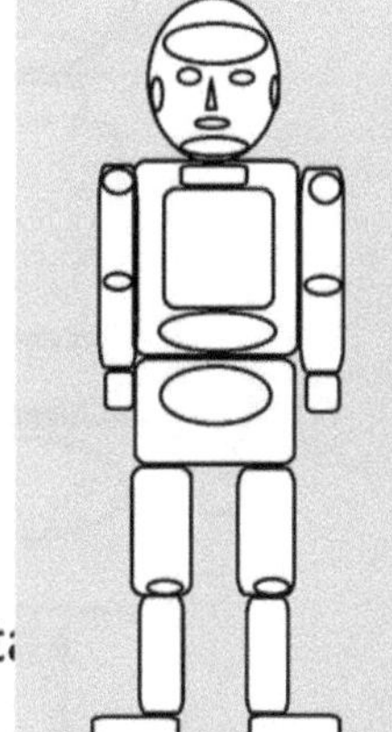

27

Karte 14b

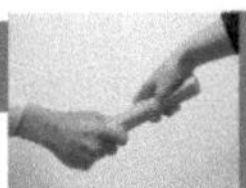

MVT-MODUL 3. ACHTSAMKEIT
Mentalisierungsfördernde Verhaltenstherapie

Body Scan 6 Kurzform – Ich lade Sie ein.Ihr Körper …

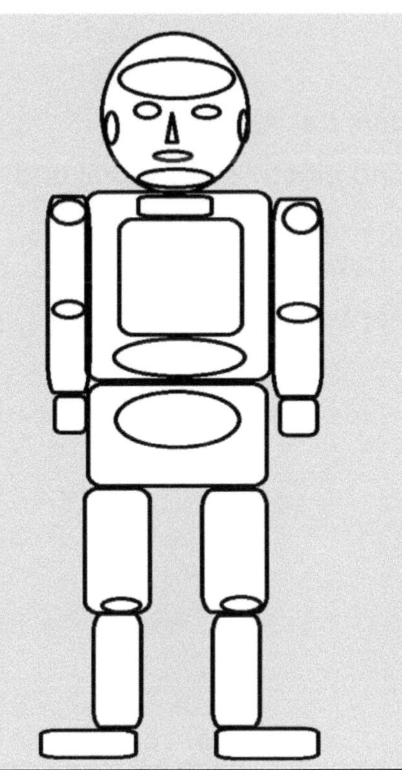

- Ist entspannt – angespannt? - wo?
- Ist ruhig – unruhig? - wo?
- Ist offen – verschlossen? - wo?
- Ist bereit – zurückhaltend? - wo?
- Ist stark – schwach? - wo?
- Ist weich – hart? - wo?
- Wem gegenüber?

→…………………………

→Was will/wird Ihr Körper tun?

→…………………………

→Wie will Ihr. Körper in Interaktion gehen?

→…………………………

28

Karte 15a

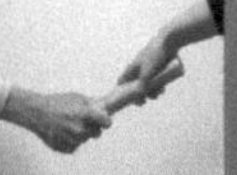

MVT-MODUL 3. ACHTSAMKEIT
Mentalisierungsfördernde Verhaltenstherapie

Body Scan 7 Kurzform: mein Körper ... unterstreichen

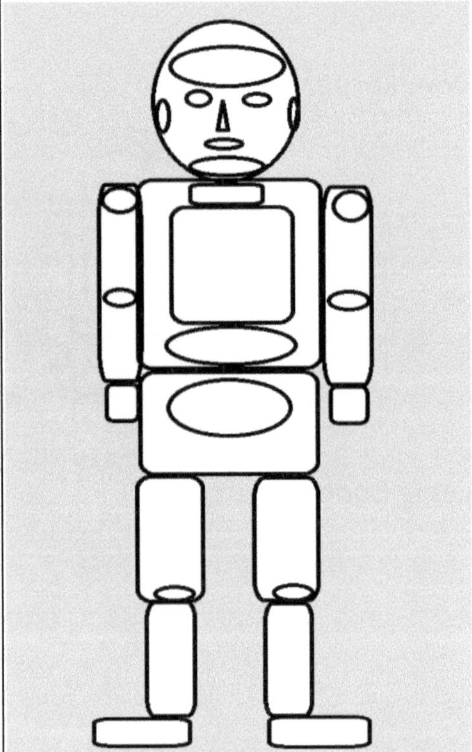

- Ist entspannt – angespannt - wo?
- Ist ruhig – unruhig - wo?
- Ist offen - verschlossen - wo?
- Ist bereit – zurückhaltend - wo?
- Ist stark – schwach - wo?
- Ist weich - hart - wo?
- Wem gegenüber?

→...............................

→Was will/wird dieser Körper tun?

→...............................

→Wie in Interaktion gehen?

→...............................

29

Karte 15b

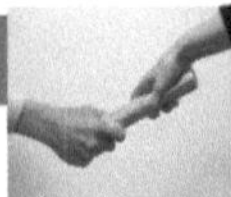

MVT-MODUL 3. ACHTSAMKEIT
Mentalisierungsfördernde Verhaltenstherapie

Body Scan 8 – Ich lade Sie ein, ...

- Zum Schluss wieder den Atem beobachten, besonders das Ausatmen.
- Abschließend können Sie durch die Nase tief riechend einatmen, dreimal und Frische und Wachheit in Ihren Körper holen.
- Vielleicht wollen Sie sich etwas bewegen, strecken, dehnen.
- Und dann mit Ihrer Aufmerksamkeit wieder ganz hier bei uns in der Gesprächsrunde sein.

30

Karte 16a

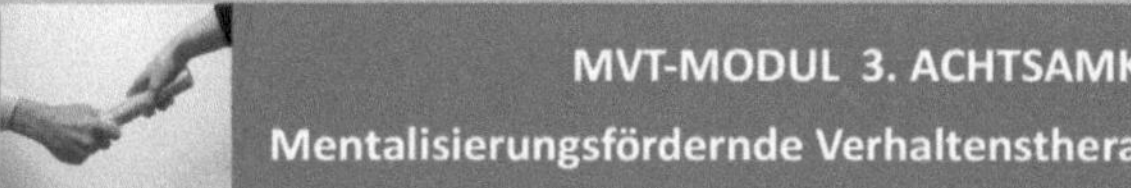

Was brauchen Sie noch, um Achtsamkeit zu üben und dabei zu bleiben?

Wählen Sie einen Ort aus, an dem Sie ungestört sind:
....
Legen Sie eine tägliche Uhrzeit fest:
....
Richten Sie den Platz einladend und gemütlich ein:
....
Stellen Sie eine Uhr für den Beginn und das Ende der Übung:
....
Fertigen Sie ein Protokoll an, so dass Sie festhalten können, dass Sie geübt haben:
....

31

Karte 16b

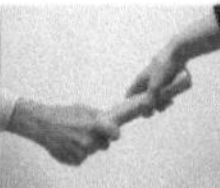

MVT-MODUL 3. ACHTSAMKEIT
Mentalisierungsfördernde Verhaltenstherapie

ACHTSAMKEIT IM ALLTAG

Nicht nur zweimal täglich üben,
sondern in den Alltag übertragen

Karte 17a

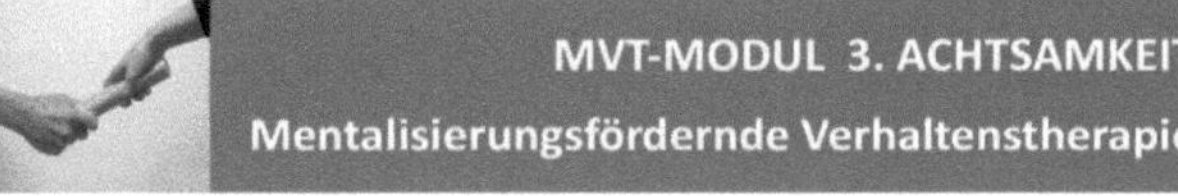

DBT-Achtsamkeit im Alltag

Hier helfen DBT-Skills der Dialektisch-Behavioralen Therapie (Linehan 2016a, S. 185-219).

Achtsamkeit besteht aus sechs Kernfähigkeiten

- den drei WAS-Fertigkeiten Wahrnehmen, Beschreiben und Teilnehmen
- den drei WIE-Fertigkeiten Nichtwertend, Konzentriert und Wirkungsvoll.

33

Karte 17b

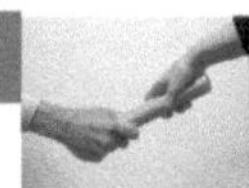

MVT-MODUL 3. ACHTSAMKEIT
Mentalisierungsfördernde Verhaltenstherapie

Übung 3.2 Achtsamkeit im Alltag – kleine Übungen

Ich lade Sie jetzt zu kleinen Übungen, in denen Sie lernen können, mit allen Sinnen ganz im Hier und Jetzt Ihres Alltags zu sein,

alle Bewusstseinsprozesse nicht bewertend wahrzunehmen, zu benennen und zu akzeptieren

34

Karte 18a

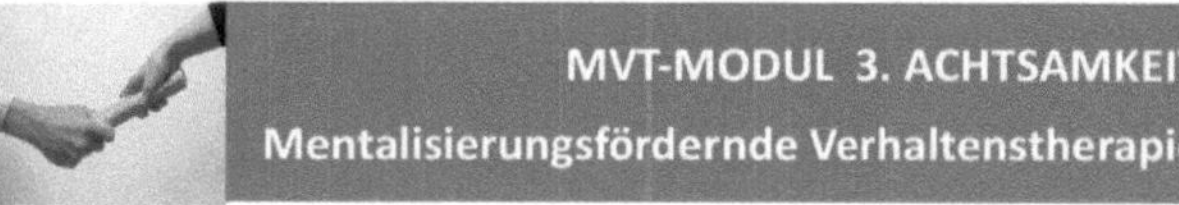

Den Moment leben und erleben

3.2a Wahrnehmen

Nehmen Sie mit Ihren Augen wahr:

1. Legen Sie sich auf den Boden und beobachten Sie die Wolken am Himmel.
2. **Gehen Sie langsam** und halten Sie an einer schönen Stelle an, registrieren Sie die Blumen, Bäume und die Natur selbst.
3. Setzen Sie sich draußen hin. Beobachten Sie, wer und was an Ihnen vorbeigeht, ohne ihnen mit dem Kopf oder mit den Augen zu folgen.
4. Registrieren Sie den Gesichtsausdruck und die Bewegungen eines anderen Menschen. Versuchen Sie nicht, die Gefühle, Gedanken oder Interessen dieses Menschen zu benennen.
5. Bemerken Sie nur die Augen, Lippen oder Hände des anderen Menschen (oder nur ein Merkmal eines Tieres).
6. Heben Sie ein Blatt, eine Blume oder einen Stein auf. **Schauen Sie sich den Gegenstand genau an und versuchen Sie, jedes Detail zu sehen.**
7. Finden Sie etwas Schönes, das Sie anschauen können, und verbringen Sie einige Minuten damit, es zu betrachten

35

Karte 18b

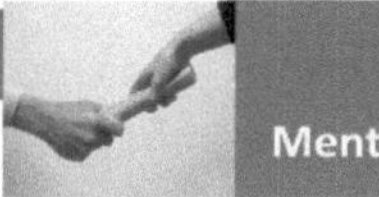

Den Moment leben und erleben

Nehmen Sie Geräusche wahr:

8. **Bleiben Sie für einen Moment stehen und hören Sie nur.** Hören Sie auf die Beschaffenheit der Geräusche um Sie herum. Hören Sie auf die stillen Augenblicke zwischen den Geräuschen.
9. Wenn jemand spricht, hören Sie auf die Tonlage der Stimme, auf die Weichheit oder Rauheit der Geräusche, auf die Klarheit oder das Murmeln von Sprechen, auf die Pausen zwischen den Worten.
10. Hören Sie Musik, nehmen Sie jede Note wahr, wenn sie kommt, und die Zwischenräume zwischen den Noten. Versuchen Sie, die Geräusche in Ihren Körper einzuatmen und sie mit Ihrem Ausatmen wieder hinausfließen zu lassen.

36

Karte 19a

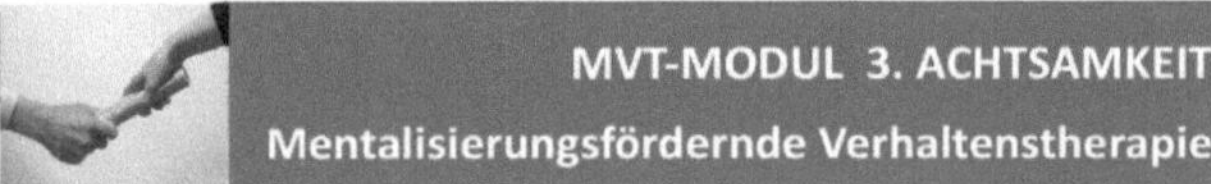

Den Moment leben und erleben

3.2b Beschreiben

Üben Sie zu beschreiben, was Sie außerhalb von sich selbst sehen:

1. Legen Sie sich auf den Boden und beobachten Sie die Wolken am Himmel. Finden und beschreiben Sie Wolkenmuster, die Sie sehen.
2. Setzen Sie sich an einer befahrenen Straße oder in einem Park auf eine Bank. Beschreiben Sie eine Sache über jede Person, die an Ihnen vorbeigeht.
3. Finden Sie Gegenstände in der Natur - ein Blatt, einen Wassertropfen, ein Tier. **Beschreiben Sie jeden Gegenstand so detailliert Sie können.**
4. Beschreiben Sie so genau Sie können, was eine Person gerade zu Ihnen gesagt hat. Prüfen Sie, ob Sie es korrekt gemacht haben.
5. Beschreiben Sie das Gesicht einer Person, wenn sie gerade wütend, ängstlich oder traurig ist. Registrieren und beschreiben Sie Form, Bewegung und Haltung der Stirn, der Augenbrauen und der Augen; Lippen und Mund; Wangen; usw.
6. Beschreiben sie, was eine Person gerade gemacht hat oder was sie jetzt tut. Seien Sie dabei sehr genau. Vermeiden Sie, Absichten oder mögliche Resultate des Verhaltens zu beschreiben, die Sie nicht direkt beobachten können. Vermeiden Sie eine wertende Sprache.

37

Karte 19b

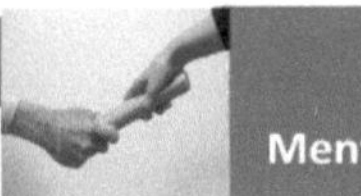

MVT-MODUL 3. ACHTSAMKEIT
Mentalisierungsfördernde Verhaltenstherapie

Den Moment leben und erleben

3.2c Teilnehmen

- Nehmen Sie teil und seien Sie sich der Verbundenheit mit dem Universum bewusst:
- 1. Lenken Sie Ihre **Aufmerksamkeit auf die Stellen, an denen Ihr Körper einen Gegenstand berührt (**Boden, Luftmoleküle, Stuhl, Armlehne, Betttuch, Bettdecke, Kleidung etc.).
- Versuchen Sie jede Art und Weise zu **erkennen, in der Sie mit dem Gegenstand verbunden sind und von ihm angenommen werden.**
- Betrachten Sie die Funktion dieses Gegenstands in Bezug auf Sie. Das heißt, **überlegen Sie sich, was der Gegenstand für Sie tut.**
- **Stellen Sie sich die Freundlichkeit vor,** mit dem der Gegenstand dies tut. Nehmen Sie Ihre Empfindung wahr, wenn Sie den Gegenstand berühren, und **lenken Sie Ihre ganze Aufmerksamkeit auf diese Freundlichkeit,** bis ein Gefühl von Verbundenheit oder Geliebt- oder Geschätzt-werden in Ihrem Herzen auftaucht.

38

Karte 20a

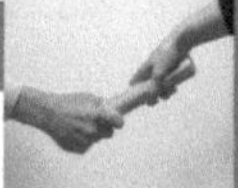

MVT-MODUL 3. ACHTSAMKEIT
Mentalisierungsfördernde Verhaltenstherapie

3.2d Tanzen und Singen

Den Moment leben und erleben

1. Gehen Sie beschwingt zur Musik z.B. Joan Baez Plaisir d'Amour

2. Tanzen Sie zu Musik.

3. Singen Sie zu der Musik, die Sie hören.

4. Singen Sie unter der Dusche.

5. Singen und tanzen Sie, während Sie Fernsehen.

6. Springen Sie aus dem Bett und tanzen Sie, oder singen Sie, bevor Sie sich anziehen.

7. Gehen Sie in eine Kirche, in der gesungen wird und machen Sie mit.

8. Spielen Sie mit Freunden Karaoke oder gehen Sie in einen Karaoke-Club oder in eine Bar.

9. Stürzen Sie sich in das, was eine andere Person sagt.

10. Gehen Sie Joggen und konzentrieren Sie sich ausschließlich auf das Joggen.

11. Machen Sie eine Ballsportart und stürzen Sie sich ins Spielen.

39

Karte 20b

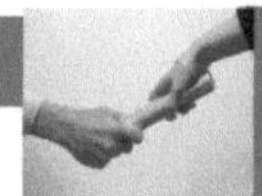

MVT-MODUL 3. ACHTSAMKEIT
Mentalisierungsfördernde Verhaltenstherapie

Den Moment leben und erleben

3.3 Üben der 3 WIE-Fertigkeiten der Achtsamkeit

3.3a Nichtwertend

Lassen Sie Vergleiche, Beurteilungen und Annahmen weg:

1. "Üben Sie, bewertende Gedanken und Aussagen zu beobachten und zu benennen, sagen Sie sich:

"Ein bewertender Gedanke kam mir in den Sinn."

2. Zählen Sie bewertende Gedanken und Aussagen (indem Sie kleine Gegenstände oder Papierstückchen von einer Hosentasche in die andere verlagern, indem Sie einen Sportclicker verwenden oder eine Strichliste machen).

3. **Ersetzen Sie** bewertende Gedanken und Aussagen **durch nichtbewertende Gedanken und Aussagen**.

4. Üben Sie **LEICHTES LÄCHELN** und erfahren Sie wie Sie und andere sich allein dadurch besser fühlen

40

Karte 21a

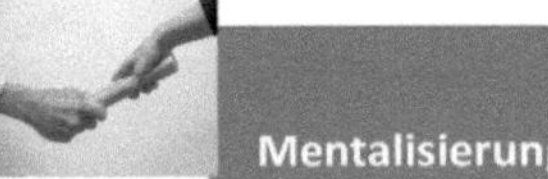

MVT-MODUL 3. ACHTSAMKEIT
Mentalisierungsfördernde Verhaltenstherapie

Den Moment leben und erleben

Üben der 3 WIE-Fertigkeiten der Achtsamkeit

3.3b Konzentriert

1. Gewahrsein beim Tee- oder Kaffeekochen.
2. Achtsamkeit beim Geschirrspülen.
3. Achtsamkeit bei der Handwäsche von Kleidungsstücken..
4. Achtsamkeit beim Hausputz.
5. Achtsamkeit beim Baden in Zeitlupe.

41

Karte 21b

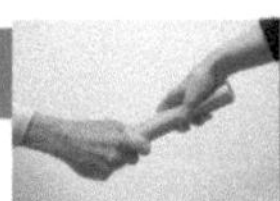

MVT-MODUL 3. ACHTSAMKEIT
Mentalisierungsfördernde Verhaltenstherapie

Den Moment leben und erleben

Üben der 3 WIE-Fertigkeiten der Achtsamkeit

3.3c Wirkungsvoll

1. Nehmen Sie wahr, wenn Sie beginnen ärgerlich zu werden oder auf jemanden feindselig zu reagieren. **Stellen Sie sich die Frage: "Ist das wirkungsvoll?"**

2. Nehmen Sie wahr, wenn Sie anfangen "Recht" haben zu wollen anstatt wirkungsvoll zu sein. Hören Sie auf, "Recht zu haben" und versuchen Sie stattdessen wirkungsvoll zu sein.

3. Bemerken Sie, wenn Eigensinn in Ihnen aufsteigt. Stellen Sie sich die Frage: "Ist das wirkungsvoll?"

4. Lassen Sie den Eigensinn fallen und üben Sie stattdessen, wirkungsvoll zu handeln. Bemerken Sie den Unterschied.

5. Wenn Sie sich verärgert oder feindselig fühlen oder merken, dass Sie drauf und dran sind, etwas Ineffektives zu tun, **dann üben Sie 'Offene Hände'.**

42

Karte 22a

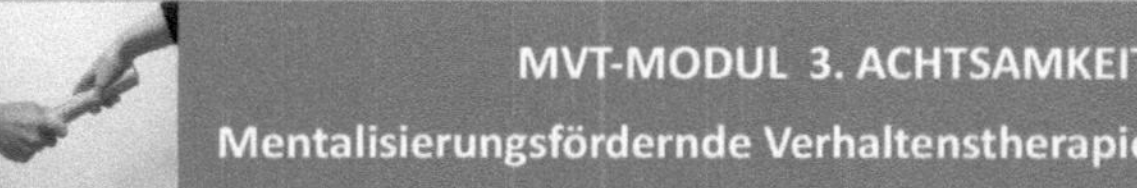

Womit können Sie beginnen, um Achtsamkeit zu praktizieren?

Bei welchen Alltagsaktivitäten können und werden Sie ab jetzt Achtsamkeit walten lassen?

....

Wie erinnern Sie sich an dieses Vorhaben?

....

Wie belohnen Sie sich jedes mal dafür?

....

Welche Anerkennung können Sie sich dafür aussprechen?

....

43

		MODUL 4 Emotion Tracking
Folie	**Karte**	**Thema**
1	1	Titel Emotion Tracking
2	1r	Diagramm MVT-Spirale
3	2	Problem - Ziel - Therapie
4	2r	Liste der Übungen
5	3	Emotion Tracking ist ...
6	3r	Worauf es ankommt
7	4	Ziel des Emotion Tracking
8	4r	Emotion Tracking Vorgehen
9	5	Spiegeln des Gefühls
10	5r	Syntax und Semantik des Feedbacks
11	6	Die Zeugenaussage wirken lassen
12	6r	Antidot durch Innere Bilder
13	7	Erinnerte Kindheits- Bilder: Der Körper drückt es aus
14	7r	Ein inneres Bild entstehen lassen
15	8	Vorgehen heilendes Antidot 1
16	8r	Vorgehen heilendes Antidot 2
17	9	Vorgehen strahlendes Gesicht: Click of Closure
18	9r	Syntax Antidot* - Was wirklich gebraucht worden wäre
19	10	Vorgehen Stoppen
20	10r	Emotion Tracking Leitfaden Schritte
21	11	Einfaches Ablaufdiagramm des Emotion Tracking
22	11r	Rückführen dysfunktionaler Gedanken auf äußere STIMMEN
23	12	Vorgehen Stimme einführen (Pesso)
24	12r	Syntax Rückgabe dysfunktionaler Gedanken (Stimmen)
25	13	Vorgehen Bestärkung funktionaler Gedanken
26	13r	Syntax Bestärkung funktionaler Gedanken
27	14	Wie können wir gemeinsam Ihren Gefühlen auf der Fährte bleiben?
28	14r	Übung 4.0 Entbehrungen und Verletzungen in der Kindheit
29	15	Vorläufer in der Kindheit finden
30	15r	Kindheit wieder erleben
31	16	Erinnerungsbild Verletzungen und kindliches Unglück
32	16r	Vorgehen bei Frustration
33	17	Wenn Sie sich an das erinnern, was Ihre Mutter Ihnen nicht gegeben hat
34	17r	Übung 4.1 Wut-Exposition
35	18	Wie kann das Gespräch bei der Wut ankommen?
36	18r	Wie komme ich von der Trauer zurück zu Zorn, Ärger oder Wut?
37	19	Wie kann das Gespräch bei der Wut bleiben?
38	19r	Was und wie viel machte Vater, Mutter, Geschwister?
39	20	Die Wut des Kindes
40	20r	Worum geht es bei der Wut-Exposition?
41	21	WUT-Exposition
42	21r	Syntax Die Wut ausdrücken
43	22	Können Sie Wut spüren, wenn Sie erinnern, was Ihre Eltern nicht für Sie getan haben
44	22r	Eltern, die gebraucht worden wären und das künstliche Glück
45	23	Der dritte Akt des Dramas

46	23r	Antidot und Ideales
47	24	Also gibt es zwei Antidots
48	24r	Eltern, die ich damals gebraucht hätte
49	25	Syntax Ideale Eltern
50	25r	Künstliches Glück
51	26	Durch Zuversicht ein anderer Mensch sein
52	26r	Übung 4.2 Antidot als korrigierendes Prinzip
53	27	Korrigierendes Prinzip
54	27r	Korrigierendes Prinzip 1: NEUE ERWARTUNGEN
55	28	Kennen Sie solche Beispiele auch von sich? Das Gefühl angekommen zu sein
56	28r	Übung 4.3 Gefühle im Gesicht der ErzählerIn, benennen und sagen, welcher vorausgehende Satz
57	29	Übung Emotionswahrnehmung im Gespräch
58	29r	Übung Teil 1 Emotionswahrnehmung im Zweiergespräch Anfänger
59	30	Übung Körperwahrnehmung im Zweiergespräch Fortgeschrittene
60	30r	Übung Teil 2: den Kontext zum Gefühl hinzufügen
61	31	Übung Teil 3: Reflexion nach der Erzählung
62	31r	Fortsetzung
63	32	Was wir festhalten können
64	32r	Übung 4.4 Antidot formulieren, z.B. größtes Problem mit Eltern oder Partner
65	33	Antidotübung
66	33r	TherapeutIn
67	34	Patient - Meine unangenehme Situation (siehe oben)
68	34r	Patient: Ein wiederkehrendes Problem ist
69	35	Spürten Sie den click of closure (Glücksmoment) – War es das, was Sie gebraucht hätten?
70	35r	Übung 4.5 ELTERN, DIE ICH GEBRAUCHT HÄTTE
71	36	Eltern die ich gebraucht hätte Vorbereitung 1 BEISPIEL
72	36r	05c Eltern wie sie waren und wie ich sie gebraucht hätte - Mutter BEISPIEL
73	37	Eltern die ich gebraucht hätte Vorbereitung 2
74	37r	05c Eltern wie sie waren und wie ich sie gebraucht hätte Jetzt meine eigenen Eltern - Mutter
75	38	Übung 4.6 Theory of Mind (Metakognition) - Mentalisieren
76	38r	Markiert spiegeln
77	39	Halb Gefühl und halb Reflexion
78	39r	Ursache-Wirkungs-Denken
79	40	Tiefe emotionale Erfahrung
80	40r	Theory of Mind TOM im Gehirn
81	41	Theory of Mind TOM: Verstehen
82	41r	Aus wiederholten Beobachtungen wird ein prinzipielles Erkennen (TOM)
83	42	Übung 4.7 Holes in Roles
84	42r	Wenn Sie sich oft Sorgen um Mutter machen und Sie ihr ein besseres Leben gewünscht hätten
85	43	Transgenerational: Holes in Roles
86	43r	Holes in Roles in der Einzelsitzung
87	44	Zuvor ist notwendig: Negativer und positiver Aspekt der Eltern trennen
88	44r	Holes in Roles – Antworten
89	45	Ich blättere noch einmal die Abfolge des Gesprächs durch:

90	46	Die Eltern meiner Mutter / meines Vaters ...
91	46r	Da tut mir meine Mutter / mein Vater so leid. ...
92	47	In der Biographie Ihrer Mutter / Ihres Vaters ist ein Loch der Bedürfnisbefriedigung
93	47r	Ich lade Sie ein, einen Film zu drehen, der Ihrer Mutter die Kindheit und die Eltern beschert
94	48	Wie wäre die Mutter, die sie /er gebraucht hätte
95	48r	PatientIn: Die ideale Mutter meiner Mutter wäre nicht ... Sondern sie wäre ...
96	49	Wie wäre der Vater gewesen, den Ihre Mutter gebraucht hätte?
97	49r	PatientIn: Der ideale Vater meiner Mutter/meines Vaters wäre nicht ... Sondern wäre ...
98	50	Ich leihe den idealen Eltern meine Stimme: Die ideale Mutter Ihrer Mutter könnte sagen:
99	50r	PatientIn: Die ideale Mutter kann sagen ...
100	51	Ich leihe den idealen Eltern meine Stimme: Der ideale Vater Ihrer Mutter könnte sagen:
101	51r	PatientIn: Der ideale Vater Ihrer Mutter/Ihres Vaters kann sagen ...
102	52	TherapeutIn: „Ich spreche diese Sätze, Ich spreche diese Sätze, während Sie sich Ihre Mutter als Kind vorstellen
103	52r	Beide sprechen nun zu Ihnen, der Betrachterin dieses Films
104	53	Wir hätten Deiner Mutter alles gegeben, was sie braucht,
105	53r	Ich sehe wie ... Sie sind und sich ... fühlen
106	54	Mein Gefühl ist ...
107	54r	Es wäre nie Deine Aufgabe gewesen, sich um sie / ihn zu kümmern und Sorge zu haben.
108	55	Welche Löcher gibt es im Gefüge der Generationen Ihrer Familie?
109	55r	Dialog mit Embodiment – den Körper mitnehmen
110	56	Dialog mit Embodiment – den Körper mitnehmen. So läuft es ab ...
111	56r	ANHANG: Was habe ich als TherapeutIn nicht getan? BIS KARTE 121

MVT-HANDBUCH Kapitel 4

4. MODUL
EMOTION TRACKING*

Zu den Gefühlen finden

Tiefe emotionale Erfahrung

*geht aus dem Microtracking von Pesso & Perquin (Bachg & Sulz 2022) hervor

1

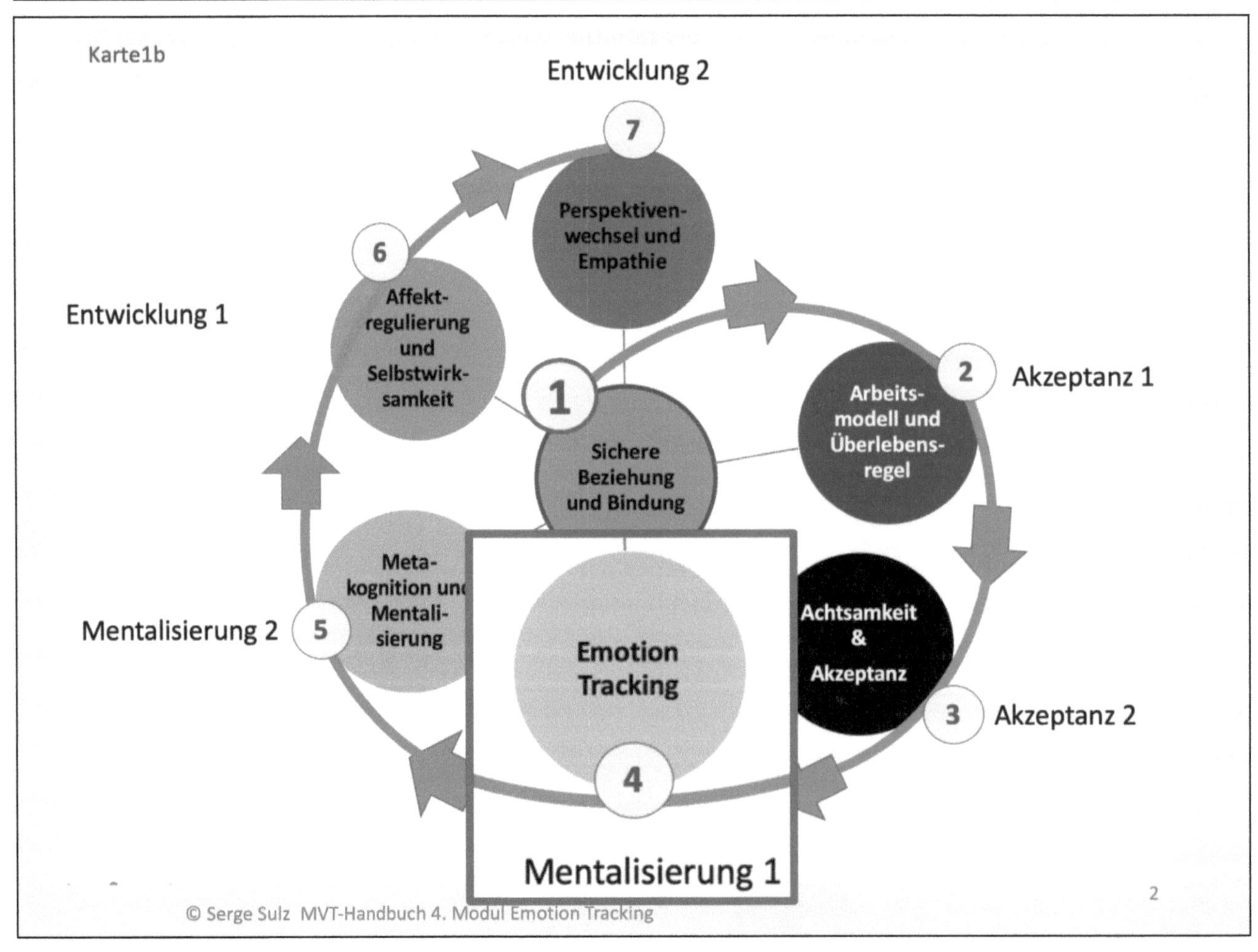

Karte 2a

MVT-MODUL 4. EMOTION TRACKING
Mentalisierungsfördernde Verhaltenstherapie

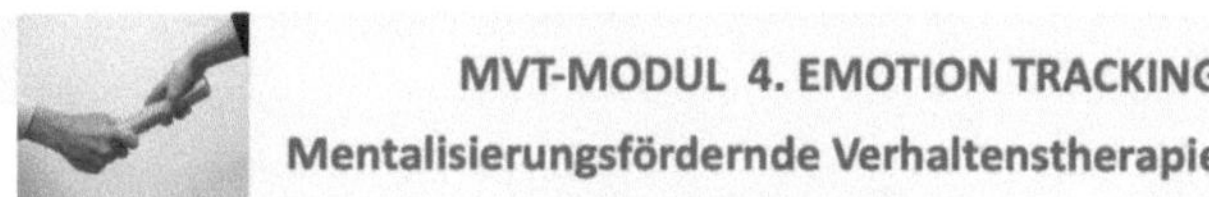

4. Modul Emotion Tracking

1. Problem: Emotion Tracking – tiefe emotionale Erfahrung: **NIEMAND SIEHT was ich fühle - meinen Schmerz**

- Ziel: Emotion Tracking – tiefe emotionale Erfahrung: **ICH SEHE was du fühlst**
- Therapie: Emotion Tracking – tiefe emotionale Erfahrung: **Gefühle bewusst machen + Auslöser verstehen**

→ IHRE VORBEREITUNG:

a) Lektüre MVT-Textbuch* und Übungsbuch** Kapitel Modul 4
b) Training Therapeutenverhalten 1-9
https://eupehs.org/haupt/mentalisierungsfoerdernde-verhaltenstherapie-mvt/uebungen-des-therapeutenverhaltens/
c) Therapiesitzungs-Video (live) 4. Gespräch*** anschauen

*Sulz, S.K.D. (2021b). Mentalisierungsfördernde Verhaltenstherapie. Gießen: Psychosozialverlag.

**Sulz, S.K.D. (2022). Heilung und Wachstum der verletzten Seele. Praxisleitfaden Mentalisierungsfördernde Verhaltenstherapie. Gießen: Psychosozial-Verlag

*** https://youtu.be/sypidz9HJi0

Karte 2b

MVT-MODUL 4. EMOTION TRACKING
Mentalisierungsfördernde Verhaltenstherapie

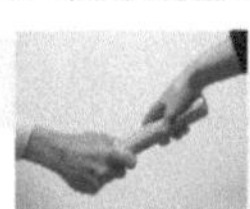

Liste der Übungen 4. Schulung Modul Emotion Tracking

- 4.0 Verletzungen in der Kindheit
- 4.1 Wut-Exposition
- 4.2 Antidot als korrigierendes Prinzip
- 4.3 Gefühle im Gesicht der ErzählerIn sehen
- 4.4 Antidot formulieren LIVE
- 4.5 ELTERN, DIE ICH GEBRAUCHT HÄTTE
- 4.6 Theory of Mind
- 4.7 eigene Holes in Roles

4

Karte3a

Emotion Tracking* ist …

- **eine Form des Dialogs**, die aus neurobiologischen und emotionspsychologischen Ansätzen entstand
- auf Emotionen fokussiert
- Gefühle spürbar macht
- Gefühlsauslöser identifiziert
- Ihr Zustandekommen verstehen lässt
- Bedürfnisfrustrationen bewusst macht
- Glücklich machende Befriedigung erleben lässt

- nebenbei eine exzellente Methode der kognitiven Umstrukturierung

*geht aus dem Microtracking von Pesso & Perquin (Bachg & Sulz 2022) hervor

→ den Gefühlen auf der Spur

5

Karte 3b

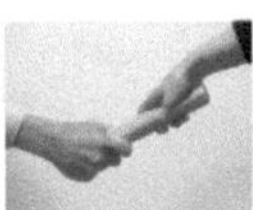

MVT-MODUL 4. EMOTION TRACKING
Mentalisierungsfördernde Verhaltenstherapie

Worauf es ankommt

Beim EMOTION TRACKING*

besteht das Therapeutinnenverhalten aus:

- Gefühl im Gesicht erkennen
- Gefühl richtig benennen
- Kontext (Auslöser) identifizieren und benennen
- Antidot formulieren "Du hättest gebraucht …"
- Ideale Eltern-Übung anleiten
- *stets bewusst, warum und wozu ich als TherapeutIn etwas mache und es so und nicht anders mache*

*geht aus dem Microtracking von Pesso & Perquin (Bachg & Sulz 2022) hervor

6

Karte 4a

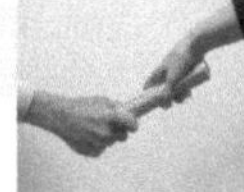

MVT-MODUL 4. EMOTION TRACKING

Mentalisierungsfördernde Verhaltenstherapie

Ziel des Emotion Tracking

- Das Ziel ist, dass der Patient
- **sein Gefühl bewusst wahrnimmt**
- **und erkennt, wodurch das Gefühl ausgelöst wurde**
- und welche emotionale Bedeutung Ereignisse, Umstände und Beziehungen für ihn haben.

7

Karte 4b

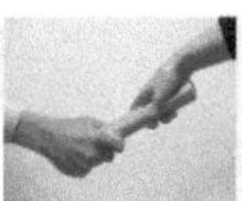

MVT-MODUL 4. EMOTION TRACKING

Mentalisierungsfördernde Verhaltenstherapie

Emotion Tracking Vorgehen

- Der **Patient berichtet** über ein problematisches Ereignis oder eine belastende Beziehung
- Im Gespräch wird darauf geachtet,
- welche **Gesprächsinhalte**
- welche **Gefühle** auslösen,
- welche **Körperreaktionen** auf welche **Handlungsimpulse** hinweisen können
- und welche **Erinnerungen** damit assoziiert sind.

8

Karte 5a

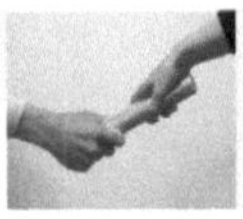

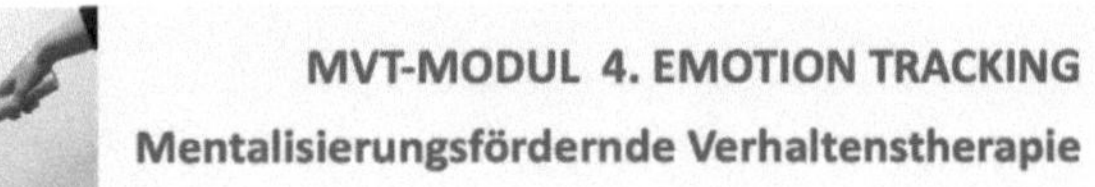

Spiegeln des Gefühls

- Die Therapeutin spricht aus, was sie wahrnimmt:
- Das Gefühl, das sich im Gesicht des Patienten andeutet.
- Sie fügt hinzu, bei/nach welchem Bewusstseinsprozess das Gefühl auftrat.
- Wenn sie es nicht sehen kann, fragt sie: Was fühlen Sie gerade?
- Wenn der Patient das Gefühl bestätigt, kann es ausgesprochen (gespiegelt) werden.

9

Karte 5b

Syntax und Semantik des Feedbacks/Spiegelns (Beispiel)

- ***„Ich sehe,*** — **Wahrnehmung**
- ***wie verzweifelt es Sie macht,*** — **Gefühl**
- ***wenn Sie sich daran erinnern,*** — **Bewusstseinsprozess**
- ***dass sie kein Wort mehr sagte und einfach raus ging."*** — **Situativer Kontext**

Dieser Satz ist Mentalisieren! (Anwenden der Theory of Mind TOM)

→ Sieht der Patient sich gerade im Kindesalter, wird er per Du angesprochen.

10

Karte 6a

Hinweis für die TherapeutIn

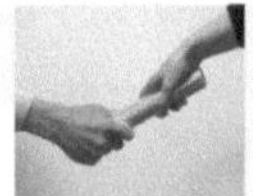

MVT-MODUL 4. EMOTION TRACKING

Mentalisierungsfördernde Verhaltenstherapie

Die Zeugenaussage wirken lassen

- Mancher Patient ist ganz auf seine Erzählung konzentriert
- und achtet gar nicht auf die Zeugenaussage.
- Wir helfen ihm, beim Gefühl zu bleiben: „Ist die <Traurigkeit> noch da?" → *Affektwahrnehmung*
- „Kann es sein, dass <KONTEXT> Sie traurig macht?" → *Mentalisierung*
- Wir können auch fragen, wie es sich anfühlt, mit seinen Gefühlen gesehen zu werden (von jemand, der es bezeugt). → *Beziehungsaspekt*

- NUN KANN DER PATIENT WEITERERZÄHLEN

11

Karte 6b

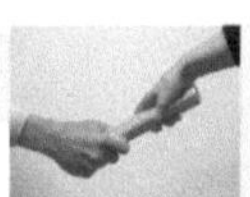

MVT-MODUL 4. EMOTION TRACKING

Mentalisierungsfördernde Verhaltenstherapie

Antidot durch Innere Bilder

- Es kommt der Punkt im Gespräch, an dem der Patient sein Leid und seine Not so umfassend dargelegt hat, dass **bei mir als TherapeutIn ein lebendiges inneres Bild** der Umstände und Ereignisse entstanden ist.

Hinweis für die TherapeutIn

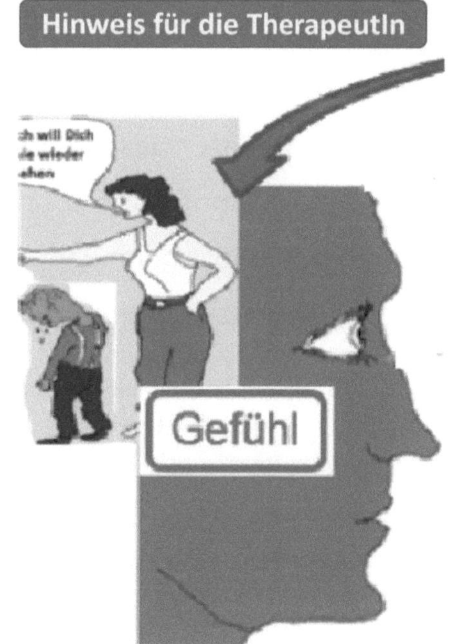

12

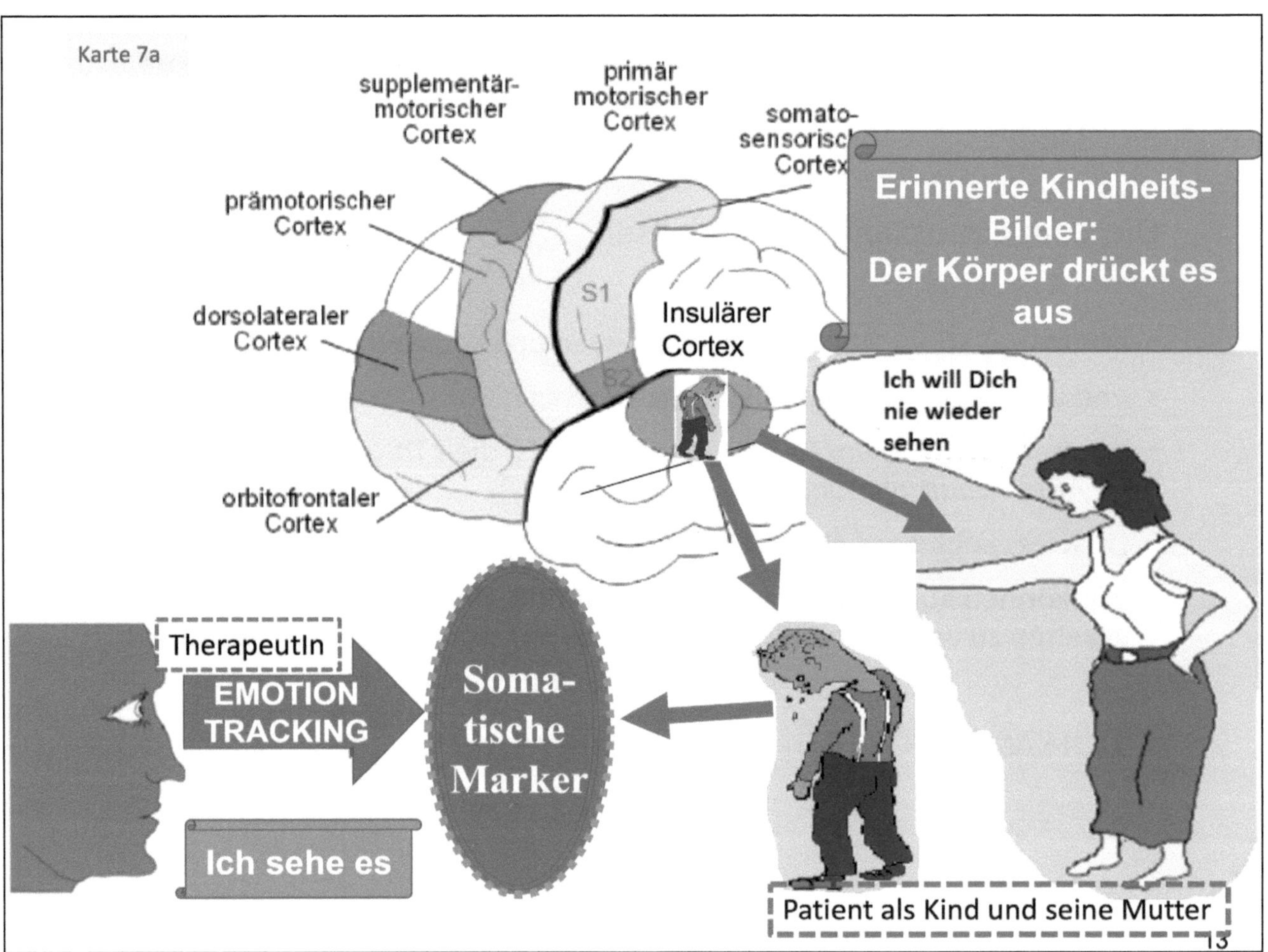

Karte 7b

Hinweis für die TherapeutIn

Ein inneres Bild entstehen lassen

- Wesentlich ist, dass während des Erzählens sowohl beim Patienten als auch bei der TherapeutIn
- **ein inneres Bild der Geschehnisse entsteht**.
- Idealerweise stimmen diese beiden Bilder gut überein.
- Das innere Bild löst beim Patienten das Gefühl aus
- und führt beim zu einer empathischen Reaktion.

- **Bild → Emotion → prozedurales Gedächtnis (bottom-up), d.h. tiefe Gefühle wreden erreicht!**
- Sprache → Kognition → deklaratives Gedächtnis (nur top-down), d.h. tiefe Gefühle werden nicht erreicht!

14

Karte 8a

Hinweis für die TherapeutIn

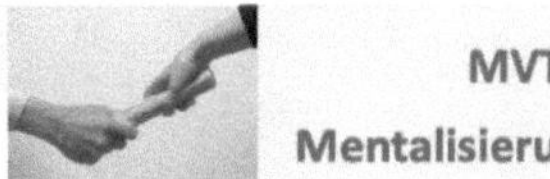

MVT-MODUL 4. EMOTION TRACKING
Mentalisierungsfördernde Verhaltenstherapie

Vorgehen heilendes Antidot 1

- Nun kann ich **empathisch spiegeln, was der Patient stattdessen gebraucht hätte,**
- welches Gegengift (Antidot im Sinne von Pesso, 2008a,b) benötigt worden wäre, um das Leiden zu beenden oder erst gar nicht auftreten zu lassen.

**Ist Ihr Mitgefühl so groß,
dass Sie sicher sagen können, was der Patient gebraucht hätte?**

15

Karte 8b

Hinweis für die TherapeutIn

Vorgehen heilendes Antidot 2

- **Anfänger:** Zuerst werden wir uns unseres Mitgefühls nicht sicher sein und deshalb **den Patienten fragen, was er gebraucht hätte.**
- **Fortgeschrittene:** Wenn ich mit meiner Empathie schon Fortschritte gemacht habe, **frage ich nicht mehr, sondern spreche das Antidot aus, z.B.:**
- ***„Sie hätten jemand gebraucht, der ganz auf Ihrer Seite ist und dafür sorgt, dass diese Person sofort aufhört, so mit Ihnen umzugehen."***
- ***Wenn mir das gelingt, fördere ich die Beziehung zum Patienten sehr.***

16

Karte 9a

Hinweis für die TherapeutIn

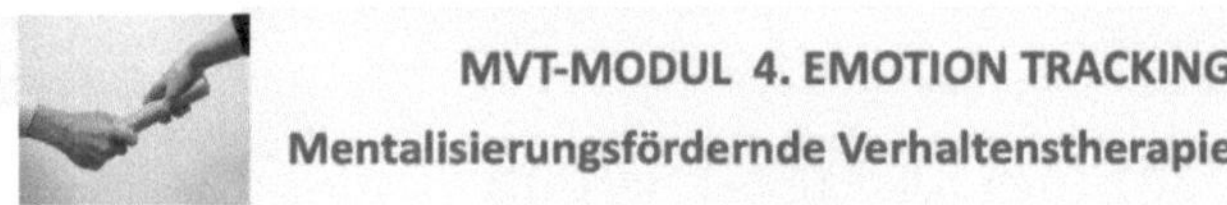

Vorgehen strahlendes Gesicht: Click of Closure

Der **sofort heraussprudelnde somatische Marker (Gesicht strahlt!)** und kurz darauf die Worte ***„Jaaa, das stimmt!"*** *bestätigen,* wenn es mir gelang, das wirkliche Antidot erspüren und ich es spiegeln konnte.

17

Karte 9b

Hinweis für die TherapeutIn

Antidot* - Was wirklich gebraucht worden wäre

Nie wurde ich gelobt!

Sie hätten jemand gebraucht, der Ihnen sagt, wie gut Sie sind

Oh ja, genau das hat mir so sehr gefehlt

- **Patient Erinnerung**
- **TherapeutIn Antidot-Hypothese**
- **Patient Click of Closure, wenn zentrale Befriedigung exakt benannt wurde**

Antidot spiegeln: Sie hätten gebraucht, ...!

*Bachg M.: Microtracking in Pesso Boyden System Psychomotor: Brückenglied zwischen verbaler und körper-orientierter Psychotherapie. In Sulz, Schrenker, Schricker: Die Psychotherapie entdeckt den Körper. München: CIP-Medien

18

Karte 10a

Hinweis für die TherapeutIn

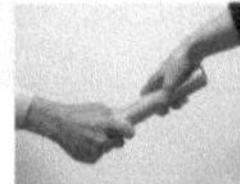

MVT-MODUL 4. EMOTION TRACKING

Mentalisierungsfördernde Verhaltenstherapie

Vorgehen Stoppen

- Finde ich nicht schnell genug die richtige Benennung von Emotion oder Antidot, so **bitte ich einfach, das Sprechen zu STOPPEN,** weil ich spiegeln möchte, welches Gefühl gerade aufgetreten ist.
- Ich versuche **möglichst jedes Gefühl ansprechen** und den Auslöser dazu benennen.
- Dadurch kommt es zur **Verlangsamung des Gesprächsablaufs**, die notwendig ist, um das Gefühl im Hier und Jetzt wahrnehmen zu können.

19

Karte 10b

Hinweis für die TherapeutIn

Emotion Tracking Leitfaden Schritte

1. Patient: berichtet über emotional belastende Beziehung
2. TherapeutIn: hört empathisch zu und beobachtet das Gesicht
3. TherapeutIn: Ich sehe, wie schmerzlich es sich anfühlt
4. TherapeutIn: wenn Sie erinnern, wie er Sie behandelt hat
5. Patient: stimmt zu oder korrigiert
6. Patient: erzählt von diesem Gefühl ausgehend weiter
7. TherapeutIn: Spürt empathisch, was der Patient gebraucht hätte
8. TherapeutIn: Sie hätten gebraucht, dass jemand Ihnen beisteht
9. Patient: bestätigt oder korrigiert
10. Patient: kann vor innerem Auge Bedürfnisbefriedigung sehen
11. TherapeutIn: fragt, wo, wer wie und bittet um Beschreibung
12. TherapeutIn: fragt, was die befriedigende Person sagen könnte
13. TherapeutIn: wiederholt diesen Satz und sieht, welche Gefühl entsteht
14. TherapeutIn: fragt, wo bei wem wie das heute zu bekommen ist
15. TherapeutIn: fragt, was der Patient tun müsste, um es zu bekommen

20

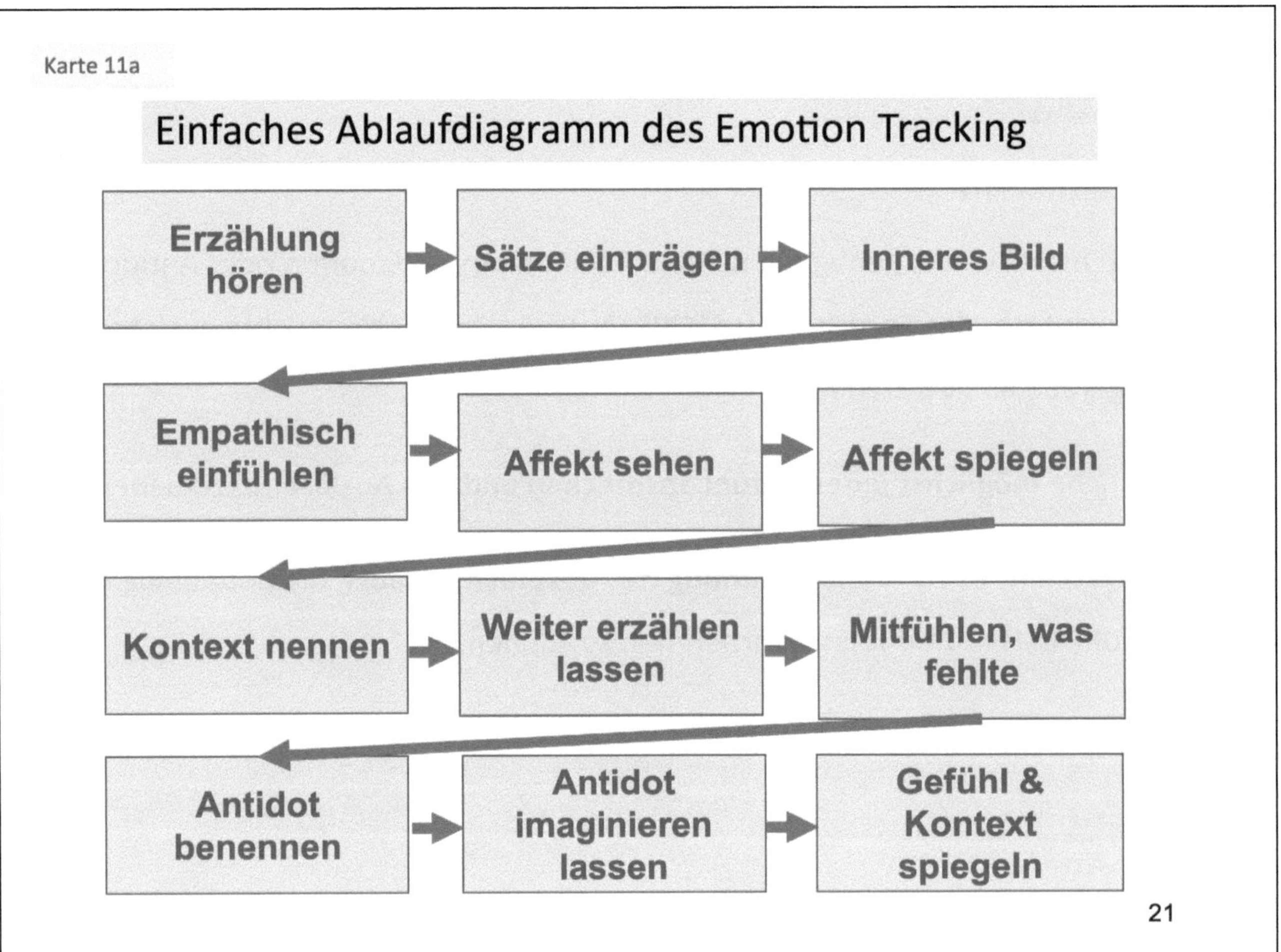

Karte 11b

Hinweis für die TherapeutIn

Wenn Sie sicher sind im Umgang mit Zeugenaussage und Antidot, können Sie weitere Interventionen einfügen:
A) **Rückführen dysfunktionaler Gedanken auf äußere STIMMEN**

- Da dysfunktionale Gedanken aus Kindheitserfahrungen mit Erwachsenen hervorgehen,
- können sie diesen wieder in den Mund gelegt werden als von außen kommende **Stimmen** (zunächst ohne sie bereits einer bestimmten Person zuzuordnen)
- Der Patient hört, prüft diese und nimmt Stellung dazu
- **Rollenspieler** (in der Gruppe) oder die TherapeutIn (in der Einzeltherapie) können diese Sätze sprechen
- Was gerade noch ein eigener Gedanke war, ist nun eine **Interaktion** in der **Beziehung** zu einem Menschen

22

Karte 12a

Hinweis für die TherapeutIn

Vorgehen Stimme einführen (Pesso)

- Die Therapeutin bereitet den Patienten darauf vor, **dass sie zu selbstkritische Äußerungen,** oder solche die sich selbst abwertend oder beschuldigend oder entmutigend sind, **nicht durchgehen lässt, wenn der** Patient z.B. sagt: „**Ich mache alles** kaputt. Ich werde nie ein brauchbarer Mensch."
- Dass sie diese aufgreift und **als von außen übernommene Stimmen früherer Bezugspersonen ausspricht, z.B.:** „**Du machst alles** kaputt. Du wirst nie ein brauchbarer Mensch."
- *Und fragt: „Was macht das mit Ihnen, wenn Sie es von außen hören?"*
- Die Reaktion kann sein: „Ich habe mir solche Sätze viel zu lang gefallen lassen.

23

Karte 12b

Rückgabe dysfunktionaler Gedanken (Stimmen)

Ich mache alles kaputt!

Du machst alles kaputt!

Hör sofort auf, er/sie macht es gut
Ja ich kann viel gut
Ich fühle mich geschützt und sicher

- **Patient Gedanke**
- **Stimme von außen**
- **Schützende Person**
- **Patient Neues Denken**
- **Patient Neues Gefühl**

Dysfunktionale Gedanken reattribuiert!

24

Karte 13a

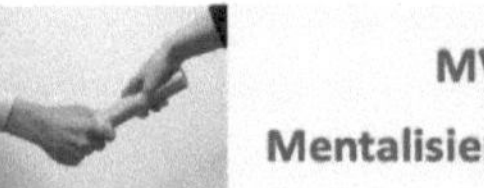

MVT-MODUL 4. EMOTION TRACKING

Mentalisierungsfördernde Verhaltenstherapie

Hinweis für die TherapeutIn

Vorgehen Bestärkung funktionaler Gedanken

- Und ich als TherapeutIn kündige an, dass ich umgekehrt
- **wichtige und wertvolle Gedanken aufgreifen werde**, damit sie bewahrt werden können:
- *„Das war jetzt ein sehr wichtiger und guter Gedanke, dass Sie ja heute nicht mehr so abhängig sind von ihr und sich in vielem helfen können."*

25

Karte 13b

Verstärkung funktionaler Gedanken

Ich kann mich wehren!	• **Patient Gedanke**
Sehr gut, dass Du das siehst / dass Sie das sehen!	• **Wertschätzende Person oder TherapeutIn**
Diese Rückmeldung gibt mir Kraft	• **Patient Neues Gefühl: fühlt sich bestätigt und gestärkt**

Funktionale Gedanken wertschätzen!

26

Karte 14a

Wie können wir gemeinsam Ihren Gefühlen auf der Fährte bleiben?

Ich habe Ihnen beschrieben, wie ich im Gespräch mit Ihnen immer wieder vorgehen möchte.

Wenn Sie das verstanden haben und einverstanden sind, können wir so vorgehen.

Dabei ist wichtig, dass wir gut zusammenwirken:

- Sie lassen entstehende Gefühle zu.
- Sie lassen diese Gefühle ins Gesicht.
- Sie halten im Berichten inne, wenn ein Gefühl deutlich spürbar wird.
- Sie sprechen es aus, wenn ich es nicht ansprach.
- Sie korrigieren mich, wenn ich das falsche Gefühl nenne.
- Sie sprechen von Ihrem Gefühl ausgehend einfach weiter.

27

Karte 14b

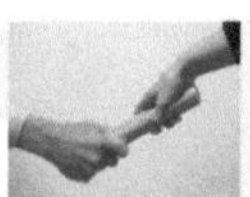

MVT-MODUL 4. EMOTION TRACKING
Mentalisierungsfördernde Verhaltenstherapie

Übung 4.0
Entbehrungen und Verletzungen in der Kindheit

Das Unglück des Kindes

28

Karte 15a

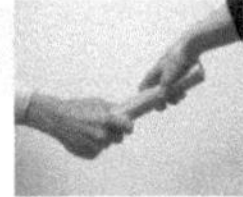

MVT-MODUL 4. EMOTION TRACKING

Mentalisierungsfördernde Verhaltenstherapie

Hinweis für die TherapeutIn

Vorläufer in der Kindheit finden

- Ein Patient bekommt heute als Erwachsener oft zu hören, dass er ein Versager sei.
- „Ich habe mir solche Sätze viel zu lang gefallen lassen."
- TherapeutIn: „Gab es in der Kindheit jemand, der so etwas sagte?"
- „Ja, mein Vater! Er quälte mich mit solchen Sprüchen."
- TherapeutIn: „Erzählen Sie etwas darüber"
- Jetzt eröffnet sich die emotionale Lerngeschichte.

29

Karte 15b

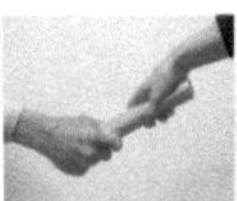

MVT-MODUL 4. EMOTION TRACKING

Mentalisierungsfördernde Verhaltenstherapie

Hinweis für die TherapeutIn

Kindheit wieder erleben

- TherapeutIn: „Können Sie sich vorstellen, jetzt das Kind von damals zu sein (welches Alter?) und der Vater ist hier: <Rollenspieler oder Imagination>
- TherapeutIn: „Was sagt und macht Ihr Vater?"
- „Er hört nicht auf, mich zu quälen."
- TherapeutIn: „Ich sehe, wie viel Schmerz da ist, wenn Sie erinnern, dass Ihr Vater nicht aufhörte, Sie zu quälen."
- TherapeutIn: „Da ist auch Ärger dabei"!?
- „Ja, ich bin so wütend."

30

Karte 16a

Erinnerungsbild Verletzungen und kindliches Unglück

Ich sehe meinen Vater, wie er

………………………………….

Das schmerzt mich …………………

Und meine Mutter, die

……………………………………..

Das verletzt mich

………………………………………….

- **Patient Erinnerung Vater**
- Patient 1. Gefühl
- **Patient Erinnerung Mutter**
- Patient 2. Gefühl

Das Unglück der Kindheit bildhaft erinnern

31

Karte 16b

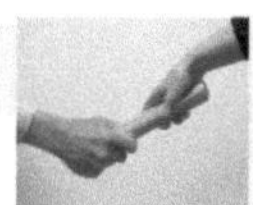

MVT-MODUL 4. EMOTION TRACKING

Mentalisierungsfördernde Verhaltenstherapie

Vorgehen bei Frustration

- Frustration: Trauer oder Wut
- Folge der höchsten Energie.
- Ist die Wut größer als die Trauer, folge ihr
- → Wut-Exposition: Wehrhaftigkeit (negativer Aspekt der Bezugsperson)
- Ist die Traurigkeit größer, gehe in Richtung Bedürfnis und Bedürfnisbefriedigung

32

Karte 17a

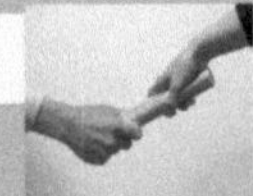

MVT-MODUL 4. EMOTION TRACKING

Mentalisierungsfördernde Verhaltenstherapie

Um die Beziehung zu unseren Eltern nicht zu belasten, spüren wir nicht mehr den Schmerz der Verletzungen, die sie uns zugefügt haben, selbst wenn wir uns an ihr Verhalten erinnern.

Wenn Sie sich an das erinnern, was Ihre Mutter Ihnen nicht gegeben hat, obwohl Sie es als Kind so sehr gebraucht hätten – können Sie Mitgefühl für das Kind von damals spüren?

....

Können Sie seinen Schmerz, seine Verzweiflung, sein Alleingelassen werden oder nicht gesehen weden et.

....

Können Sie spüren, wie diese Wut (ohne dass Sie es jemals wirklich tun) am liebsten gegen Ihre Eltern vorgehen würde?

....

Gelingt es Ihnen, in der Phantasie genau das zu tun, wonach dieser Wut ist (während Sie wissen, dass diese Phantasie niemand verletzt)?

....

Empfinden Sie danach ein Gefühl der Gerechtigkeit und Kraft?

....

33

Karte 17b

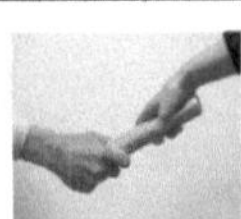

MVT-MODUL 4. EMOTION TRACKING

Mentalisierungsfördernde Verhaltenstherapie

Übung 4.1
Wut-Exposition

34

Karte 18a

Wie kann das Gespräch bei der Wut ankommen?

- Durch Lenkung auf wütend machendes Thema.
- Durch Fragen nach der Bedeutung des Geschehens.
- Durch Erfassen von Art und Ausmaß der Verletzung.
- Durch empathisches Mitgehen mit dem Verletztsein.
- Durch Betonen der Ungerechtigkeit.
- Durch Hervorheben des empörenden Aspekts (Was macht wütend?).
- Durch Übergehen vom wehrlosen Opfer zum Wehren Wollen.
- Durch Beobachten des Gesichts (straffere Muskeln, Kiefer).
- Durch Einladen zum Wut-Atmen.
- Durch Bewusstmachen des Körperprozesses (Muskelanspannung).
- Durch Fragen nach Handlungsimpuls (was will der Körper tun?).
- Durch Intensivieren der Körperaktion (Kampf?).
- Durch Einladen zu Imagination wütenden Handelns.

35

Karte 18b

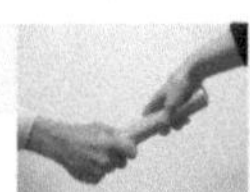

MVT-MODUL 4. EMOTION TRACKING
Mentalisierungsfördernde Verhaltenstherapie

Wie komme ich von der Trauer zurück zu Zorn, Ärger oder Wut?

Rollenspiel: Elternteil auf Stuhl gegenüber imaginieren. Ihm sagen, wie das damals für mich war. Was sein Verhalten mit mir gemacht hat, auf welche Weise das schlimm war. Was stattdessen gebraucht worden wäre. Dass es seine Aufgabe gewesen wäre, zu spüren, was ein Kind braucht und wie schlimm so ein Verhalten wie seines für es war.

TherapeutIn sieht, wenn Ärger entsteht, spricht das Ärgerliche aus, hilft, den Ärger mehr zu spüren.

Hört wie ein Verbot von Wut kommt oder Schuldgefühl oder Angst, vielleicht ist die Überlebensregel zu erkennen

Karte 19a

MVT-MODUL 4. EMOTION TRACKING
Mentalisierungsfördernde Verhaltenstherapie

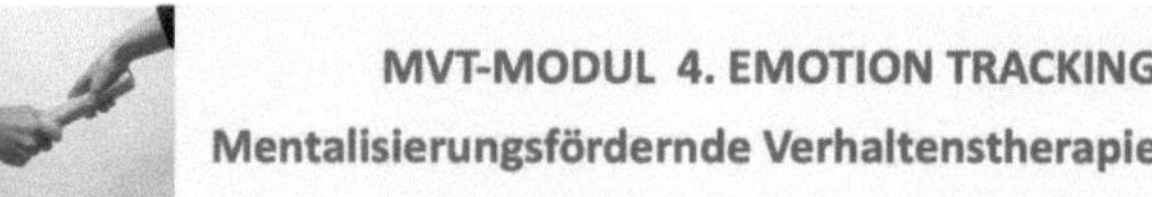

Wie kann das Gespräch bei der Wut bleiben?

Erlaubnis zur Wut geben, vielleicht eher von Zorn sprechen

Angst vor der Wut **nehmen**

Schuldgefühl als Wut-Killer entlarven

Mitleid gehört nicht zum negativen Aspekt der Eltern, nur zum positiven, geliebten Aspekt

Von anderem Gefühl wie Trauer **zurück zur Wut** zurückkehren

Vom Verständnis für den Täter **zurück zur Selbstfürsorge**

Nicht-so-sein-wollen wie aggressiver Elternteil als Stopper benennen

Leere-Gefühl = da ist **Raum für Wut**

Flüchten ins Kognitiv-Emotionslose als Pause akzeptieren (das ist ganz normal)

Es reicht, daran zu denken, man **muss es nicht** dauernd fühlen

Oft reicht es, zu wissen, dass und wie sehr es frustrierend und verletzend war

Oft reicht es, daran zu denken, dass jemand wirksam eingreift

37

Karte 19b

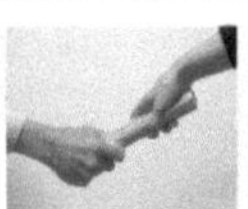

MVT-MODUL 4. EMOTION TRACKING
Mentalisierungsfördernde Verhaltenstherapie

Was und wie viel machte Vater, Mutter, Geschwister?

Was macht mich wütend?

- Das schlimmste, das mir Vater angetan hat, ist ...

....

- Das schlimmste, das mir Mutter angetan hat, ist ...

....

- Das schlimmste, das ein Geschwister angetan hat (wer?), ist ...

....

→ versus Wutvermeidung den Eltern gegenüber: Ich habe keine Wut, kann keine Wut empfinden, weil ....

38

Karte 20a

Hinweis für die TherapeutIn

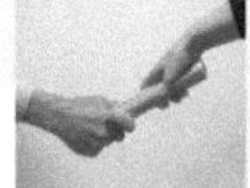

MVT-MODUL 4. EMOTION TRACKING
Mentalisierungsfördernde Verhaltenstherapie

Die Wut des Kindes

- Jetzt kann eine **Wutexposition*** folgen,
- in der der Patient seine Wut mit Worten und
- wenn möglich in der Imagination auch mit Taten ausdrückt
- – so dass sein **Wutausdruck wirksam ist**!
- Er darf nicht in Ohnmacht landen.
- Deshalb „akkommodiert“ der Rollenspieler (der niemals angreifend berührt wird) oder der imaginierte Vater.
- Dieser zeigt wie wuchtig die Wut bei ihm ankommt und ihn trifft.

*Beschreibung bei Sulz: Gute Verhaltenstherapie (2017a,c)

39

Karte 20b

Hinweis für die TherapeutIn

Worum geht es bei der Wut-Exposition?

- Es ist nicht weit vom Schmerz der Erinnerung an die Frustrationen der Kindheit
- bis zur Wut auf die, die das angetan oder zugelassen haben.
- Die TherapeutIn strahlt die Erlaubnis des Wütendseins aus.
- Wütend sein im Schutz der Sitzung.
- Sie unterstützt den Wutausdruck – so groß er auch sein mag.
- Sie weiß, dass die Situation nicht entgleisen kann.
- Und dass dies alles nur Phantasie ist,
- etwas, das sich nur im Innenleben des Patienten abspielt
- und dort auch bleibt,
- ohne dass jemand in der realen Außenwelt behelligt würde.

Praktisches Vorgehen wird im Modul 6 beschrieben

40

Karte 21a

Hinweis für die TherapeutIn

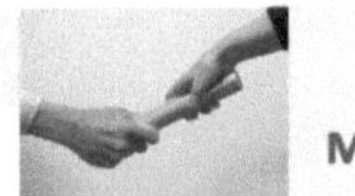

MVT-MODUL 4. EMOTION TRACKING
Mentalisierungsfördernde Verhaltenstherapie

WUT-Exposition

- Lassen Sie ein inneres Bild entstehen, in dem Sie sich mit der Sie verletzenden Person befinden.
- Sie hat gerade das gesagt oder getan, was so empörend, gemein und verletzend ist
- Sie spüren wie Wut und Zorn aus dem Bauch in den Brustkorb hochsteigt, in die Schultern und Arme.
- Sie merken, wie Ihr Körper die Wut ausdrücken will
- Sie lassen die Bewegung zu, die gerade entsteht
- (Stoßen, Schütteln, Schlagen, Treten?)
- Wiederholen Sie die Bewegung, bis die Wut verraucht ist.
- Welches Gefühl ist jetzt da (Gerechtigkeit, Traurigkeit …)?
- Diese Gefühle dürfen jetzt da sein.

41

Karte 21b

Die Wut ausdrücken

Ich sehe meinen Vater, er quält mich sadistisch	• **Patient Erinnerungsbild**
Aus Wut will ich ihn packen und schütteln	• **Patient spürt was seine Wut machen will**
Wenn er mich kalt und gemein ansieht	• **Patient erlebt den Vater im Bild**
Ich packe ihn jetzt und werfe ihn zu Boden, immer wieder, bis er liegen bleibt	• **Patient imaginiert wütende Handlung**
Jetzt fühle ich mich frei und stark	• **Patient erlebt Selbstwirksamkeit**

Durch Wut Selbstwirksamkeit erfahren

42

Karte 22a

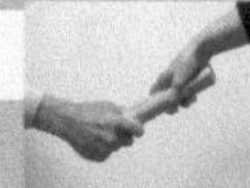

MVT-MODUL 4. EMOTION TRACKING

Mentalisierungsfördernde Verhaltenstherapie

Wir tragen den Schmerz der Verletzungen durch unsere Eltern in uns. Wir können uns in einem ersten Schritt von ihm befreien, wenn wir Zugang zu der Wut bekommen, die die einzige richtige Antwort ist und die wir nicht wagten.

Können Sie Wut spüren, wenn Sie erinnern, was Ihre Eltern nicht für Sie getan haben bzw. wie sie die kindliche Seele unempathisch verletzten?

....

Können Sie sich die Erlaubnis zu dieser Wut geben oder holen?

....

Können Sie spüren, wie diese Wut (ohne dass Sie es jemals wirklich tun) am liebsten gegen Ihre Eltern vorgehen würde?

....

Gelingt es Ihnen, in der Phantasie genau das zu tun, wonach dieser Wut ist (während Sie wissen, dass diese Phantasie niemand verletzt)?

....

Empfinden Sie danach ein Gefühl der Gerechtigkeit und Kraft? ....

43

Karte 22b

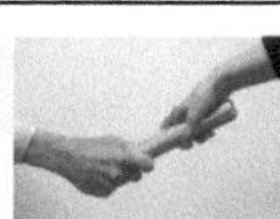

MVT-MODUL 4. EMOTION TRACKING

Mentalisierungsfördernde Verhaltenstherapie

Eltern, die gebraucht worden wären und das künstliche Glück

44

Karte 23a

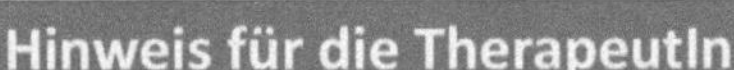

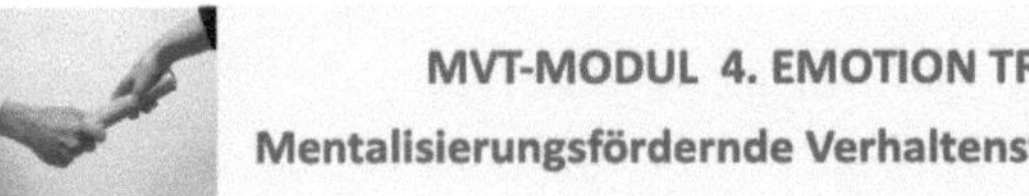

Der dritte Akt des Dramas

- Im letzten Schritt bzw. dritten Akt des Dramas wird eine neue Bühne eröffnet,
- auf der eine hypothetische und synthetische Kindheit inszeniert wird
- mit idealen familiären (und gesellschaftlichen) Bedingungen, mit idealen Eltern,
- so dass der Patient selbst (nicht durch die Regie des TherapeutIns) aus seinem Gefühl heraus entwickeln kann,
- Das was er wirklich gebraucht hätte und wie sich das angefühlt hätte, das auch zu bekommen.

45

Karte 23b

Hinweis für die TherapeutIn

Antidot und Ideales

- In einer unbewältigbaren Situation brauche ich Hilfe,
- Jemand der das Unglück beendet, indem er schützt oder unterstützt
- Dadurch wird das Leid beendet.
- Noch besser wäre es gewesen, wenn ich ideale Lebensbedingungen gehabt hätte,
- Am besten Eltern, wie ich sie gebraucht hätte.
- Also gibt es zwei Antidots:

46

Karte 24a

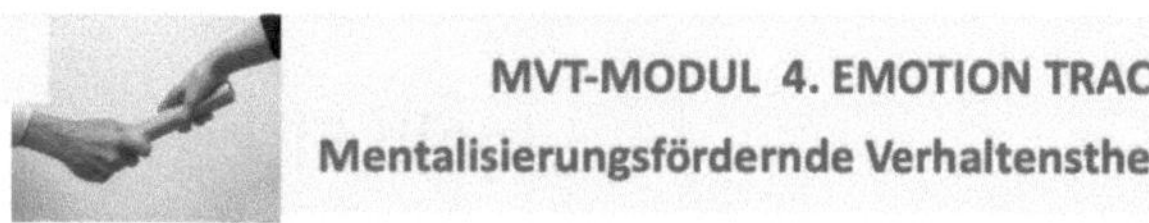

MVT-MODUL 4. EMOTION TRACKING
Mentalisierungsfördernde Verhaltenstherapie

Antidot und Ideales

- Also gibt es zwei Antidots:

Antidot 1: Jemand, der mein Leid und meine Not beendet (schützt, unterstützt)

- Das haben wir soeben gemacht.

Antidot 2: Eltern, wie ich sie gebraucht hätte

- Das machen wir jetzt.

47

Karte 24b

Hinweis für die TherapeutIn

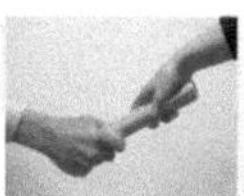

MVT-MODUL 4. EMOTION TRACKING
Mentalisierungsfördernde Verhaltenstherapie

Eltern, die ich damals gebraucht hätte

- Ist die ganze Wut raus, kann das kindliche Bedürfnis wahrgenommen werden und es entsteht Sehnsucht.
- die TherapeutIn fragt, **was stattdessen vom Vater gebraucht worden wäre.**
- „Dass er versteht, dass ich nicht so leicht lerne. Und mich tröstet."
- TherapeutIn: „Der Vater, den Sie gebraucht hätten, als Sie Kind waren,
- hätte gesagt „ Ich verstehe, dass es Dir nicht so leicht fällt"
- und er hätte Sie getröstet, z. B. „Du hast Zeit und ich helfe Dir."
- Wenn der Patient diese Worte annehmen kann, können wir den nächsten Schritt machen.

48

Karte 25a

Ideale Eltern

Ich wäre nie weggegangen. Ich wäre immer da gewesen	**Ideale Mutter sagt, was sie nie getan hätte**
Ich wäre zuverlässig bei Dir geblieben	Ideale Mutter sagt, was sie getan hätte
Ich hätte Dich nie geschlagen	**Idealer Vater sagt, was er nie getan hätte**
Ich wäre liebevoll und geduldig gewesen	Idealer Vater sagt, was er gern getan hätte
Das ist wunderschön	**Patient fühlt großes Glück**
Ich fühle mich geborgen und sicher	**Patient zentrales Bedürfnis wird befriedigt**

Glück durch phantasierte ideale Eltern

49

Karte 25b

Künstliches Glück

- Diese Erfahrung ist so beglückend,
- dass diese Arbeit nicht nur Klärung ist,
- sondern bereits eine eindeutig ressourcenorientierte Methode,
- die ein neues Gedächtnis samt intensiven somatischen Markern schafft,
- das als dauerhafte Ressource verfügbar bleibt
- und künftiges Verhalten (konkurrierend zum biographischen Gedächtnis) mit beeinflusst
- Und als **Vision** einer Wunscherfüllung, die hilft Ziele zu verfolgen, die in diese Richtung gehen (auf erwachsene Weise)

50

Karte 26a

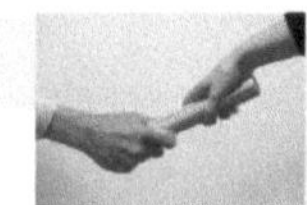

MVT-MODUL 4. EMOTION TRACKING
Mentalisierungsfördernde Verhaltenstherapie

Durch Zuversicht ein anderer Mensch sein

- So wie Sie nicht anders können, als auf den einen Kieselstein zu schauen,
- Können Sie die eine **positive Ausnahme** von Ihren bisherigen negativen Erfahrungen nicht aus Ihren Erwartungen streichen:
- Sie **starten mit Hoffnung und Zuversicht**
- und sind dadurch ein positiverer Mensch
- mit einer positiven Ausstrahlung,
- der positiver auf andere wirkt,
- so dass diese seiner positiven Einladung folgen
- und positive Begegnungen entstehen

51

Karte 26b

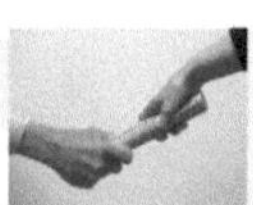

MVT-MODUL 4. EMOTION TRACKING
Mentalisierungsfördernde Verhaltenstherapie

Übung 4.2
Antidot als korrigierendes Prinzip

52

Karte 27a

Hinweis für die TherapeutIn

Korrigierendes Prinzip:

- Von **gegenwärtigen** schmerzlichen Beziehungserfahrungen ausgehend
- Deren Vorläufer in der **Kindheit** finden
- Diesen eine erfüllende synthetische **glückliche Kindheitserfahrung** entgegen setzen
- Und diese im Gedächtnis speichern:
- Zur schlechten hat sich eine gute Erfahrung dazu gesellt
- **Transfer:** Künftige Begegnungen lassen deshalb **neue Erwartungen** entstehen
- Und es wird **auf neue Weise in Beziehung getreten**

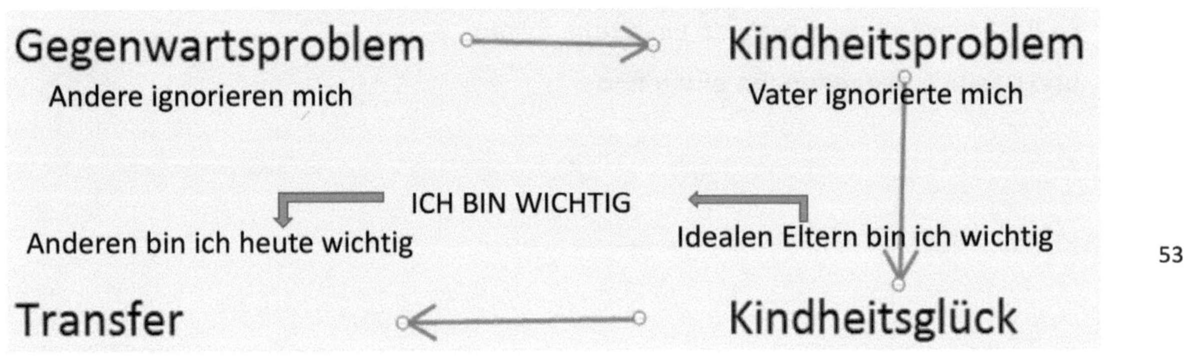

53

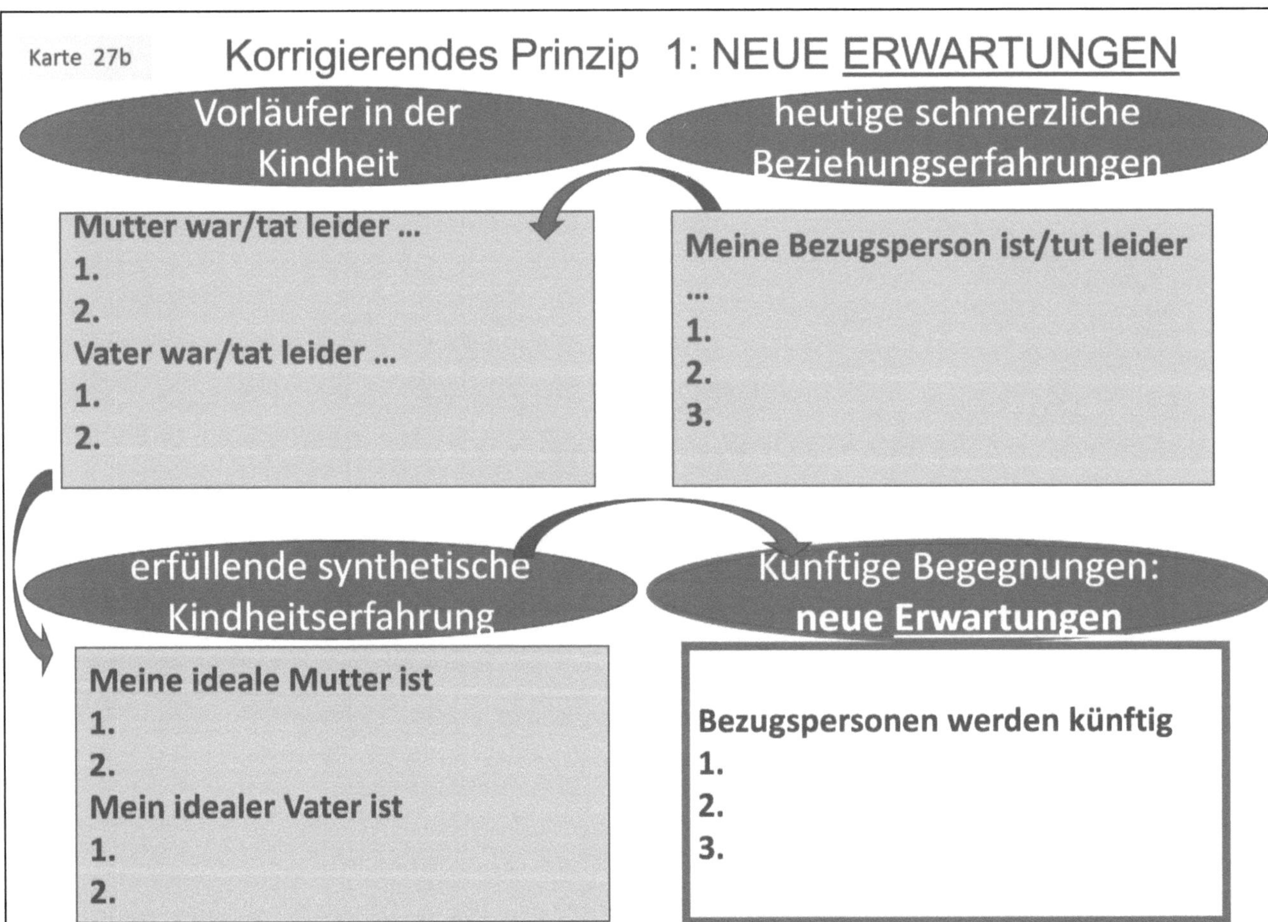

Karte 28a

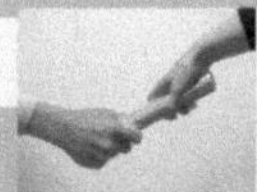

MVT-MODUL 4. EMOTION TRACKING
Mentalisierungsfördernde Verhaltenstherapie

Schon von Geburt können wir tief drin spüren, was wir wirklich von Eltern brauchen. Unsere Psyche weiß das genau. Wenn wir es spüren und uns vorstellen, es zu bekommen, macht es einen spür- und sichtbaren Click of Closure (Glücksmoment). Wir können das nicht gedanklich erschließen. Unser Verstand weiß das nicht. Nur unser Gefühl weiß es.

Kennen Sie solche Beispiele auch von sich? Das Gefühl angekommen zu sein, sonst nichts zu brauchen, wohlig, gut aufgehoben, ruhig, erfüllt?

……………………………………………………………………………………

55

Karte 28b

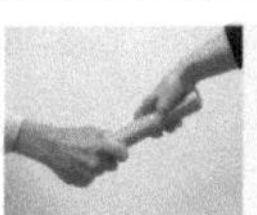

MVT-MODUL 4. EMOTION TRACKING
Mentalisierungsfördernde Verhaltenstherapie

Übung 4.3
Gefühle im Gesicht der ErzählerIn, benennen und sagen, welcher vorausgehende Satz/Gedanke/Erinnerung das Gefühl wohl auslöste

Die Körperwahrnehmung hinzufügen

Ich lade Sie jetzt zu einer Übung ein, in der Sie üben können, ein Gefühl wahrzunehmen, auszusprechen und den Auslöser zu erkennen

56

Karte 29a

Hinweis für die TherapeutIn

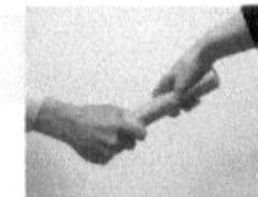

MVT-MODUL 4. EMOTION TRACKING
Mentalisierungsfördernde Verhaltenstherapie

Übung Emotionswahrnehmung im Gespräch

Gehen Sie so vor:

- Ihr Patient erzählt von einem belastenden Thema.
- Schauen Sie das Gesicht lang genug an.
- Oft kommen zwei bis drei Gefühle in Frage. Es gibt nicht nur eine genau richtige Antwort.
- Sie hören, was der Patient erzählt, Sie sehen sein Gesicht und sein Gefühl.
- Sie benennen sein Gefühl und geben an, welche Aussage dem Gefühl unmittelbar voranging (Kontext).
- Und zwar mit den Worten des Patienten.

Karte 29b

Hinweis für die TherapeutIn

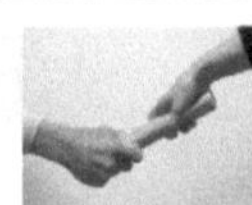

MVT-MODUL 4. EMOTION TRACKING
Mentalisierungsfördernde Verhaltenstherapie

Übung Teil 1
Emotionswahrnehmung im Zweiergespräch

TherapeutIn gibt folgende Instruktion:

- Sie wählen eine Situation, bei der intensive negative Gefühle auftraten und erzählen mir diese.
- Nach jedem Satz machen Sie eine Pause
- Diese Pause nutze ich, um Ihnen Ihr Gefühl zu spiegeln
- Ich höre zu, sehe Ihr Gefühl, spreche es aus.
- Sie prüfen, ob Sie das fühlen, bestätigen oder korrigieren mich
- Ich wiederhole das richtige Gefühl:
- „Sie fühlen …“

58

Karte 30a

Hinweis für die TherapeutIn

Übung Körperwahrnehmung im Zweiergespräch (für Fortgeschrittene)

TherapeutIn gibt folgende Instruktion:

- Wenn Sie jetzt weiter erzählen, können wir auf Ihre Körperreaktionen achten
- Nach jedem Satz machen Sie weiterhin eine Pause
- Diese Pause nutzen wir, damit Sie ihren Körper spüren
- Ich höre einerseits zu, sehe Ihren Körper und lade Sie ein, Ihren Körper zu erkunden.
- Sie sprechen aus, was Sie in Ihrem Körper spüren
- Ich spiegle Ihnen, wie ich Ihren Körper sehe (z.B. Ihr Nacken wirkt verspannt)
- Ich verknüpfe Gefühl und Körper
- „Sie fühlen Angst und Ihr Nacken verspannt sich."
- Ich frage: „Was will Ihr Körper eventuell tun?" (z.B. flüchten, kämpfen)

59

Karte 30b

Hinweis für die TherapeutIn

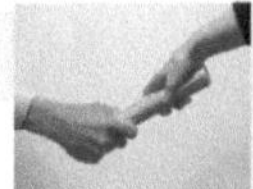

MVT-MODUL 4. EMOTION TRACKING

Mentalisierungsfördernde Verhaltenstherapie

Übung Teil 2: den Kontext zum Gefühl hinzufügen

TherapeutIn gibt folgende Instruktion:

a) Ich habe gerade ausgesprochen, was Sie fühlen: „Sie fühlen ..."

b) Jetzt füge ich den Auslöser hinzu (nachdem Sie xxx sagten)

c) Sie hören von mir, was Ihr Gefühl ausgelöst hat

d) Sie verstehen den Zusammenhang

e) Sie erzählen weiter

f) Sie können auch selbst ein Gefühl oder eine Körperempfindung aussprechen

g) Ich wiederhole auch dieses und verbinde es mit dem auslösenden Kontext

60

Karte 31a

Hinweis für die TherapeutIn

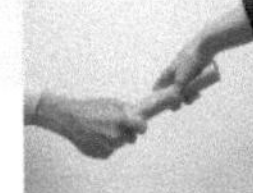

MVT-MODUL 4. EMOTION TRACKING
Mentalisierungsfördernde Verhaltenstherapie

Übung Teil 3: Reflexion nach der Erzählung

- TherapeutIn gibt folgende Instruktion: Nach Ihrer Erzählung, bei der Sie ja möglichst im emotionalen Erleben blieben, lade ich Sie nun ein, sich über das Erlebte Gedanken zu machen:
- Welche Situation war das? Wo war das? Welcher Mensch, welche Menschen waren anwesend?
- Was geschah? Wer löste dieses Gefühl in mir aus? Durch welches Verhalten? Was war das Schlimme daran? Weshalb war es so schlimm/schmerzlich/ verletzend? Woher kommt das?
- Fassen Sie zusammen!

61

Karte 31b

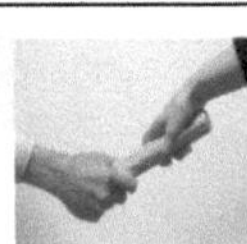

MVT-MODUL 4. EMOTION TRACKING
Mentalisierungsfördernde Verhaltenstherapie

Übung Teil 3: Reflexion nach der Erzählung

- TherapeutIn gibt folgende Instruktion: Nach Ihrer Erzählung, bei der Sie ja möglichst im emotionalen Erleben blieben, lade ich Sie nun ein, sich über das Erlebte Gedanken zu machen.

Hinweis für die TherapeutIn

- Fassen Sie zusammen!
- Die Situation war: ....
- Ihr unangenehmes Gefühl war: ....
- Es wurde ausgelöst durch: ....
- Ihr Körper war dabei ....
- Als ob er das tun wollte: ....
- Was machte es so schmerzlich? ....
- Wollte Ihr Körper sich wehren oder weggehen, während Sie blieben?
- ....

62

Karte 32a

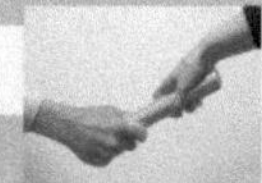

MVT-MODUL 4. EMOTION TRACKING
Mentalisierungsfördernde Verhaltenstherapie

Was wir festhalten können

Ausgerüstet mit Wissen über zentrale Bedürfnisse des Menschen durch Lektüre (Sisyphus-Buch)

Und durch Empathiefähigkeit (mittels Perspektivenwechsel)

Kann die TherapeutIn dem Patienten zuhören

Ein inneres Bild des berichteten Geschehens entstehen lassen

Und sagen: Du hättest gebraucht, dass …

(nicht ein bisschen was davon, sondern reichlich viel)

63

Karte 32b

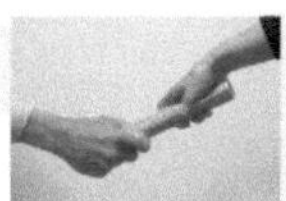

MVT-MODUL 4. EMOTION TRACKING
Mentalisierungsfördernde Verhaltenstherapie

Übung 4.4
Antidot formulieren, z.B. größtes Problem mit Eltern oder Partner

Wir können das Antidot-Prinzip zunächst mit kleineren Übungen und begrenzter Thematik ausprobieren.
So können TherapeutIn und Patient sich optimal aufeinander einstellen, in dem sie beide den Blick vom Leid hin zum Erleben von Bedürfnisbefriedigung wenden.

64

Karte 33a

MVT-MODUL 4. EMOTION TRACKING
Mentalisierungsfördernde Verhaltenstherapie

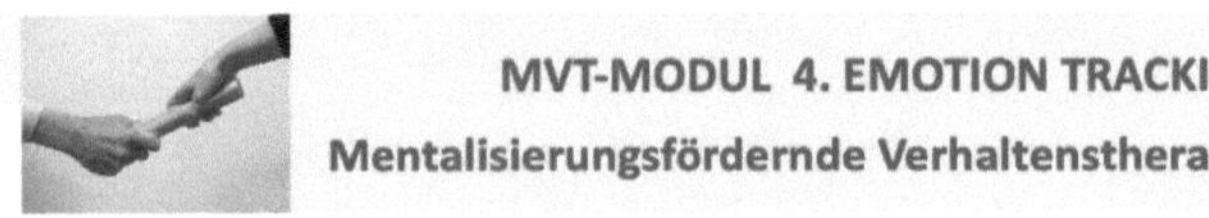

Antidotübung

- Wir greifen Ihr Erinnern und Erleben der Zeitreise in Ihre Kindheit auf.
- Sie wählen eine Situation mit Vater oder Mutter, bei der intensive negative Gefühle auftraten
- Nach jedem Satz machen Sie eine Pause
- Diese Pause nutze ich, um Ihr
- a) **Gefühl zu spiegeln** und
- b) **den auslösenden Kontext** (Gesprächsinhalt zuvor) zu **benennen** sowie
- c) mitfühlend spiegeln, **was Sie gebraucht hätten**
- **d) Sie bestätigen oder korrigieren**
- Sie erzählen weiter ...

65

Karte 33b

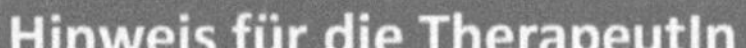

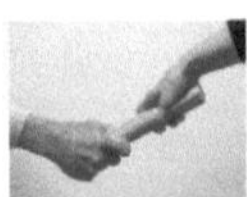

Hinweis für die TherapeutIn

MVT-MODUL 4. EMOTION TRACKING
Mentalisierungsfördernde Verhaltenstherapie

TherapeutIn

Ihr Patient hat nun von seiner belastenden Beziehung erzählt

a) Sie haben dabei sein Gesicht betrachtet

b) Sie haben Mitgefühl.

c) Sie vergegenwärtigen sich, was so schlimm für ihn war.

Sie sagen: **Du hättest gebraucht, dass**

- Deine Bezugsperson yyy reagiert

<Jemand zu Dir steht und Dir beisteht>

Die Lösung darf utopisch sein. Wichtig ist, dass sie vollkommene Befriedigung bringt. Realistische Lösungen, die zwar machbar sind, Aber nur teilweise befriedigen, sind kein Antidot.

66

Karte 34a

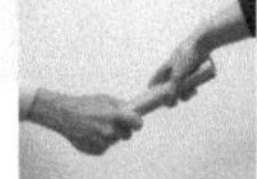

MVT-MODUL 4. EMOTION TRACKING

Mentalisierungsfördernde Verhaltenstherapie

Hinweis für die TherapeutIn

Patient - Meine unangenehme Situation (siehe oben)

- Mein unangenehmes Gefühl war: ....
- Welche Situation war das? Wo war das? Welcher Mensch, welche Menschen waren anwesend?
- Was geschah? Wer löste dieses Gefühl in mir aus? Durch welches Verhalten? Was war das Schlimme daran?
- Berichten Sie!

67

Karte 34b

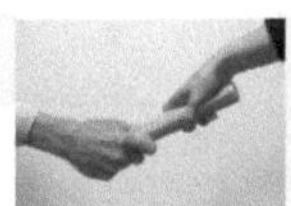

MVT-MODUL 4. EMOTION TRACKING

Mentalisierungsfördernde Verhaltenstherapie

Antidot-Dialog

Patient: Ein wiederkehrendes Problem ist

....

Meine Bezugsperson dabei ist oft (wer?)...............................

Er/sie geht so mit mir um, dass es sehr schmerzlich ist:

....

TherapeutIn: Sie hätten gebraucht, dass er/sie

....

Dann wäre Ihr ....-Bedürfnis befriedigt worden

Und Sie hätten sich gut mit ihm/ihr fühlen können.

Wie fühlt es sich an, das von ihm/ihr zu bekomme?

....

68

Karte 35a

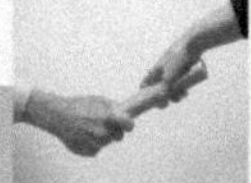

MVT-MODUL 4. EMOTION TRACKING
Mentalisierungsfördernde Verhaltenstherapie

Leid und Befreiung vom Leid
Patient und TherapeutIn wirken so zusammen, dass sich die bestmögliche Passung von Bedürfnisbefriedigung ergibt

Frage an die TherapeutIn:

Wie gut gelang es, das Antidot zu formulieren?

……………………………………………………………………………………

Wäre ein noch unbescheidenere, noch satter machende Befriedigung möglich gewesen?

Frage an den Patienten:

Spürten Sie den click of closure (Glücksmoment) – War es das, was Sie im Moment am meisten gebraucht hätten?

……………………………………………………………………………………

Was wäre noch beglückender gewesen (das darf auch utopisch sein)?

……………………………………………………………………………………

69

Karte 35b

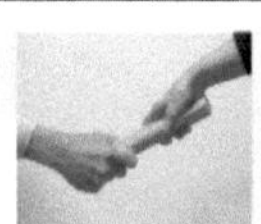

MVT-MODUL 4. EMOTION TRACKING
Mentalisierungsfördernde Verhaltenstherapie

ÜBUNG 4.5
ELTERN, DIE ICH GEBRAUCHT HÄTTE

**Ein inneres Bild der Eltern entstehen lassen, die meinen kindlichen Bedürfnissen gerecht geworden wären.
Imaginieren, sie wären jetzt hier im Raum.
Und hören, wie sie genau das sagen und tun, was ich so sehr vermisst und wonach ich mich so sehr gesehnt habe**

70

Karte 36a

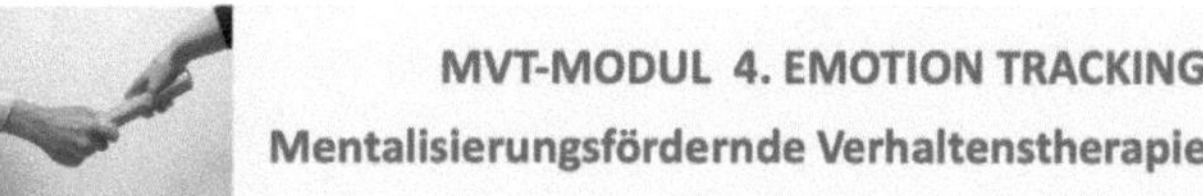

Eltern die ich gebraucht hätte **Vorbereitung 1** BEISPIEL

Nun möchte ich Sie einladen, selbst diesen Gefühlen auf die Spur zu gehen.

Rollenspiel TherapeutIn - PatientIn

- TherapeutIn: Lassen Sie sich von Ihrem Patienten die negativen Seiten der Eltern schildern, notieren Sie das in der Tabelle.
- TherapeutIn: Dann laden Sie ihn/sie ein, sich die Eltern vorzustellen, die er/sie gebraucht hätte – mit jeweils den gegenteiligen Eigenschaften, Worten und Handlungen
- **Zunächst jedoch ein Beispiel: →**

71

05c Eltern wie sie waren und wie ich sie gebraucht hätte - Mutter

05c Eltern wie sie waren und wie ich sie gebraucht hätte - Mutter

Ich hätte eine Mutter gebraucht mit
Positiven Eigenschaften:
Sie ist oft, sagt oft, macht oft
1 mich liebt wie ich bin
2 zärtlich und sanft ist
3 Kunst liebt und wertschätzt

Negative Eigenschaften:	**ohne Negative Eigenschaften:**
Sie war, sagte immer, machte immer	Sie ist nie, sagte nie, macht nie
1 zu streng	1 zu streng
2 zu bedrohlich	2 zu bedrohlich
3 zu bestimmend	3 zu bestimmend
Leider war sie nie, sagte nie, machte nie	stattdessen ist sie, sagt, macht immer
1 mich selbst bestimmen lassen	1 mich selbst bestimmen lassen
2 meine künstlerischen Neigungen loben	2 meine künstlerischen Neigungen loben
3 meinen Zorn wohlwollend begegnen	3 meinen Zorn wohlwollend begegnen

72

Karte 37a

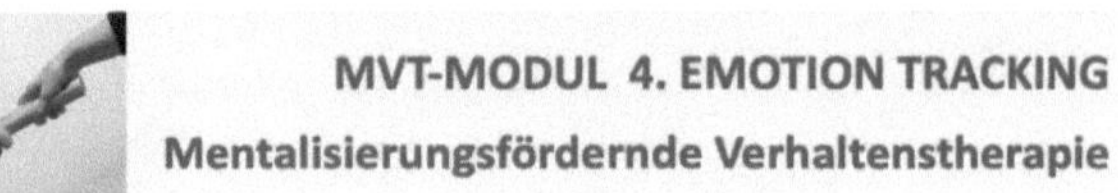

Eltern die ich gebraucht hätte **Vorbereitung 2**

Sie können so vorgehen wie im Beispiel

Negativer Aspekt Mutter → ideale Mutter

a) hat immer → hätte nie

b) hat nie → hätte immer

Negativer Aspekt Vater → idealer Vater

a) hat immer → hätte nie

b) hat nie → hätte immer

73

Karte 37b

05c Eltern wie sie waren und wie ich sie gebraucht hätte Jetzt meine eigenen Eltern - Mutter

Ich hätte eine Mutter gebraucht mit
Positiven Eigenschaften:
Sie ist oft, sagt oft, macht oft
1
2
3

Negative Eigenschaften:	**ohne Negative Eigenschaften:**
Sie war immer, sagte immer, machte immer	Sie ist nie, sagte nie, macht nie
1	1
2	2
3	3
Leider war sie nie, sagte nie, machte nie	stattdessen ist sie immer, sagte immer, macht immer
1	1
2	2
3	3

Karte 38a

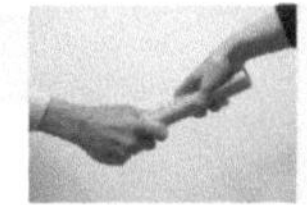

MVT-MODUL 4. EMOTION TRACKING
Mentalisierungsfördernde Verhaltenstherapie

Übung 4.6
Theory of Mind (Metakognition) - Mentalisieren

Wir verstehen andere Menschen und uns selbst immer mehr:
Ich fühle und ich weiß, warum ich so fühle und
Du fühlst und ich weiß, warum Du so fühlst.

75

Karte 38b

Hinweis für die TherapeutIn <u>Markiert spiegeln</u>

Ther.: Ärger

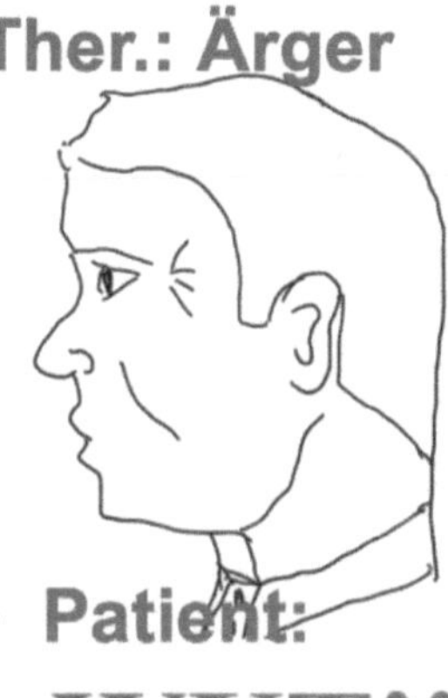

- **Ich reagiere nicht so stark EMOTIONAL** wie der Patient .
- Deshalb **spiegele ich ihr/ihm das Gefühl „markiert"**
- - im Sinne von Fonagy et al. (2008). Mich in ihn hineinversetzend fühle ich einerseits Ärger wie sie/er, andererseits bleibe ich äußerer Zuhörer und es ist <u>für mich nicht so sehr ärgerlich wie für ihn</u>.
- Deshalb **ist mein Gefühlsausdruck weniger ärgerlich, mehr verstehend und anteilnehmend.**
- **Markiert bedeutet also, dass ich zwar mitfühle, dass ich aber nicht genauso intensiv fühle (falls der Patient sehr intensiv fühlt).**
- Er kann so spüren, dass ich mit seinem Gefühl umgehen kann, er mit seinem Gefühl gut bei mir aufgehoben ist.

Patient:
WUT!!

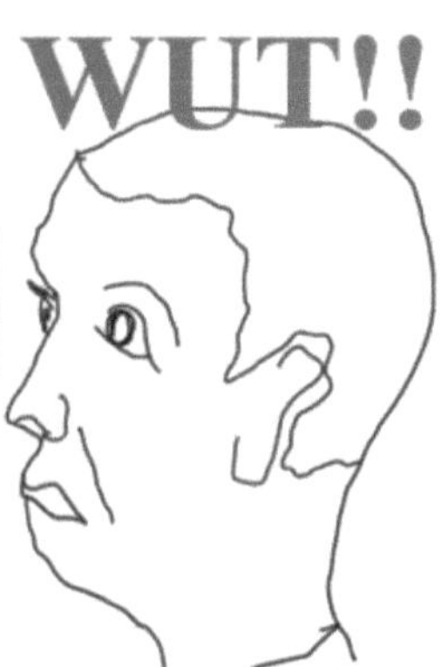

76

Karte 39a

Hinweis für die TherapeutIn

Halb Gefühl und halb Reflexion

- In diesem Moment geht der Patient vorübergehend und nur teilweise aus der emotionalen Haltung heraus.
- Während ein Teil von ihm den Ärger empfindet, **reflektiert der andere Teil die neue Erkenntnis:**

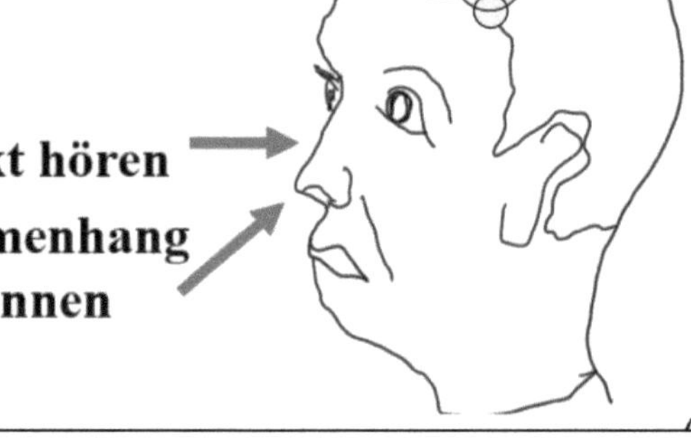

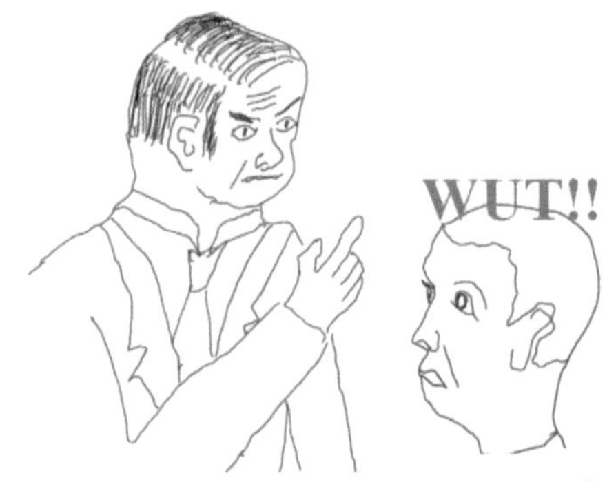

Kontext hören

Zusammenhang erkennen

Karte 39b

Hinweis für die TherapeutIn

Ursache-Wirkungs-Denken

- Die Erkenntnis entsteht aus dem **Ursache-Wirkungs-Denken**,
- aus dem Herstellen eines **kausalen Zusammenhangs.**

- Durch Vermittlung des Hippocampus wird die neue Erkenntnis als Erfahrung im Gedächtnis abgespeichert.

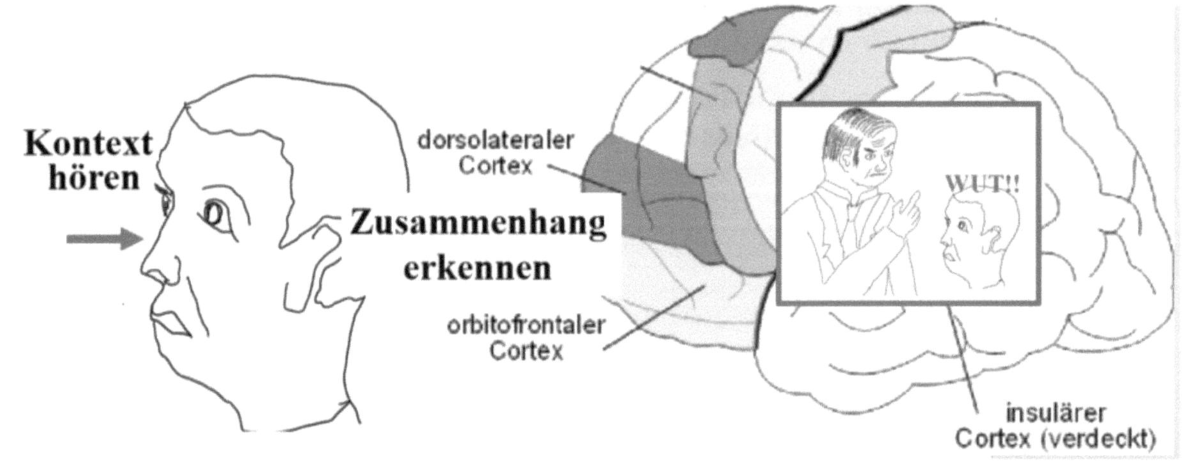

78

Karte 40a

Hinweis für die TherapeutIn

Tiefe emotionale Erfahrung

- Mit diesem doppelten Prozess entsteht eine **tiefe emotionale Erfahrung** im Sinne von Greenberg (2000). Das Gefühl allein ist ein Erleben, aber noch keine Erfahrung.
- **Erst das Hinzufügen des auslösenden Kontexts bringt die Erfahrung, die das Gefühl verstehen lässt.**
- Es geht darum, das Narrativ und das dadurch ausgelöste Gefühl gedanklich in kausalen Zusammenhang zu bringen.
- Im Gehirn ist der Ort des Fühlens das limbische System und der Ort des Erkennens der Präfrontale Cortex.

79

Karte 40b

Hinweis für die TherapeutIn

Theory of Mind TOM im Gehirn

- Sehr **viele** solcher neuen Erfahrungen fügen sich im Lauf der Zeit zu einer **Theory of Mind bzw. Theorie des Mentalen** zusammen,
- so dass immer besser Verhalten auf Intentionen und diese auf Bedürfnisse und Ängste zurückgeführt werden können – bei sich selbst und bei anderen.

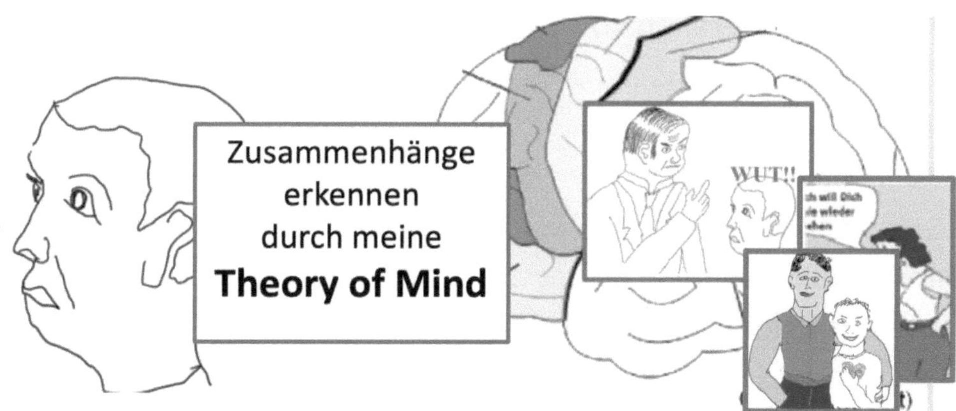

80

Karte 41a

Theory of Mind TOM: Verstehen

Hinweis für die TherapeutIn

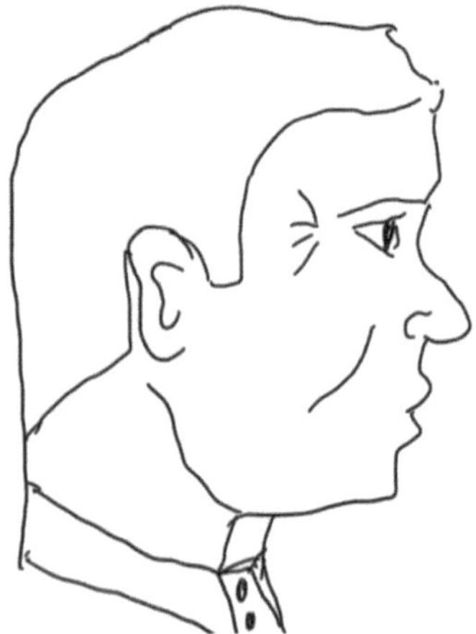

Kontext hören

Zusammenhang erkennen

Kontext ist Ursache,

Gefühl ist die Wirkung.

Theory of Mind: So entsteht bei mir Wut.

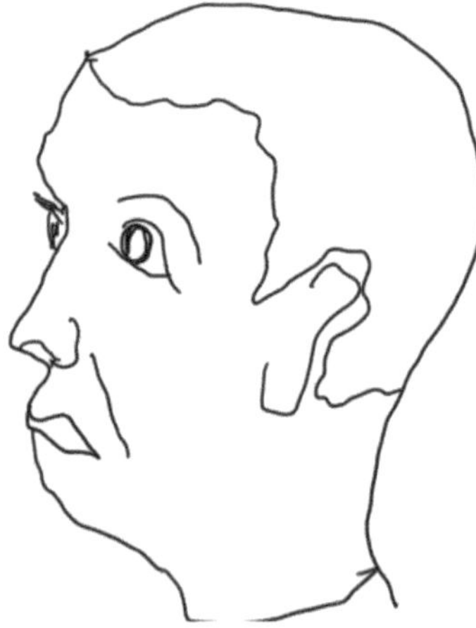

- Theory of Mind / Theorie des Mentalen:
- **Ich fühle und ich weiß, warum ich so fühle** und
- **Du fühlst und ich weiß, warum Du so fühlst.**

81

Karte 41b

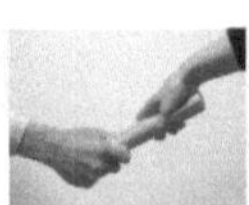

MVT-MODUL 4. EMOTION TRACKING

Mentalisierungsfördernde Verhaltenstherapie

Aus wiederholten Beobachtungen wird ein prinzipielles Erkennen (TOM):

- Immer wieder
- folgt auf bestimmtes Verhalten anderer
- ....
- bei mir das Gefühl ....
- Und deshalb reagiere ich so:
- ....
- Immer wieder
- folgt auf mein Verhalten
- ....
- bei ihm/ihr das Gefühl ....
- Und er/sie reagiert deshalb so:
- ....

82

Karte 42a

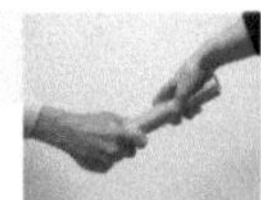

MVT-MODUL 4. EMOTION TRACKING
Mentalisierungsfördernde Verhaltenstherapie

Übung 4.7
Holes in Roles

83

Karte 42b

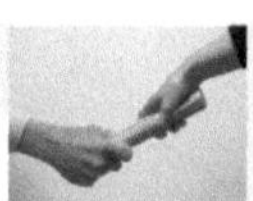

MVT-MODUL 4. EMOTION TRACKING
Mentalisierungsfördernde Verhaltenstherapie

Wenn Sie sich oft Sorgen um Vater oder Mutter machen und Sie ihr oder ihm ein besseres Leben gewünscht hätten, geht es um

Holes in Roles (Albert Pesso):

Löcher im transgenerationalen Gefüge der Familie. Wir können in der Phantasie dieses Loch stopfen und Sie damit aus der Parentifizierung entlassen.

84

Karte 43a

Hinweis für die TherapeutIn

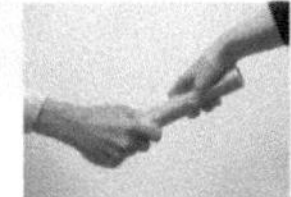

MVT-MODUL 4. EMOTION TRACKING
Mentalisierungsfördernde Verhaltenstherapie

Transgenerational: Holes in Roles*

- Wenn Sie in emotionalen Kontakt mit dem **positiven Aspekt** von Vater oder Mutter kommen (dem inneren Bild von ihm/ihr)
- und erinnern, wie schwer er/sie es im Leben hatte oder hat,
- wie es ihm/ihr nicht vergönnt war, ein Mensch zu werden,
- der einen großen inneren Reichtum
- an seine/ihre Kinder weitergeben konnte und wollte
- Wenn Sie an all das denken, was ihm/ihr von Geburt an sehr geschadet hat,
- dann kann es sein, dass Mitgefühl entsteht,
- und dass Sie wünschen, dass er/sie ein anderes, besseres Leben gehabt hätte,
- in dem er/sie nicht zum Schaden seiner/ihrer Kinder
- ums eigene emotionale Leben hätte kämpfen müssen.

*Pesso & Perquin (in Bachg & Sulz 2022)

85

Karte 43b

Hinweis für die TherapeutIn

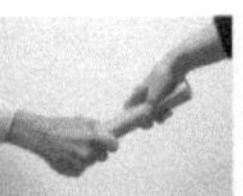

MVT-MODUL 4. EMOTION TRACKING
Mentalisierungsfördernde Verhaltenstherapie

Holes in Roles in der Einzelsitzung

- Sie führen einen Trainingsdialog des Holes-in-Roles
- Laden Sie Ihre PatientIn ein,
- **sich den positiven, geliebten Teil ihrer/seiner Mutter* in der Phantasie vorzustellen**
- sich ihr/ihm liebevoll/fürsorglich zuzuwenden
- sich zu erinnern, wie schwer sie es in ihrem leben hatte, was ihr die Chance nahm ein anderes Leben zu führen
- ihr in der Phantasie ideale Eltern, eine ideale Kindheit zu schenken

*Oder es analog für den Vater durchgehen

86

Karte 44a

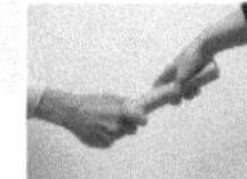

MVT-MODUL 4. EMOTION TRACKING
Mentalisierungsfördernde Verhaltenstherapie

Hinweis für die TherapeutIn

Zuvor ist notwendig:
Negativer und positiver Aspekt der Eltern trennen

- **Positiver Aspekt von Vater oder Mutter:** Der Teil, der in der Kindheit Ihre zentralen Bedürfnisse befriedigte, der Sie liebte und den Sie heute noch lieben.
- **Negativer Aspekt von Vater oder Mutter:**
- Der Teil, der zentrale Bedürfnisse der Kindheit so sehr frustrierte, dass Sie nicht der Mensch werden konnten, der Sie wirklich sind
- Und der verhinderte, dass der positive Teil mehr mit Ihnen in einer guten liebevollen Beziehung sein konnte.

87

Karte 44b

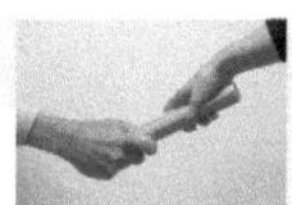

MVT-MODUL 4. EMOTION TRACKING
Mentalisierungsfördernde Verhaltenstherapie

Holes in Roles – Antworten

- Wie wäre der Vater gewesen, den Ihre Mutter/Ihr Vater gebraucht hätte?
- ....
- ....
- Wie wäre die Mutter gewesen, den Ihre Mutter/Ihr Vater gebraucht hätte?
- ....
- ....
- Welche Sätze des idealen Vaters hätten ihr/ihm gut getan?
- ....
- ....
- Welche Sätze des idealen Vaters hätten ihr/ihm gut getan?
- ....
- ....

88

Karte 45a

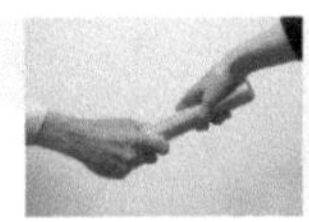

MVT-MODUL 4. EMOTION TRACKING
Mentalisierungsfördernde Verhaltenstherapie

Ich blättere noch einmal die Abfolge des Gesprächs durch:

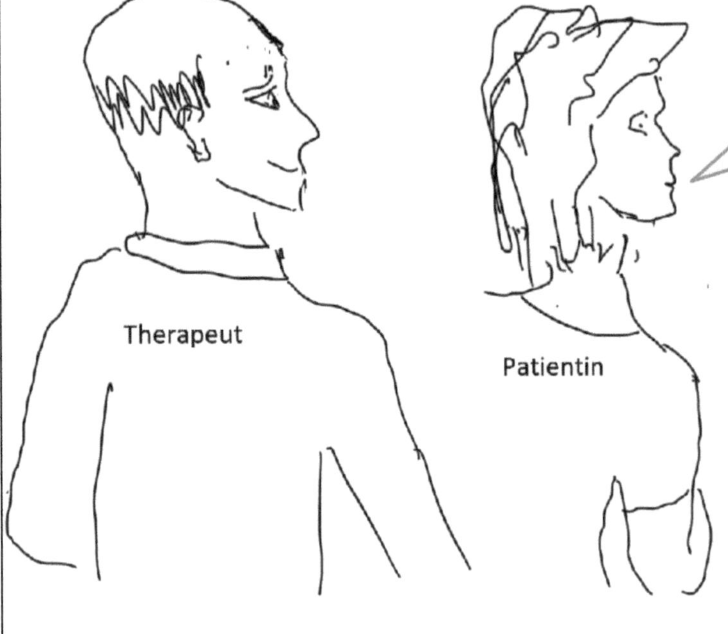

Oder: Mein Vater als Kind ...

89

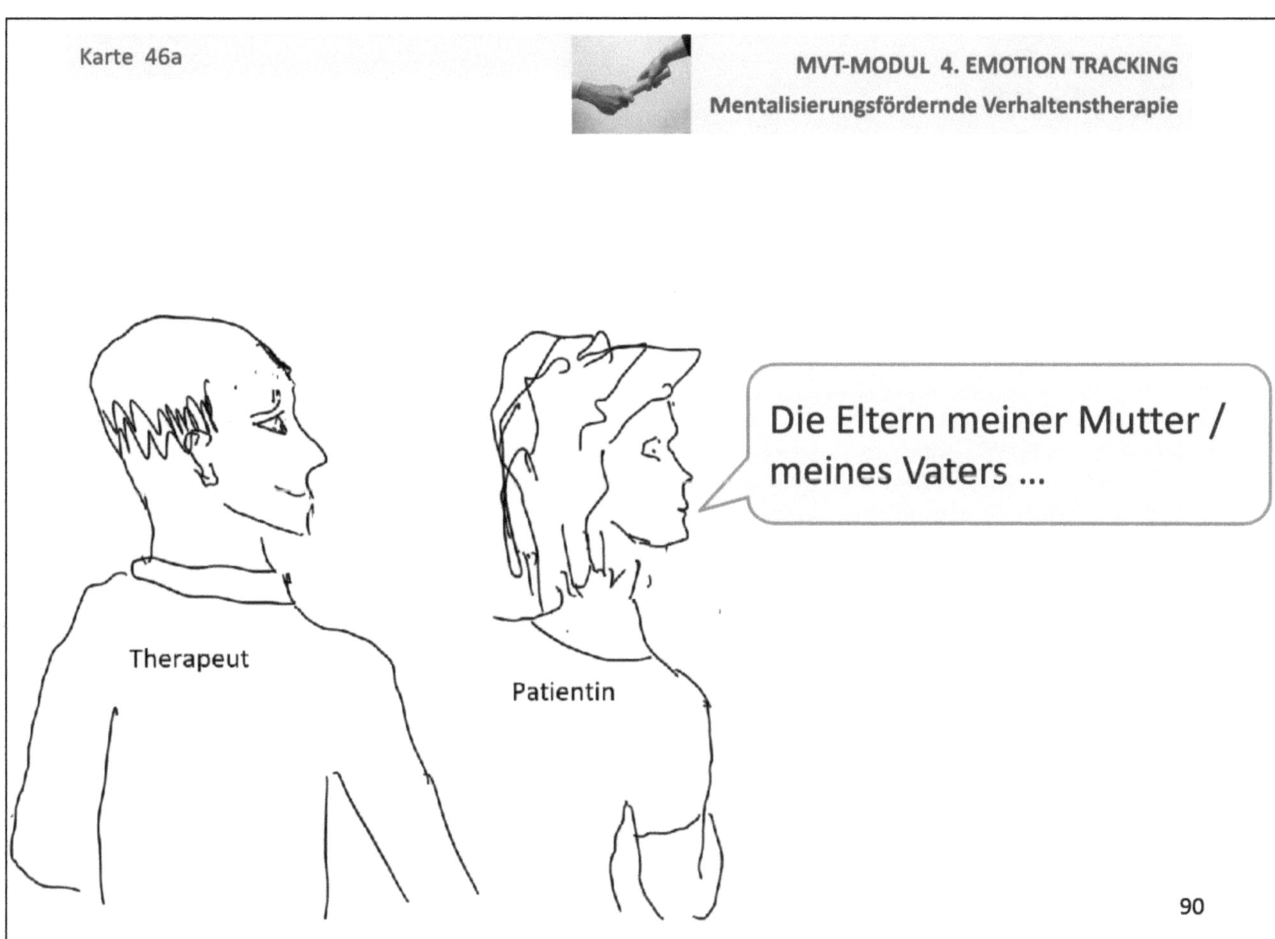

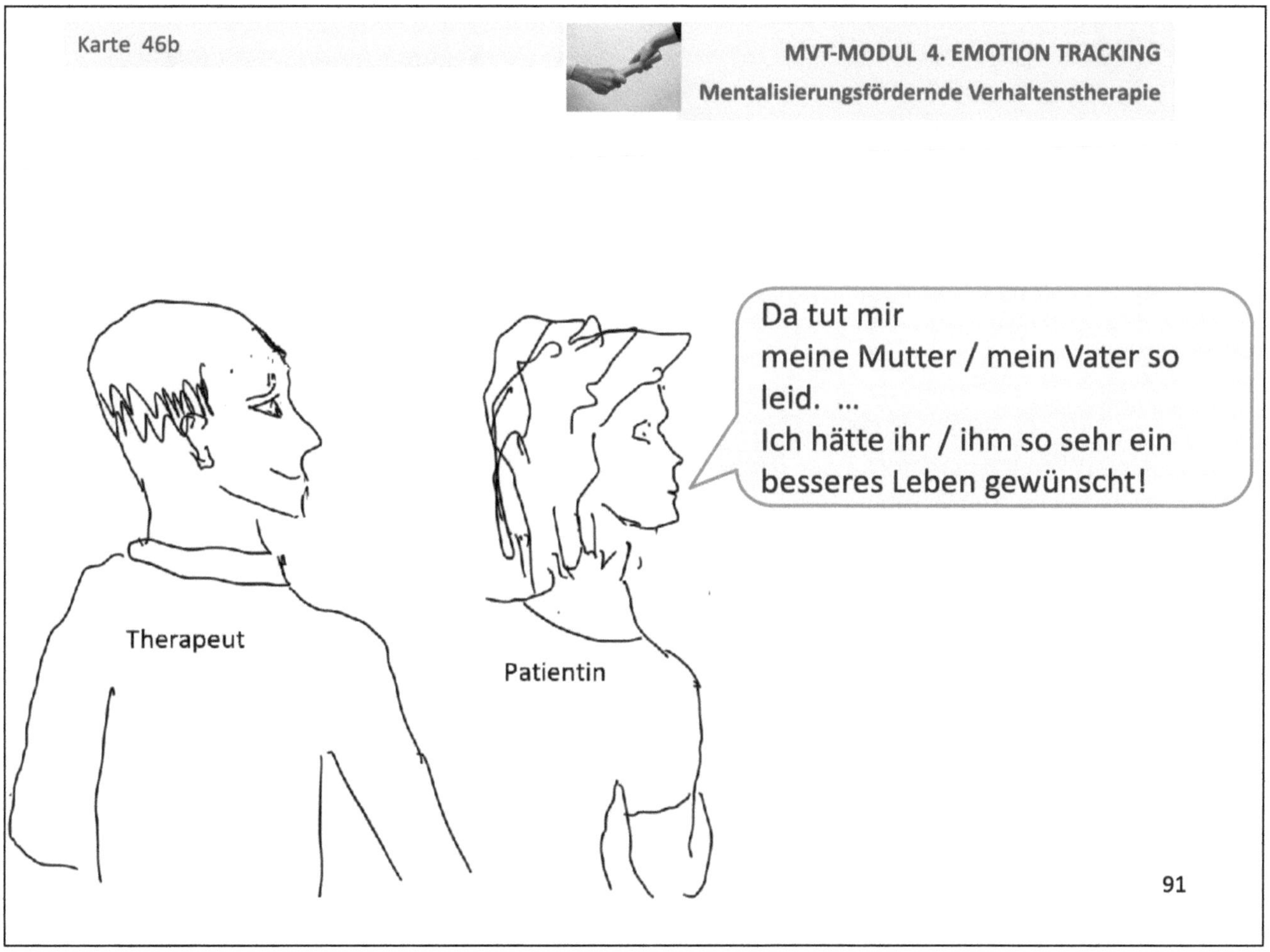

Karte 46b

MVT-MODUL 4. EMOTION TRACKING

Mentalisierungsfördernde Verhaltenstherapie

Da tut mir
meine Mutter / mein Vater so
leid. ...
Ich hätte ihr / ihm so sehr ein
besseres Leben gewünscht!

Therapeut

Patientin

91

Karte 47a

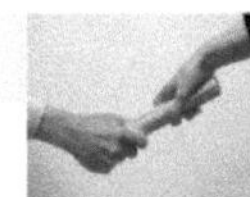

MVT-MODUL 4. EMOTION TRACKING

Mentalisierungsfördernde Verhaltenstherapie

In der Biographie Ihrer Mutter / Ihres Vaters ist ein Loch der Bedürfnisbefriedigung.
Das können wir in der Phantasie stopfen und in einer künstlichen Biographie heilen,
indem wir einen **Möglichkeitsraum** aufspannen.
Ein Raum, in dem es möglich würde,
Eltern zu haben, die sie gebraucht hätte.

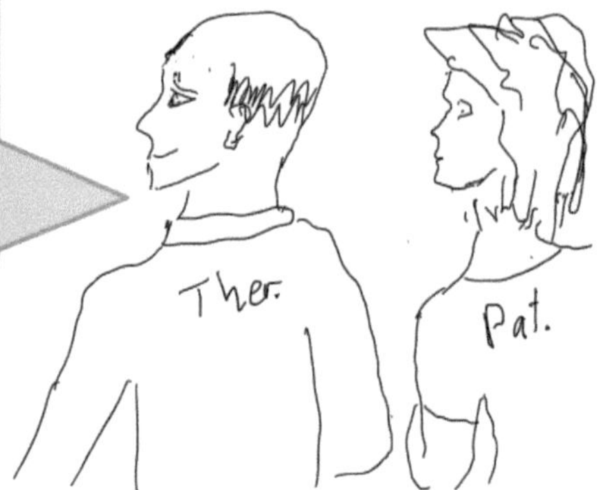

92

Karte 47b

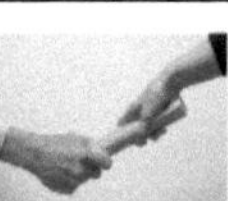

MVT-MODUL 4. EMOTION TRACKING

Mentalisierungsfördernde Verhaltenstherapie

Ich lade Sie ein,
einen Film zu drehen, der Ihrer
Mutter/bzw. Ihrem Vater
die Kindheit und die Eltern
beschert,
die sie gebraucht hätte

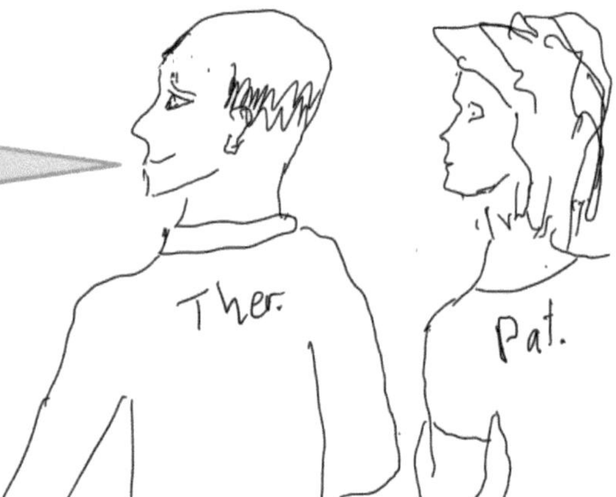

93

Karte 48a

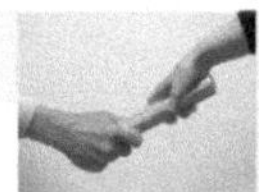

MVT-MODUL 4. EMOTION TRACKING
Mentalisierungsfördernde Verhaltenstherapie

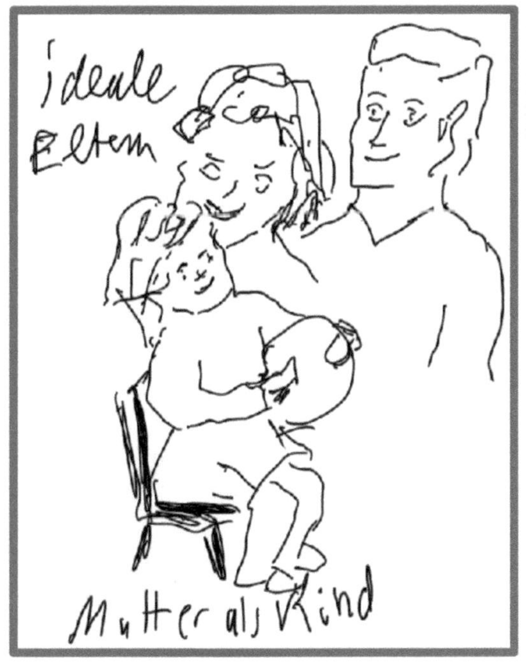

Wie wäre die Mutter, die sie /er gebraucht hätte – wie wäre ihre / seine ideale Mutter – gewesen?

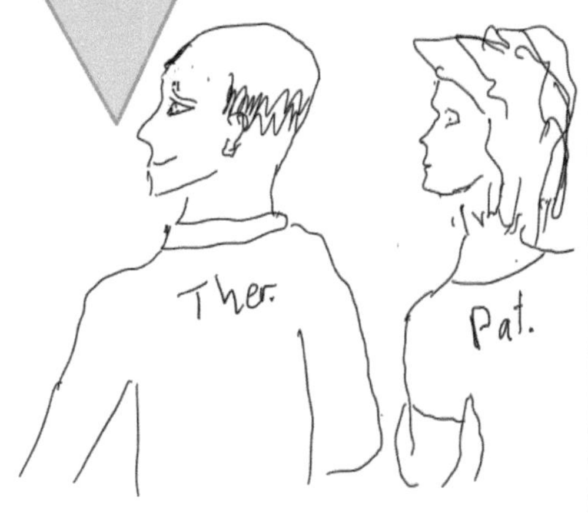

Karte 48b

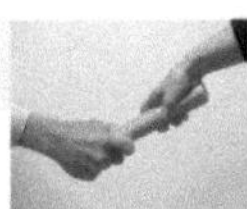

MVT-MODUL 4. EMOTION TRACKING
Mentalisierungsfördernde Verhaltenstherapie

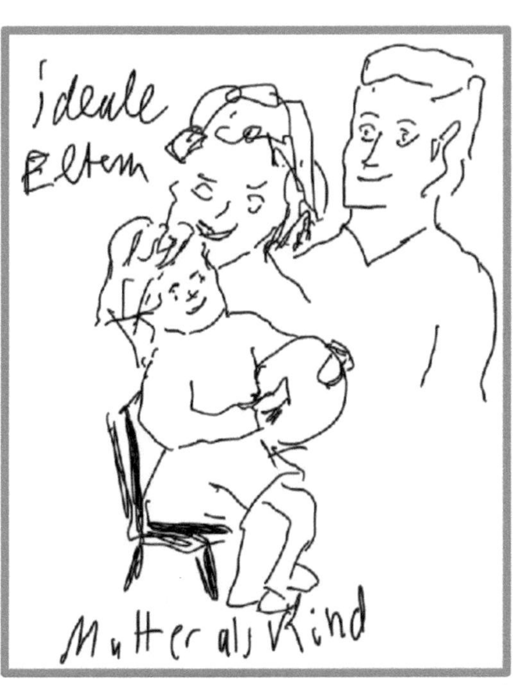

PatientIn: Die ideale Mutter meiner Mutter wäre <u>nicht</u> … <u>Sondern</u> sie wäre …

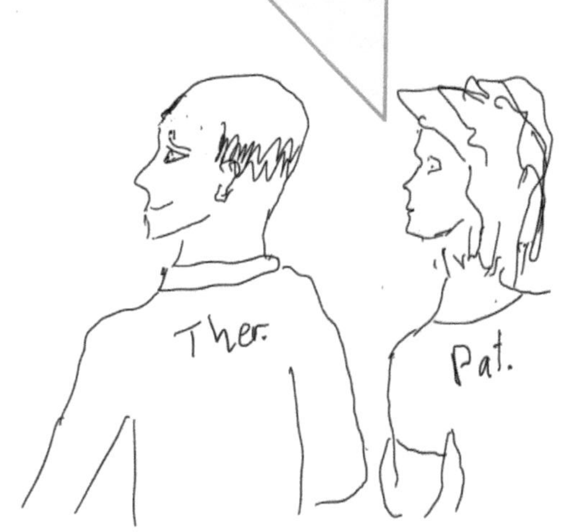

Karte 49a

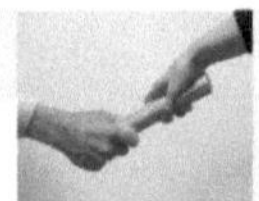

MVT-MODUL 4. EMOTION TRACKING
Mentalisierungsfördernde Verhaltenstherapie

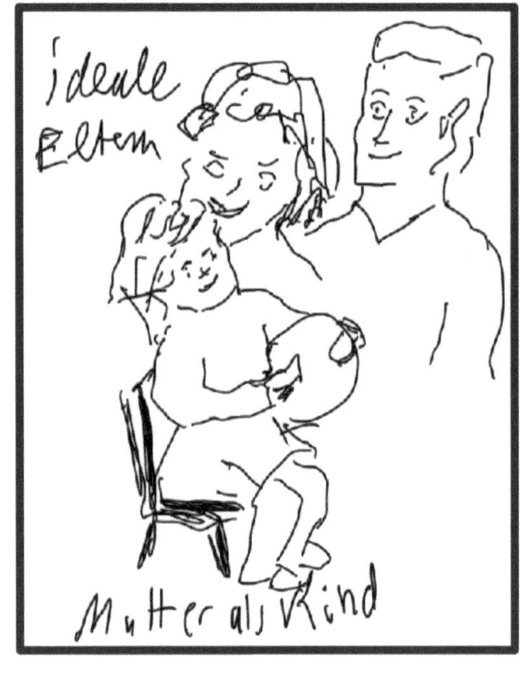

Wie wäre der **Vater gewesen, den Ihre Mutter / Ihr Vater gebraucht hätte?**

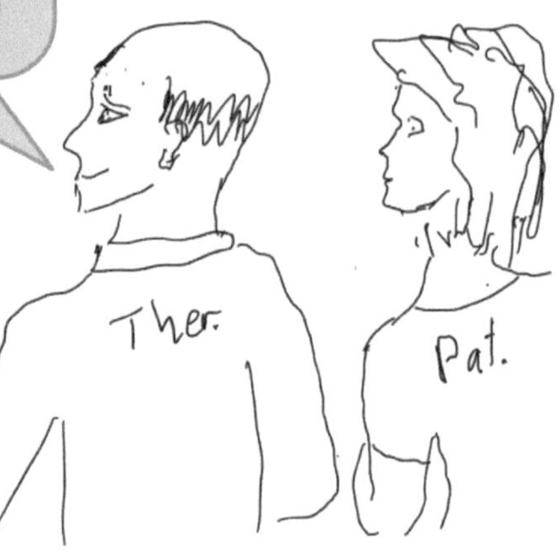

Karte 49b

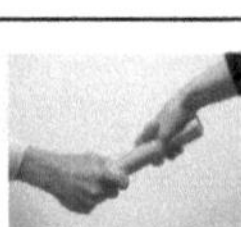

MVT-MODUL 4. EMOTION TRACKING
Mentalisierungsfördernde Verhaltenstherapie

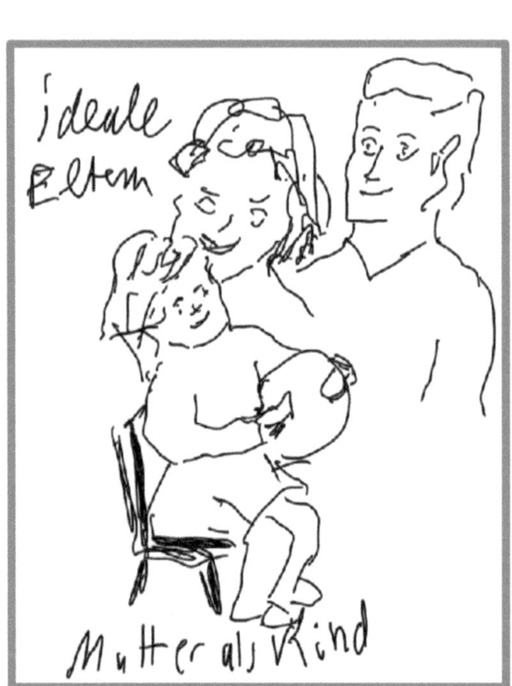

PatientIn: Der ideale Vater meiner Mutter/meines Vaters wäre nicht …
Sondern wäre …

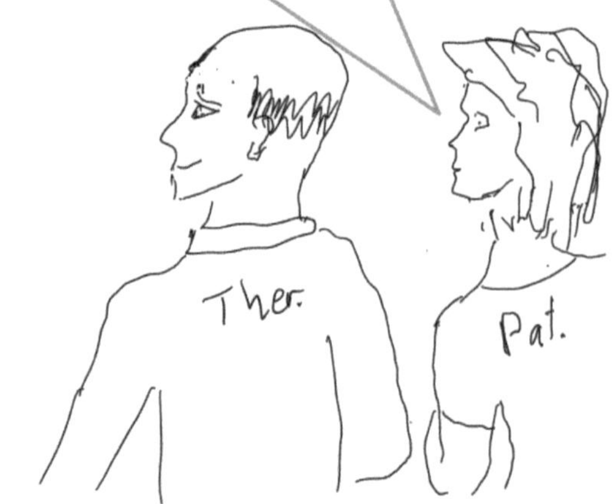

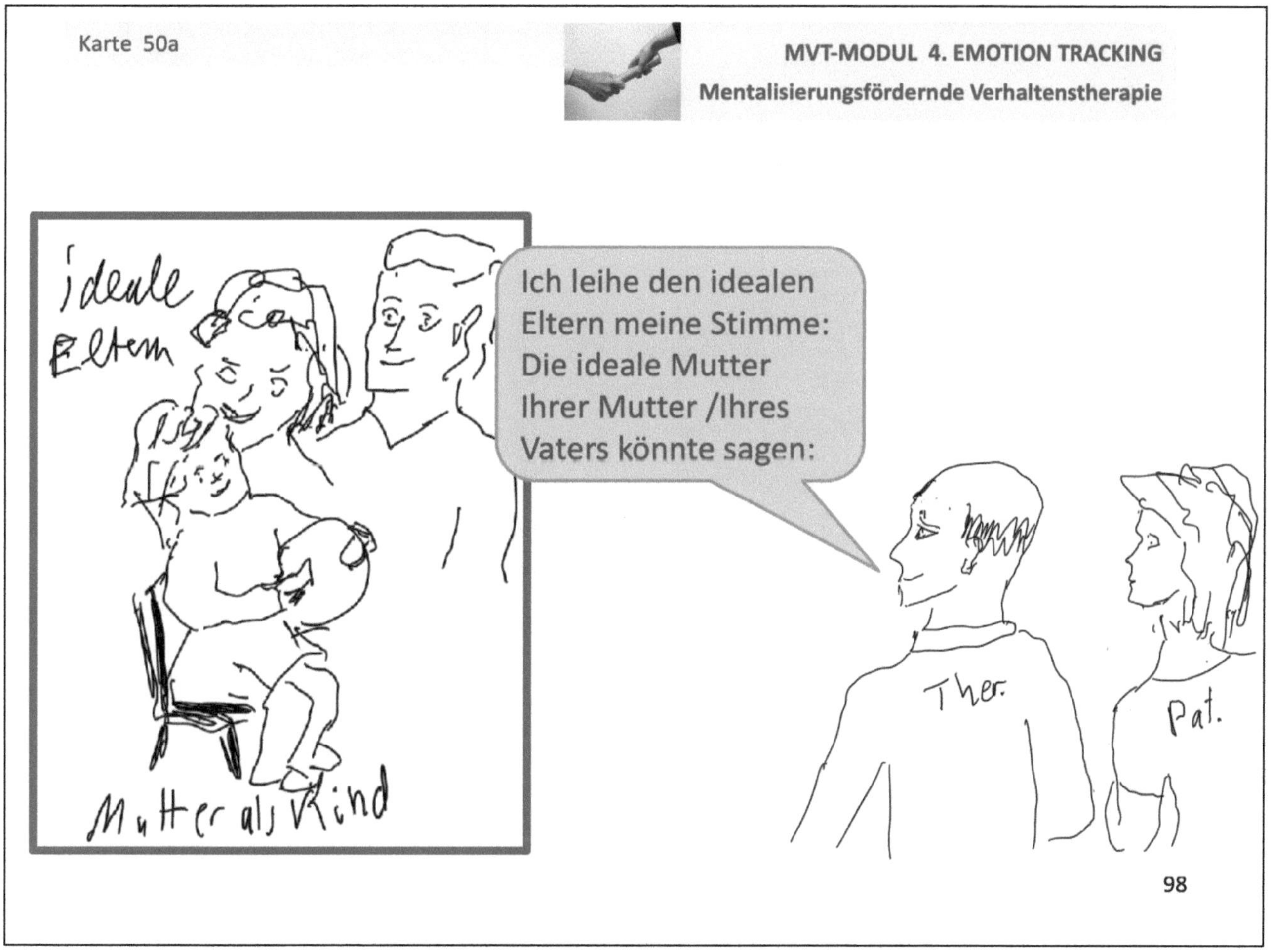

Karte 50a

MVT-MODUL 4. EMOTION TRACKING
Mentalisierungsfördernde Verhaltenstherapie

ideale Eltern

Mutter als Kind

Ich leihe den idealen Eltern meine Stimme: Die ideale Mutter Ihrer Mutter /Ihres Vaters könnte sagen:

Ther.

Pat.

98

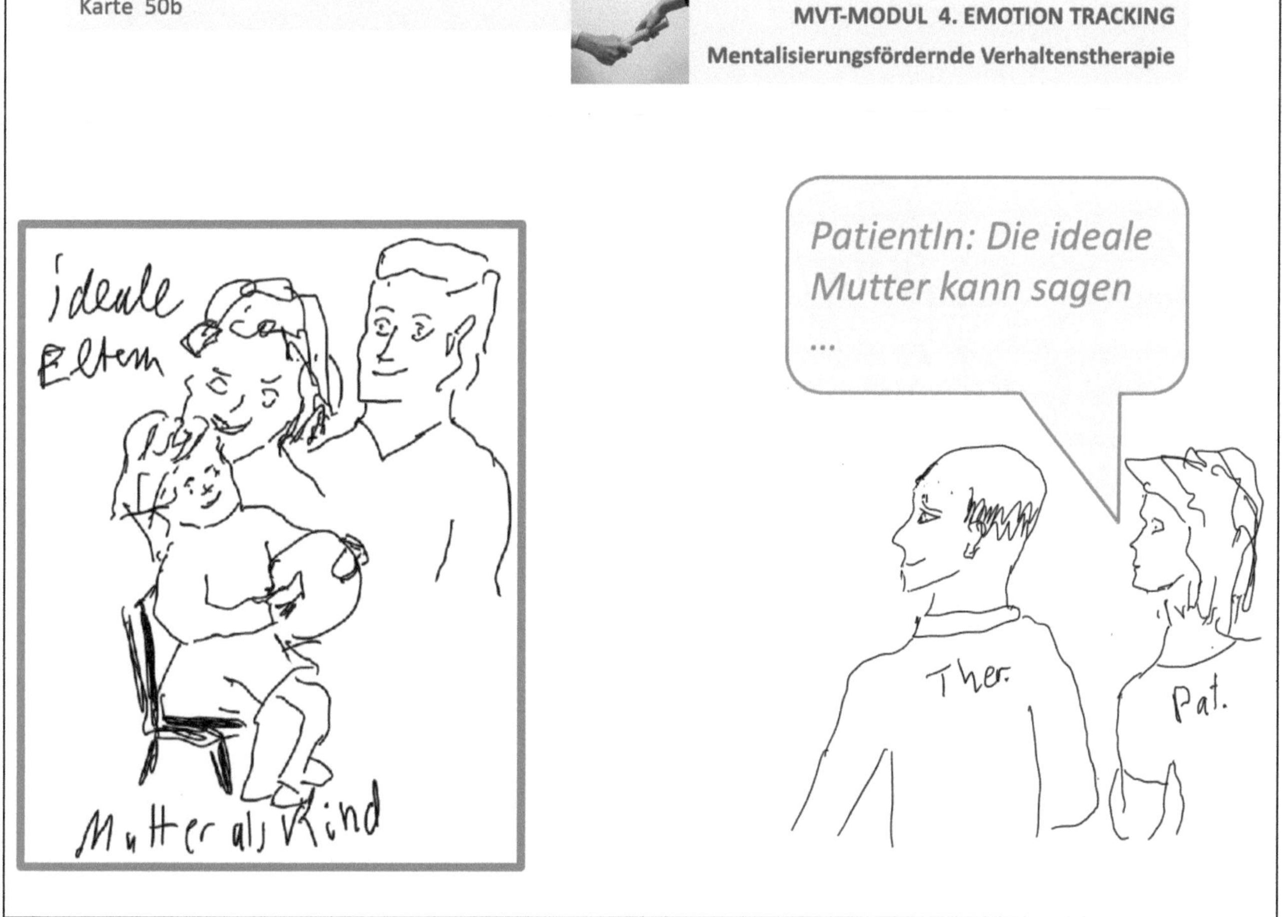

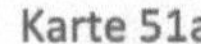

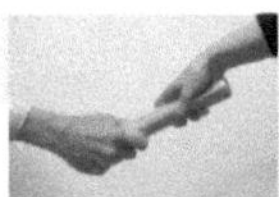

MVT-MODUL 4. EMOTION TRACKING

Mentalisierungsfördernde Verhaltenstherapie

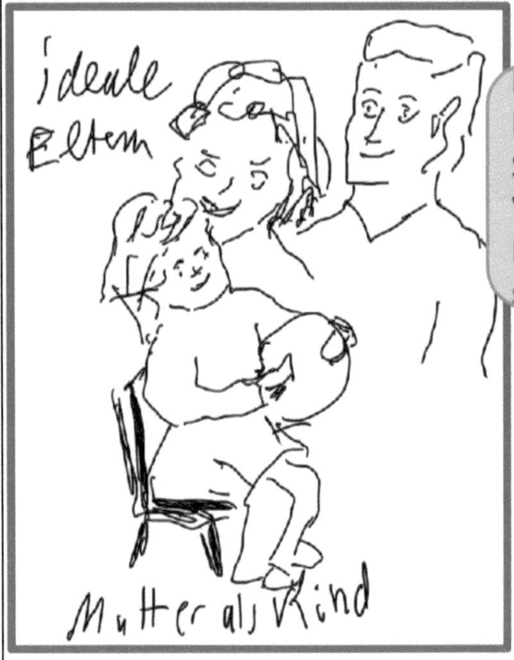

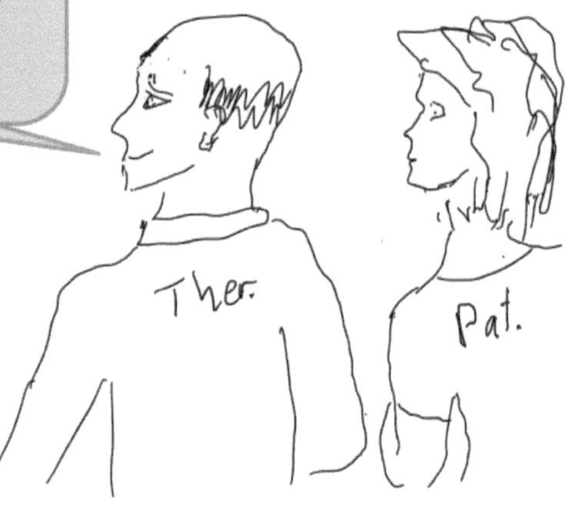

Karte 51b

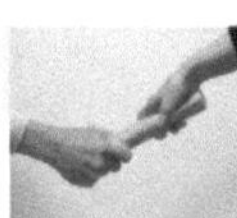

MVT-MODUL 4. EMOTION TRACKING

Mentalisierungsfördernde Verhaltenstherapie

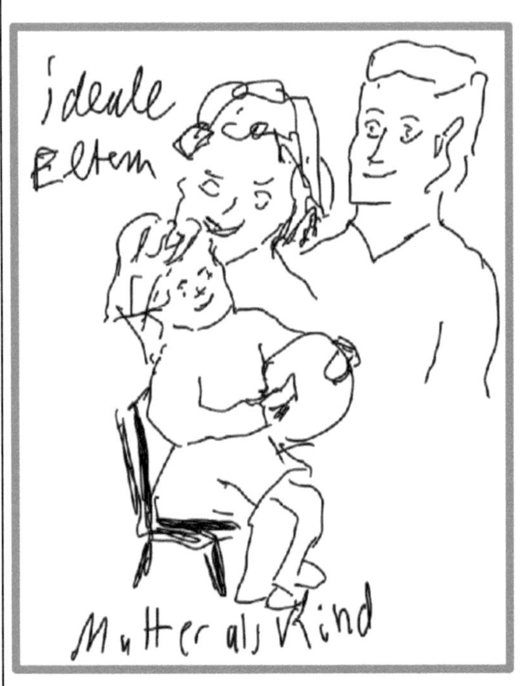

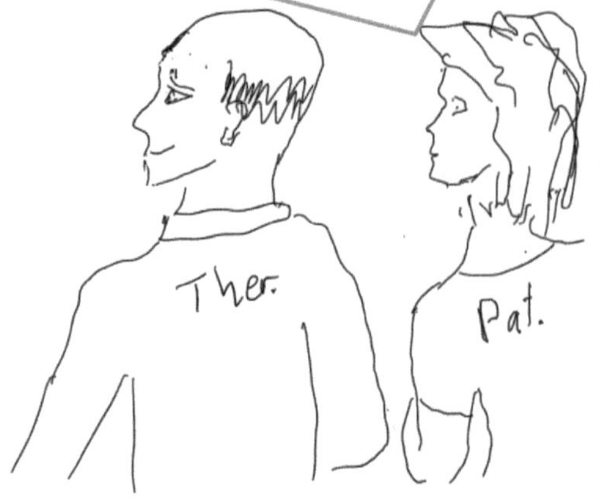

Karte 52a

Hinweis für die TherapeutIn

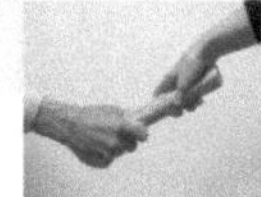

MVT-MODUL 4. EMOTION TRACKING
Mentalisierungsfördernde Verhaltenstherapie

Übung 4.7 TherapeutIn spricht

→TherapeutIn: „Ich spreche diese Sätze,

→während Sie sich Ihre Mutter/Ihren Vater in dem betreffenden Alter als Kind vorstellen

→und alle drei vor Ihrem inneren Auge sehen

und die hier in der Aufstellung durch Rollenspieler repräsentiert sind.

102

Karte 52b

MVT-MODUL 4. EMOTION TRACKING
Mentalisierungsfördernde Verhaltenstherapie

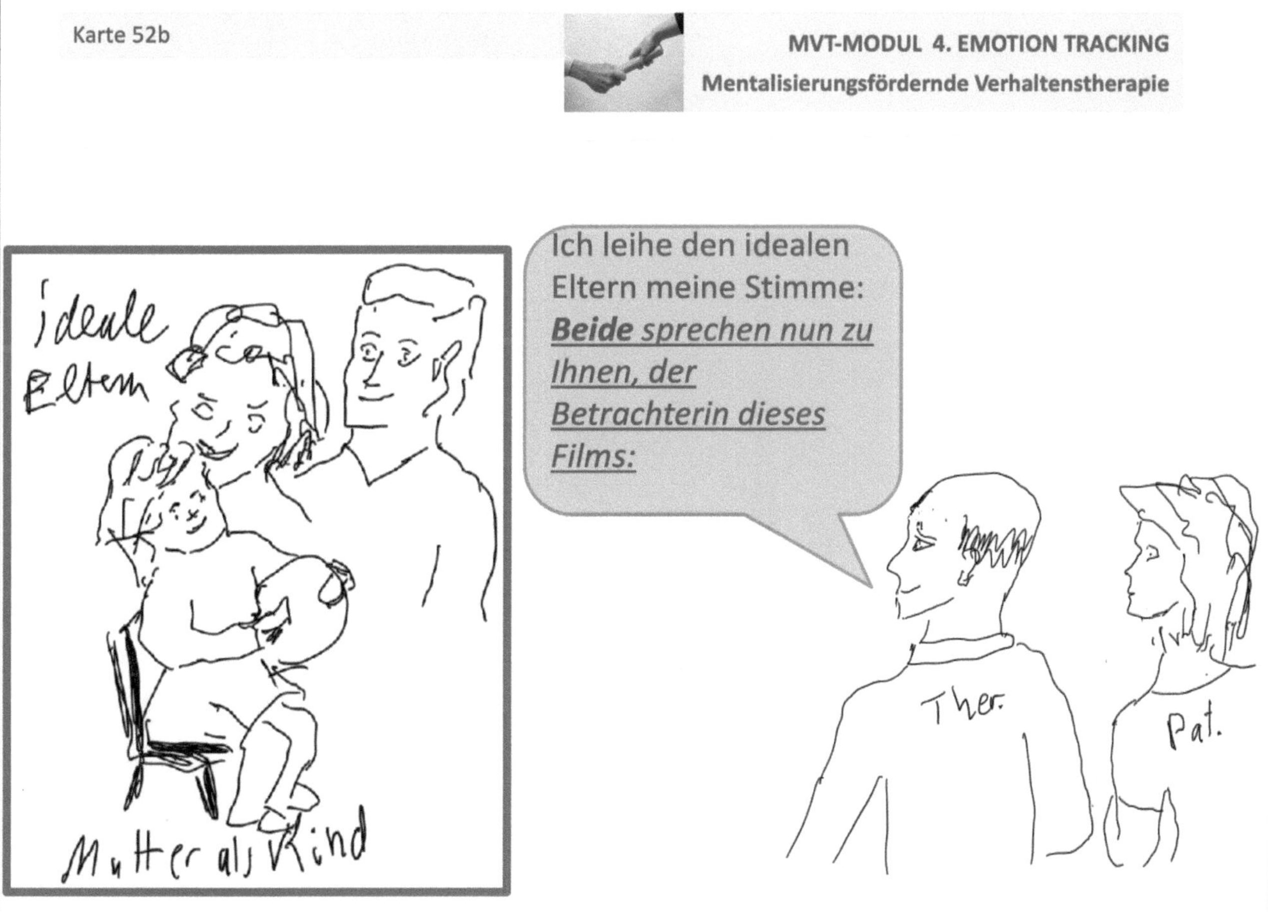

Karte 53a
MVT-MODUL 4. EMOTION TRACKING
Mentalisierungsfördernde Verhaltenstherapie
Therapeut: „Wir hätten Deiner Mutter alles gegeben, was sie braucht, um ihre Begabungen zu entfalten und glückliche Beziehungen haben. Es wäre nie DEINE Aufgabe gewesen, für sie zu sorgen!
ideale Eltern
Mutter als Kind
Ther.
Pat.

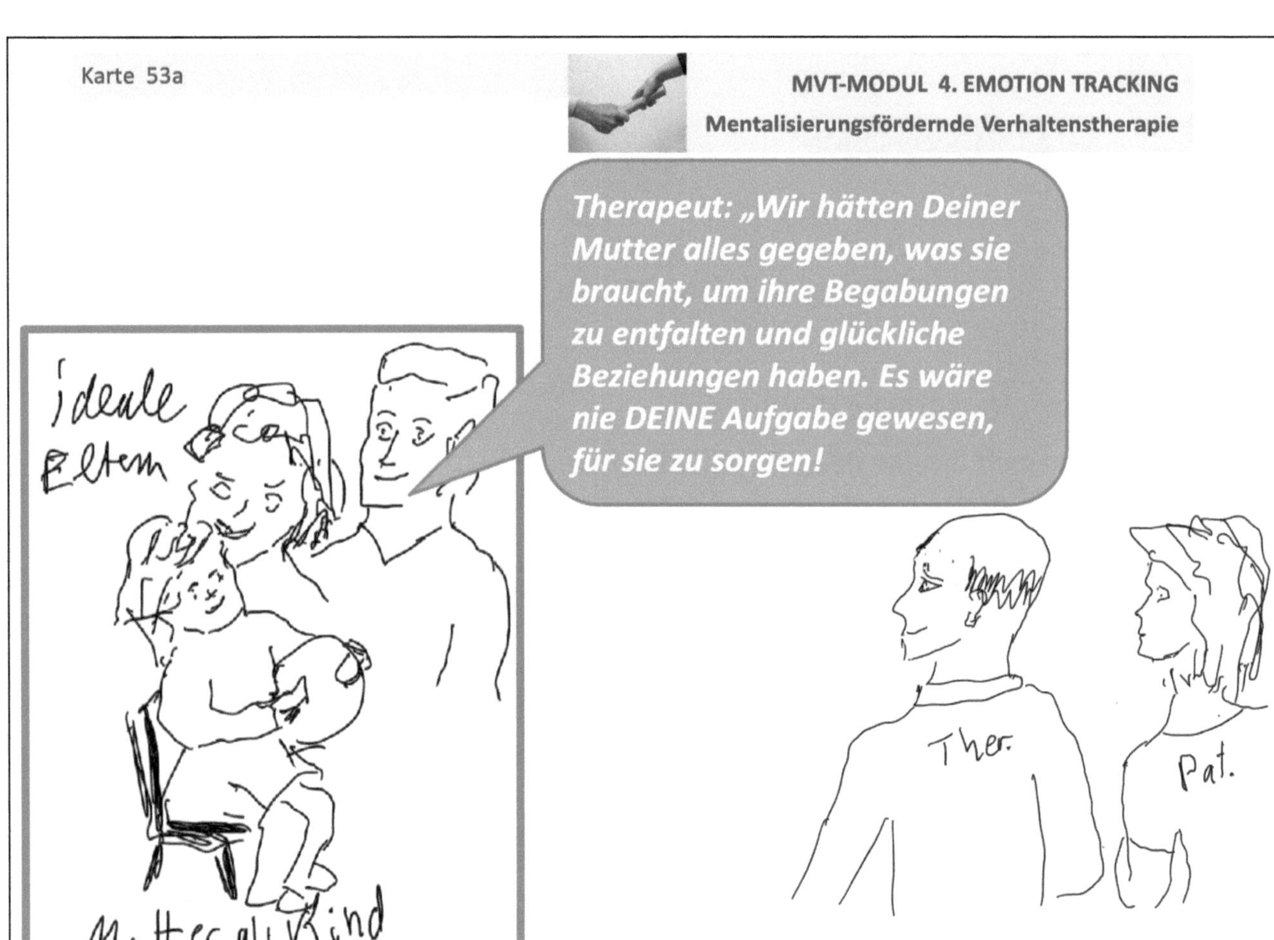

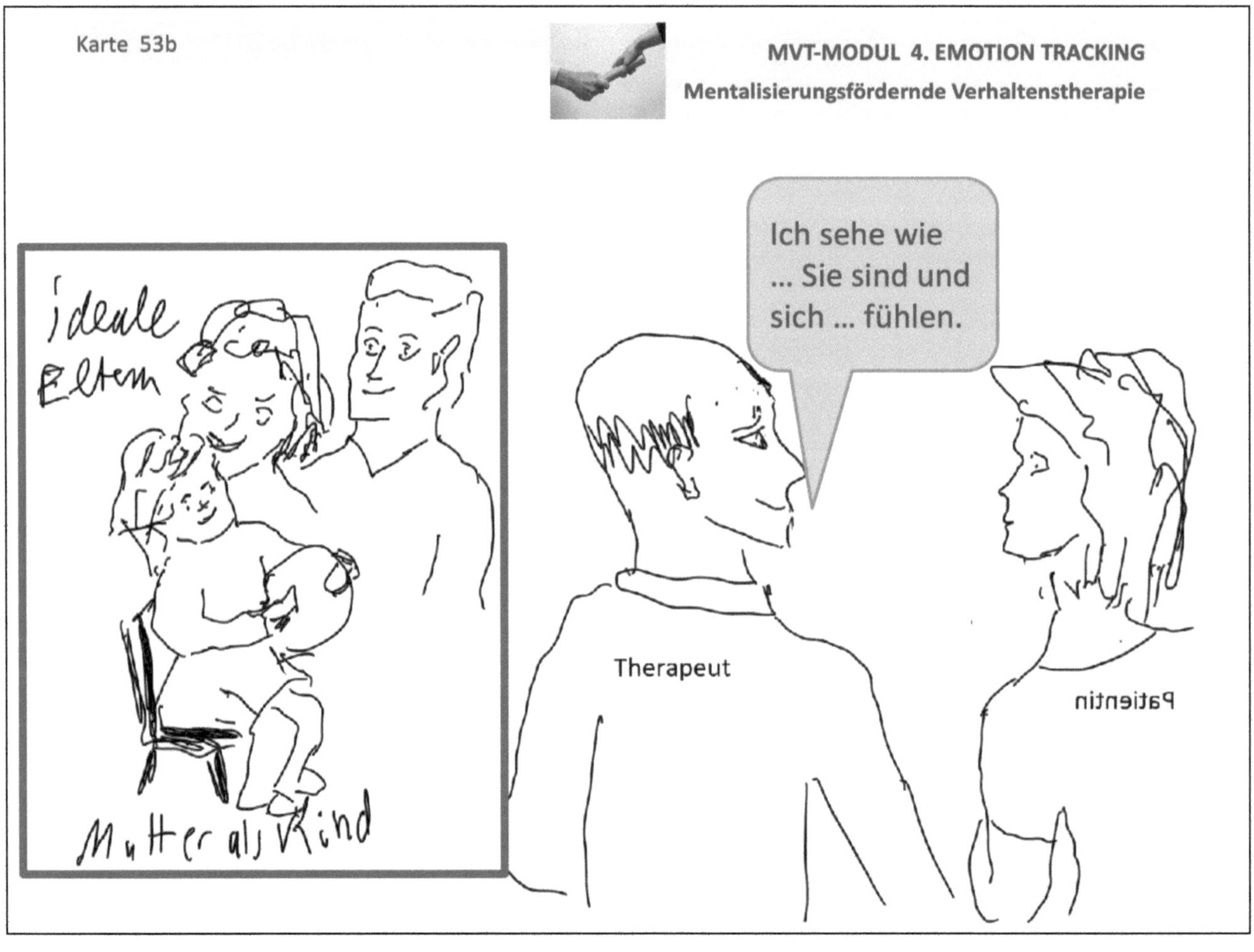

Karte 53b

MVT-MODUL 4. EMOTION TRACKING

Mentalisierungsfördernde Verhaltenstherapie

ideale Eltern

Mutter als Kind

Ich sehe wie ... Sie sind und sich ... fühlen.

Therapeut

Patientin

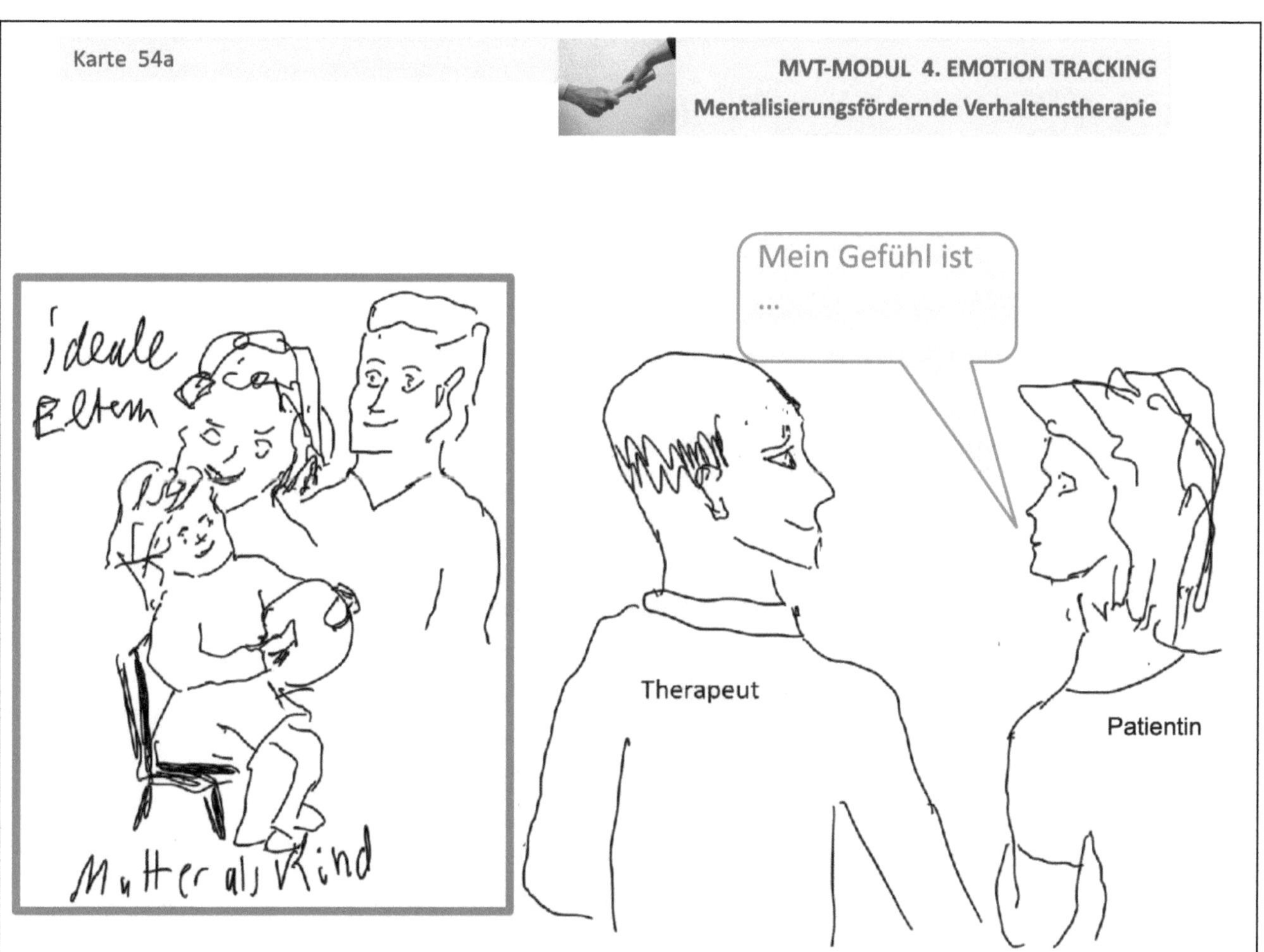

Karte 54

MVT-MODUL 4. EMOTION TRACKING

Mentalisierungsfördernde Verhaltenstherapie

Übung 4.7 TherapeutIn spricht

- **Zum Schluss sagen diese idealen Eltern von Mutter oder Vater gemeinsam zu Ihnen (Entlassung aus der Parentifizierung)*:**
- „Wir hätten Deiner Mutter / Deinem Vater alles gegeben, was er /sie gebraucht hätte, wir hätten sie / ihn unterstützt, damit sie /er ein glückliches Leben haben kann. Es wäre nie Deine Aufgabe gewesen, sich um sie / ihn zu kümmern und Sorge zu haben."

107

Karte 55a

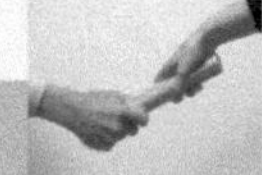

MVT-MODUL 4. EMOTION TRACKING
Mentalisierungsfördernde Verhaltenstherapie

Welche Löcher gibt es im Gefüge der Generationen Ihrer Familie?

Was fehlte Ihrer Mutter, das ihr ihre Eltern nicht geben konnten?

....

Welche Eltern hätte Ihre Mutter stattdessen gebraucht?

....

Was fehlte Ihrem Vater, das er von seinen Eltern nicht bekam?

....

Was für ein Mensch hätte sie dann werden können?

....

Welche Eltern hätte Ihr Vater stattdessen gebraucht?

....

Was für ein Mensch hätte er dann werden können?

....

108

Karte 55b

Hinweis für die TherapeutIn

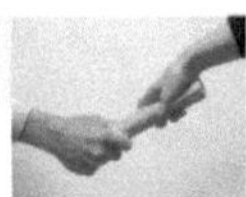

MVT-MODUL 4. EMOTION TRACKING
Mentalisierungsfördernde Verhaltenstherapie

Dialog mit Embodiment – den Körper mitnehmen

- Bisher haben wir den Körper-Dialog weggelassen, um sich auf das Verfolgen der Gefühle im Gesicht konzentrieren zu können (somatische Marker im Gesicht, die allerdings nur die TherapeutIn wahrnehmen kann – der Patient sieht sich selbst ja nicht).
- Wir sehen jedoch den ganzen **Körper** und können diesen in das Gespräch einbeziehen.
- So entstehen Gefühle-Dialoge und Körper-Dialoge, die sich zu einem einzigen Gefühl-Körper-Dialog zusammenfügen.

109

Karte 56a

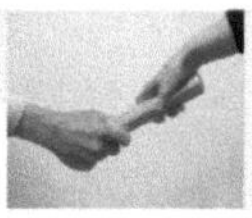

Hinweis für die TherapeutIn

MVT-MODUL 4. EMOTION TRACKING
Mentalisierungsfördernde Verhaltenstherapie

Dialog mit Embodiment – den Körper mitnehmen.
So läuft es ab ...

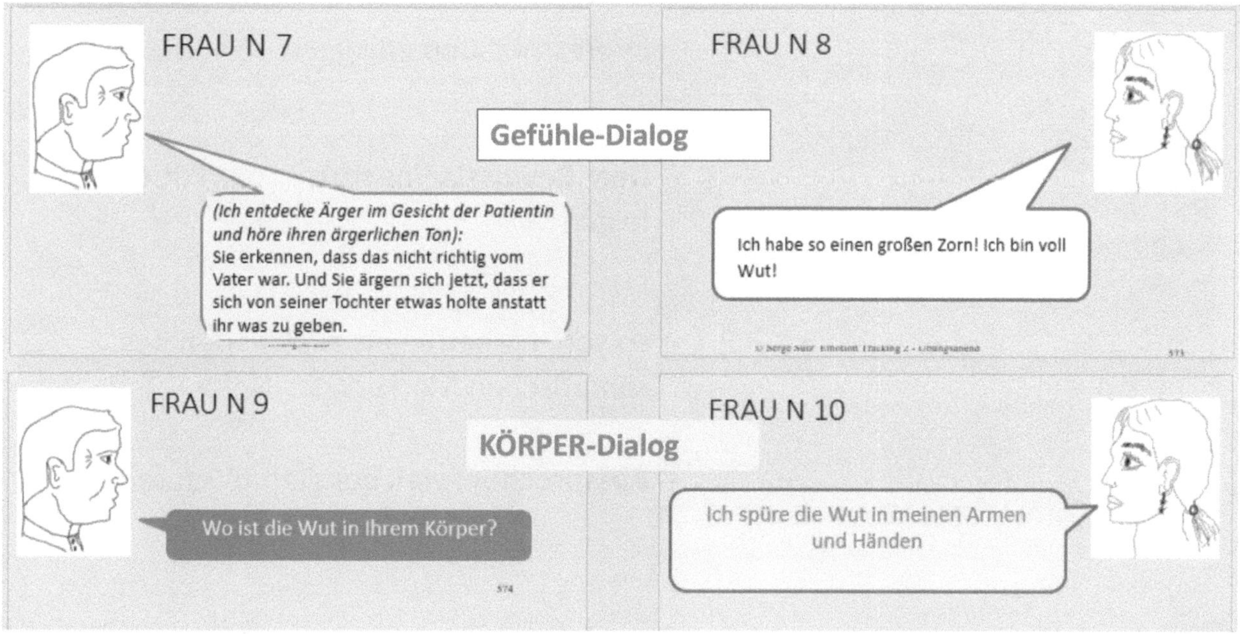

FRAU N 7

Gefühle-Dialog

(Ich entdecke Ärger im Gesicht der Patientin und höre ihren ärgerlichen Ton):
Sie erkennen, dass das nicht richtig vom Vater war. Und Sie ärgern sich jetzt, dass er sich von seiner Tochter etwas holte anstatt ihr was zu geben.

FRAU N 8

Ich habe so einen großen Zorn! Ich bin voll Wut!

FRAU N 9

KÖRPER-Dialog

Wo ist die Wut in Ihrem Körper?

FRAU N 10

Ich spüre die Wut in meinen Armen und Händen

110

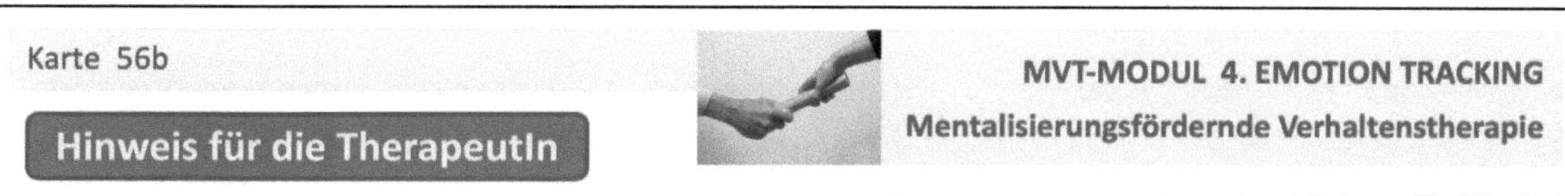

ANHANG

Die therapeutische Grundhaltung beim Emotion Tracking:

Was habe ich als TherapeutIn <u>nicht</u> getan?

111

Was habe ich als Therapeut nicht getan?	Stattdessen habe ich / war ich ...
Ein Thema vorschlagen	Der Patient bringt ein ihn belastendes Thema vor
Kritisch kühl distanziert bleiben	warmherzig zugewandt
Absichtslos unengagiert sein (Achtsamkeitsgrundhaltung)	interessiert und engagiert
Das Gespräch durch Fragen strukturieren und die Führung übernehmen	Dem Bewusstseinsprozess des Patienten folgen
Ganz von meiner Empathie ausgehen ohne auf somatische Marker zu achten	sowohl Empathie als auch Sehen des somatischen Markers des Gefühls
Fragen, welches Gefühl gerade da ist	Aussprechen, welches Gefühl ich sehe

112

Was habe ich als Therapeut nicht getan?	Stattdessen habe ich / war ich ...
Ein Gefühl benennen ohne den Kontext hinzuzufügen	Zum Gefühl immer den auslösenden Kontext hinzufügen, den die Emotion auslösenden Aspekt der Situation benennen
In meinen eigenen Worten wiederholen, was der Patient gesagt hat	Die Aussagen des Patienten so gut es geht, in seinen Worten wiederholen
Den Gedanken des Patienten oder seiner weiteren Erzählung folgen und dadurch das gerade vorhandene Gefühl übergehen	Beim Gefühl bleiben, ohne in Überlegungen abzudriften oder dem zu raschen Weitereilen im Erzählen zu folgen

113

Was habe ich als Therapeut nicht getan?	Stattdessen habe ich / war ich ...
Ein starkes Gefühl unmarkiert spiegeln	Auch wenn die Erzählung des Patienten beim Patienten und bei mir ein intensives Gefühl auslöst, dieses nur markiert spiegeln
Körperreaktionen ansprechen, die dem Patienten nicht bewusst sind und die nicht einen Handlungsimpuls andeuten, auf den wir uns als nächstes konzentrieren wollen	Ich sehe eine körperliche nervöse oder Stressreaktion, z.B. intensive Röte im Halsbereich, spreche sie aber nicht aus. Ich benenne nicht den somatischen Marker, sondern nur das Gefühl, das er anzeigt
Die Reflexion der Emotion so abrupt oder kühl analysierend einführen, dass der Patient sein Gefühl nicht mehr wahrnimmt	Mentalisierende Reflexion behutsam zum Gefühl hinzufügen, so dass das Gefühl da bleiben kann, während der Kontext gehört und verstanden wird

114

Was habe ich als Therapeut nicht getan?	Stattdessen habe ich / war ich ...
Den Patienten fragen, was er in der berichteten schwierigen Situation gebraucht hätte	Sobald ich relativ sicher mitfühlend spüre, welches Bedürfnis dringend hätte befriedigt werden müssen, damit der Patient aus seiner Not befreit wird, spreche ich diese Vermutung aus. Sein Gesicht hellt sich sofort auf, wenn es stimmt
Interventionsschritte ohne ausdrückliches Einverständnis des Patienten starten	Wenn der Patient verstanden hat, was wozu gemacht wird, fragen, ob er der Einladung folgten möchte
Zögern des Patienten übergehen	Zögern ansprechen und klären
Zweifel des Patienten übergehen	Zweifel Raum geben

115

Was habe ich als Therapeut nicht getan?	Stattdessen habe ich / war ich ...
Sträuben des Patienten übergehen	Bei Sträuben innehalten
Meinen Irrtum unkorrigiert stehen lassen und überspielen	einen Irrtum zurücknehmen
Bei meiner Gefühlswahrnehmung bleiben, ohne dass der Patient zugestimmt hat	Bestätigung des Patienten einholen, ob meine Wahrnehmung zutrifft
Meine psychodynamischen Interpretationen aussprechen	am besten schon gar nicht nach psychodanymischen Interpretationen suchen. Sie vermindern die Wahrnehmung im Hier und Jetzt

116

Was habe ich als Therapeut nicht getan?	Stattdessen habe ich / war ich ...
Eine tiefenpsychologische Deutung aussprechen	Nicht deuten
Eine Theorie vermitteln	Nur erklären, wozu das dient, was gerade abläuft
Meine Meinung zu einem vom Patienten angesprochenen Sachverhalt sagen	Keine eigenen Einstellungen, Meinungen äußern, keine entsprechenden Kommentare
Ein eigenes intensives Gefühl aussprechen	Wenn die Erzählung des Patienten bei mir ein intensives Gefühl auslöst, spreche ich das nicht aus

117

Was habe ich als Therapeut nicht getan?	Stattdessen habe ich / war ich ...
Meine eigene Wertorientierung oder moralische Haltung als Richtlinie (evtl. auch nur subtil) vorgeben	Ich mache mir bewusst, wenn und dass meine Werte und meine Moral eine affektive Reaktion in mir hervorrufen, ohne jetzt darüber zu sprechen
Normen (Gebote und Verbote) meiner eigenen Weltanschauung zwischen den Zeilen vermitteln	Wenn meine eigenen Normen ein Gebot oder Verbot in mein Bewusstsein bringen und nach deren Befolgen drängen, bleibt das mein privater Prozess, den ich nicht auf die Therapie einwirken lasse

118

Was habe ich als Therapeut nicht getan?	Stattdessen habe ich / war ich ...
meine eigene noch dysfunktionale Überlebensregel als Verhaltensmaxime ins Gespräch bringen	eine Erlaubnis gebende Haltung vermitteln, die die Begrenzungen der Überlebensregel überwinden hilft
Eine eigene vielleicht ähnliche Thematik dem Patienten überstülpen	Ich unterscheide zwischen meinem und des Patienten Thema und unterlasse die sich aufdrängende Projektion
Wie ein idealer Vater zum Patienten sein	ein sehr aufmerksamer wohlwollender Zuhörer bleiben

119

Karte 61a

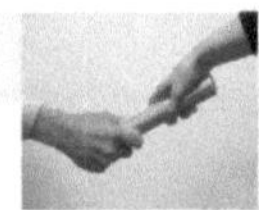

MVT-MODUL 4. EMOTION TRACKING
Mentalisierungsfördernde Verhaltenstherapie

Was habe ich als Therapeut nicht getan?	Stattdessen habe ich / war ich ...
Schlecht über die realen Eltern reden	keine eigenen Urteile über die Eltern äußern
Früh Verständnis für die realen Eltern erwarten bzw. fordern	keine mildernden Umstände für die Eltern nahelegen
Mich über den Patienten stellen	Ich bleibe in meiner nicht-wissenden Haltung bescheiden und begegne dem Patienten wertschätzend auf Augenhöhe

120

Karte 61b

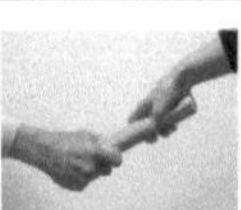

MVT-MODUL 4. EMOTION TRACKING
Mentalisierungsfördernde Verhaltenstherapie

Was habe ich als Therapeut nicht getan?	Stattdessen habe ich / war ich ...
Das Selbstbewusstsein ausstrahlen, dass ich ein sehr guter Therapeut bin	Ich bleibe derjenige, der gerade dabei ist, vom Patienten zu lernen und etwas zu verstehen
Mich als so wissend geben, dass alles was der Patient erzählt, mir längst vertraut ist	Auch wenn ich vieles verstanden habe, bleie ich in der nicht-wissenden Haltung (wie Columbo)

121

		MODUL 5 Mentalisierungsförderung
Folie	**Karte**	**Thema**
1	1	Titel Metakognition und Mentalisierung
2	1r	Diagramm MVT-Spirale
3	2	Problem - Ziel - Therapie
4	2r	Liste der Übungen
5	3	Mentalisierung ist ...
6	3r	Tabelle Entwicklungsstufen Freud Fonagy Piaget Kegan
7	4	Entwicklungsstufen der Mentalisierung
8	4r	3 Modi mentaler Zustände
9	5	Tabelle Fonagys mentale Modi
10	5r	„Sprechen über ...“ zu oft Hauptinstrument im Beratungs-Dialog
11	6	Strategie für Mentalisierungsförderung (Barth 2017)
12	6r	Interventionsprinzipien (Barth 2017):
13	7	Störung von Entwicklung und Mentalisierung Diagramm
14	7r	Diagramm Mentalisierung und Emotionsregulation
15	8	**Mentalisierungsfördernde Gesprächsführung 1**
16	8r	Metakognitiv-Mentalisierungsfördernde Gesprächsführung
17	9	Übung 5.1 Mentalisierungsförderndes Gespräch
18	9r	Ich möchte ein Gespräch mit Ihnen führen, in dem wir von Affekten durch Mentalisieren ...
19	10	Versuchen Sie jetzt selbst ein Mentalisierungsförderndes Gespräch zu führen.
20	10r	Fragen Mentalisierungsfördernde Gesprächsführung
21	11	Haben Sie gemerkt, wie die Mentalisierungsfördernde Gesprächsführung ungewohnt und ist?
22	11r	Weshalb der Therapie-Dialog sich an die 14 bzw. 24 Kriterien halten sollte
23	12	Die 14 wichtigsten Aspekte mentaler Gesprächsführung Kurzfassung
24	12r	24 wichtige Aspekte im Therapie-Dialog (1-10)
25	13	24 wichtige Aspekte im Therapie-Dialog (11-20)
26	13r	24 wichtige Aspekte im Therapie-Dialog (21-24)
27	14	Erläuterungen Kriterium 1-3
28	14r	Erläuterungen Kriterium 4-6
29	15	Erläuterungen Kriterium 7 und 8
30	15r	Erläuterungen Kriterium 9-11
31	16	Erläuterungen Kriterium 12 und 13
32	16r	Erläuterungen Kriterium 14 und 15
33	17	Erläuterungen Kriterium 16-18
34	17r	Erläuterungen Kriterium 19-21
35	18	Erläuterungen Kriterium 22 und 23
36	18r	Erläuterungen Kriterium 24
37	19	Ergebnis des Gesprächs kann sein, dass die TherapeutIn
38	19r	Tabelle 24 Kriterien Mentalisierungsfördernde Gesprächsführung
39	20	**Projektive Identifizierung Dysfunktionaler Repetitiver Interaktions- und Beziehungs-Stereotyp DRIBS**
40	20r	Übung 5.2 Wiederholungszwang – projektive Identifizierung – Übertragung – Gegenübertragung
41	21	Ein Beispielfall Frau P – projektive Identifizierung
42	21r	Fortsetzung
43	22	Diagramm Bedürfnis - Erwartung - inneres Arbeitsmodell - Wiederholen des kindl. Unglücks

44	22r	Problem: Es beginnt mit den Frustrationen und Verletzungen meiner Kindheit. (Beispielfall Frau P)
45	23	Diagramm negative Ausstrahlung und Einladung
46	23r	Wodurch kann das geschehen?
47	24	Diagramm Wut wird externalisiert und projiziert
48	24r	Wie kann ich das ändern?
49	25	Diagramm positive Ausstrahlung und Einladung
50	25r	Wir führen unser Unglück selbst herbei. Das können wir ändern!
51	26	Übung 5.3 mein eigener Wiederholungszwang – mein DRIBS
52	26r	Mein eigener DRIBS
53	27	Mein eigener DRIBS zum Ausfüllen
54	27r	Übung 5.3 Wie ich dafür sorge, dass andere mich schlecht behandeln
55	28	Übung 5.3 Wie ich dafür sorge, dass andere mich ab jetzt gut behandeln?
56	28r	Fortsetzung
57	29	Haben Sie verstanden, wie ihr DRIBS Sie auf der suche nach Glück immer wieder unglücklich machte?
58	29r	**Mentalisierungsfördernde Gesprächsführung 2**
59	30	Was ist Theory of Mind TOM?
60	30r	Wozu Theory of Mind?
61	31	Wie gelange ich zu einer elaborierten realitätsbezogenen Theory of Mind – Theorie des Mentalen?*
62	31r	Wie kann Therapie dazu beitragen?
63	32	Therapieziel Theory of Mind = Metakognition = Theorie des Mentalen
64	32r	Mentalisierungsförderung
65	33	Ein erregter Mensch kann nicht logisch denken 1
66	33r	Ein erregter Mensch kann nicht logisch denken 2
67	34	Metakognitives Verhaltensmodell: Mentalisierung
68	34r	Übung 5.4 Die 7 Fragen zur Problemanalyse - Situationsanalyse
69	35	Praktisches Vorgehen Analyse des bisherigen Verhaltens
70	35r	Ich beachte als TherapeutIn dabei 1
71	36	Ich beachte als TherapeutIn dabei 2
72	36r	Problemanalyse
73	37	Wir halten fest: S-R-K Analyse
74	37r	S-R-Analyse (bei dysfunktionaler kogn. Situationseinschätzung - Reattribution)
75	38	Reaktionsanalyse (bei dysfunkt. kogn. Situationseinschätzung --> Reattribution)
76	38r	Konsequenz-Analyse (zur kogn. kausalen Verknüpfung von Verhalten und Konsequenz)
77	39	Der Aufbau von Wenn-Dann-Denken ist notwendig 1
78	39r	Der Aufbau von Wenn-Dann-Denken ist notwendig 2
79	40	Neues Verhalten
80	40r	Nachher: Metakognitive Reflexion
81	41	Gelingt es ihnen, Ursachen zu finden für Verhalten und Folgen ihres Handelns vorherzusehen?
82	41r	Fazit: Dieses Gespräch fördert Metakognitives Denken (Mentalisierung)
83	42	Fortsetzung
84	42r	**Frustrierende Begegnungen und Selbstmitgefühl**
85	43	Übung 5.5 Frustrierende, wütend machende Begegnungen und Selbstmitgefühl
86	43r	5. Gespräch: Frustrierende Begegnungen und Selbstmitgefühl 1
87	44	5. Gespräch: Frustrierende Begegnungen und Selbstmitgefühl 2
88	44r	Können sie erkennen, wie heutige Frustrationen ihren Ursprung in der Kindheit haben?

MVT-HANDBUCH Kapitel 5

5. MODUL METAKOGNITION UND MENTALISIERUNG

Reflektierte Affektivität

Verhalten auf Intentionen zurückführen – Theory of Mind TOM

1

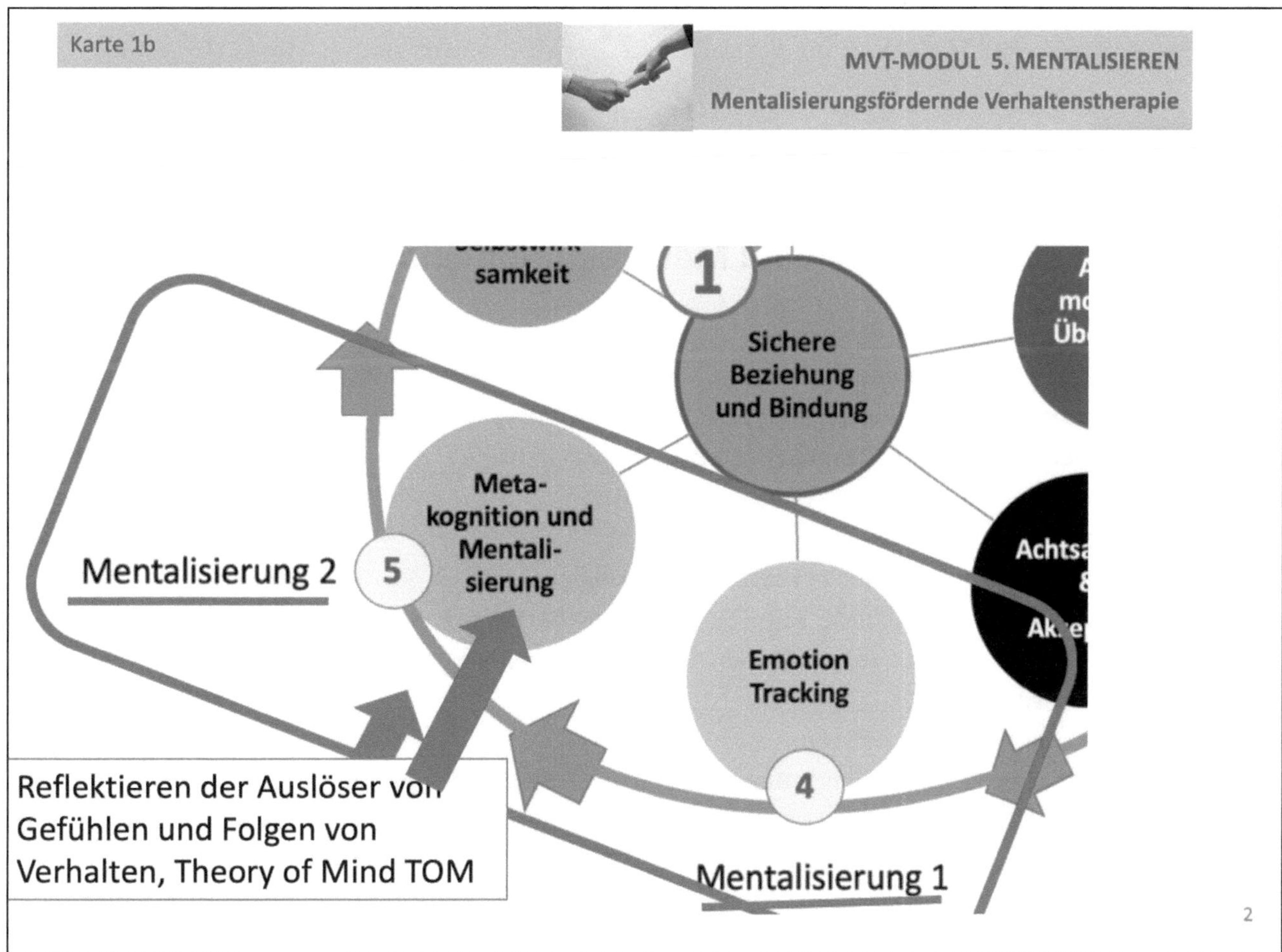

2

Karte 2a

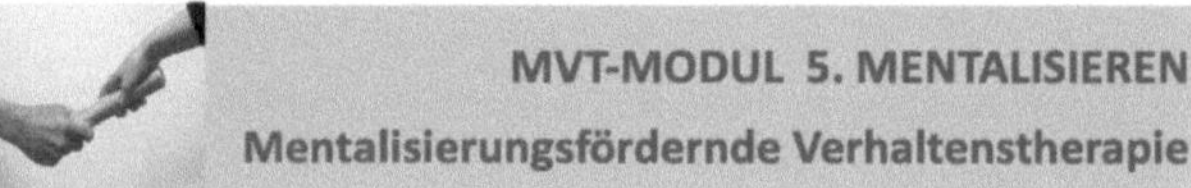

5. Modul Mentalisierung

1. Problem: Mentalisierung – Metakognition: **Ich erkenne nicht, warum man sich so verhält und nicht, wozu mein Handeln führt**

- Ziel: Mentalisierung – Metakognition: **WARUM – WOZU?**
- Therapie: Mentalisierung – Metakognition: **Theory of Mind TOM elaborieren – warum und wozu Menschen handeln**

→ IHRE VORBEREITUNG:

a) Lektüre MVT-Textbuch* und Übungsbuch** Kapitel Modul 5
b) Training Therapeutenverhalten 10-13 https://eupehs.org/haupt/mentalisierungsfoerdernde-verhaltenstherapie-mvt/uebungen-des-therapeutenverhaltens/
c) Therapiesitzungs-Video (live) 5. Gespräch*** anschauen

*Sulz, S.K.D. (2021b). Mentalisierungsfördernde Verhaltenstherapie. Gießen: Psychosozialverlag.

**Sulz, S.K.D. (2022). Heilung und Wachstum der verletzten Seele. Praxisleitfaden Mentalisierungsfördernde Verhaltenstherapie. Gießen: Psychosozial-Verlag

***https://youtu.be/8oF1QAS2oYw

Karte 2b

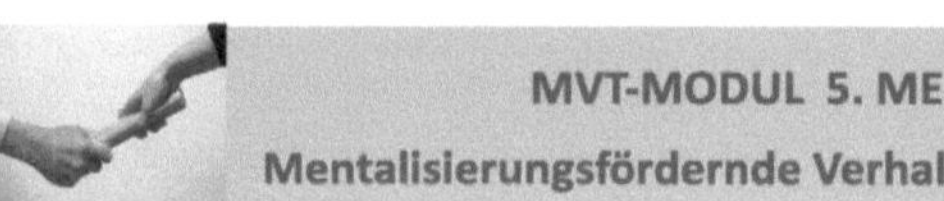

Liste der Übungen 5. Modul Metakognition und Mentalisierung

5.1 Mentalisierungsförderndes Gespräch
5.2 DRIBS Projektive Identifizierung
5.3 mein eigener Wiederholungszwang / projektive Identifizierung / DRIBS
5.4 Mentalisierungsfördernde Gesprächsführung 2 Kausal Denken:
Situation - Reaktion - Konsequenz

- Problemanalyse
- S-R-Analyse (bei dysfunktionaler kogn. Situationseinschätzung → Reattribution)
- Reaktionsanalyse (bei dysfunkt. kogn. Situationseinschätzung → Reattribution)
- Konsequenz-Analyse (zur kogn. kausalen Verknüpfung von Verhalten und Konsequenz)
- neues Verhalten
- Nachher: Metakognitive Reflexion

5.5 Frustrierende, wütend machende Begegnungen und Selbstmitgefühl

4

Karte 3a

MVT-MODUL 5. MENTALISIEREN
Mentalisierungsfördernde Verhaltenstherapie

Mentalisierung*

ist eine Zuschreibung mentale (geistiger) Aktivität sich selber oder anderen gegenüber

Vor allem:

das menschliche Verhalten als Intentionen(Motive, Absichten) wahrzunehmen und zu verstehen.

Wie:

Bedürfnisse, Wünsche, Gefühle, Glauben, Ziele, Absichten und Einsichten

*nach Fonagy et al. 2008

Hinweis für die TherapeutIn

Alter etwa ab	Freuds psychosex.	Fonagy - Das Selbst als ...	Piagets Stufen (kognitiv)	Kegans Stufen (Beziehung)
Geburt	oral	physischer Akteur	sensomotorisch I: Ererbte Anlagen	einverleibend
Geburt		sozialer Akteur	sensomotorisch II: erste Erwerbungen	
9 Monate		teleologischer Akteur	Sensomotor. III: sensomot. Intellig.	
18 Monate	anal	intentionaler mentaler Akteur	prä-operativ	impulsiv
4 Jahre	ödipal	repräsentationaler Akteur	konkret operativ	souverän
7 Jahre	Latenzphase	→Wo steht →mein Patient?	formal operativ (Beginn)	zwischenmenschlich
14 Jahre			formal operativ (voll entwickelt)	institutionell
18 Jahre				über-individuell

6

Karte 4a

Hinweis für die TherapeutIn

Entwicklungsstufen der Mentalisierung (Fonagy et al., 2008, S. 254)

- Das Selbst als „**physischer** Akteur": psychische Repräsentation des **Körpers als Verursacher** physikalischer Veränderungen in der Umwelt
- Das Selbst als „**sozialer** Akteur": Von Geburt an findet affektive Kommunikation mit der Mutter statt
- Das Selbst als „**teleologischer** Akteur": Erkennen und Verstehen zielgerichteter Handlungen (soziokognitive Neunmonatsrevolution)
- Das Selbst als „**intentionaler** mentaler Akteur": eigenes Verhalten und das anderer auf mentale intentionale Zustände wie Gefühle und Wünsche zurückgeführt
- Das Selbst als „**repräsentationaler** Akteur": kann intentionalen mentalen Zuständen repräsentationale und kausal selbstbezügliche Eigenschaften zuschreiben → Objektkonstanz

7

Karte 4b

Hinweis für die TherapeutIn

3 Modi mentaler Zustände

1. Der **Äquivalenzmodus,** in dem das Kind nicht zwischen seinem inneren Zustand und der äußeren Welt unterscheidet (nicht mentalisierender, realitätsorientierter Modus).

2. Der **Als-ob-Modus** des Mentalisierens, in dem das Kind ganz aus der realen Welt austritt in seine Phantasie- oder Spielwelt (mentalisierender, von der Realität abgekoppelter Modus).

Mit vier Jahren erfolgt eine Integration der beiden früheren Modi:

3. Der **Reflexionsmodus** des Mentalisierens, in dem das Kind mentale Zustände als Repräsentationen wahrnehmen kann, die falsch sein und sich ändern können (mentalisierender, realitätsorientierter Modus).

8

Hinweis für die TherapeutIn

Alter etwa ab	*Freuds psychosex.*	Fonagy - Das Selbst als ...	Fonagys mentale Modi	*Kegans Stufen (Beziehung)*
Geburt	*oral*	**physischer** Akteur	**Äquivalenzmodus** (ein prä-mentaler Modus)	*einverleibend*
Geburt		**sozialer** Akteur		
9 Monate		**teleologischer** Akteur		
18 Monate	*anal*	**intentionaler mentaler** Akteur	**Als-Ob-Modus** (ein prä-mentaler Modus)	*impulsiv*
4 Jahre	*ödipal*	**repräsentationaler** Akteur	**Reflexionsmodus** (mentaler Modus)	*souverän* (TOM)
7 Jahre	*Latenz-phase*	repräsentationaler Akteur 2	Reflexionsmodus 2 (mental)	*zwischen-menschlich* (Empathie)
14 Jahre			→In welchem Modus ist mein gerade?	*institutionell*
18 Jahre				*über-individuell*

9

Karte 5b

Hinweis für die TherapeutIn

MVT-MODUL 5. MENTALISIEREN

Mentalisierungsfördernde Verhaltenstherapie

„Sprechen über ..." zu oft Hauptinstrument im Beratungs-Dialog

- Die Auswertung von Therapievideos ergibt, dass 80 % der Zeit damit verbracht wird, über einen Sachverhalt zu sprechen, der außerhalb der Therapieraums vorliegt oder geschehen ist.
- Fühlen, Denken, Körperreaktionen, Handlungsimpulse in der Therapiesitzung nehmen fast keinen Raum ein

→Bin ich gerade ein „Über-etwas-Sprecher"?

- **Der Mentalisierungsansatz** stellt das auf den Kopf:
- Was und wie der Patient jetzt und hier in der Therapiestunde fühlt, denkt, macht wird betrachtet und reflektiert

→Ist meine Aufmerksamkeit ganz beim Patienten im Hier und Jetzt?

10

Karte 6a

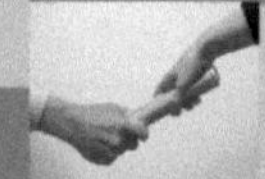

MVT-MODUL 5. MENTALISIEREN
Mentalisierungsfördernde Verhaltenstherapie

Strategie für Mentalisierungsförderung (Barth 2017)

1. **Sicherheit** vermitteln und hyperaktives
→ **Bindungssystem deaktivieren**

2. Neugier vermitteln
→ **Explorationssystem aktivieren**

→Sind wir noch bei Schritt 1
→oder können wir schon explorativ sein?

3. Austausch fördern
→ **Explorationsprozess sichern**

4. Kohärenzerleben fördern
→ **stabiles Selbst und stabile Beziehung**

11

Karte 6b

Hinweis für die TherapeutIn

Interventionsprinzipien (Barth 2017):

- Einfache Sprache
- **Auf die momentanen Gefühle fokussiert**
- Auf die inneren Prozesse der Psyche (nicht auf Verhalten selbst, sondern was dieses auslöst)
- Auf das **Hier und Jetzt** konzentriert
- "Wenn Du jetzt erinnerst ..., kommt das Gefühl ...
- Unbewusste Inhalte bleiben im Hintergrund (keine Interpretationen, keine Deutungen)
- **Bewusste und Bewusstseinsnahe Inhalte** werden betrachtet

→ Nehme ich die Gefühle meines Patienten wahr
→ und spiegele sie?

12

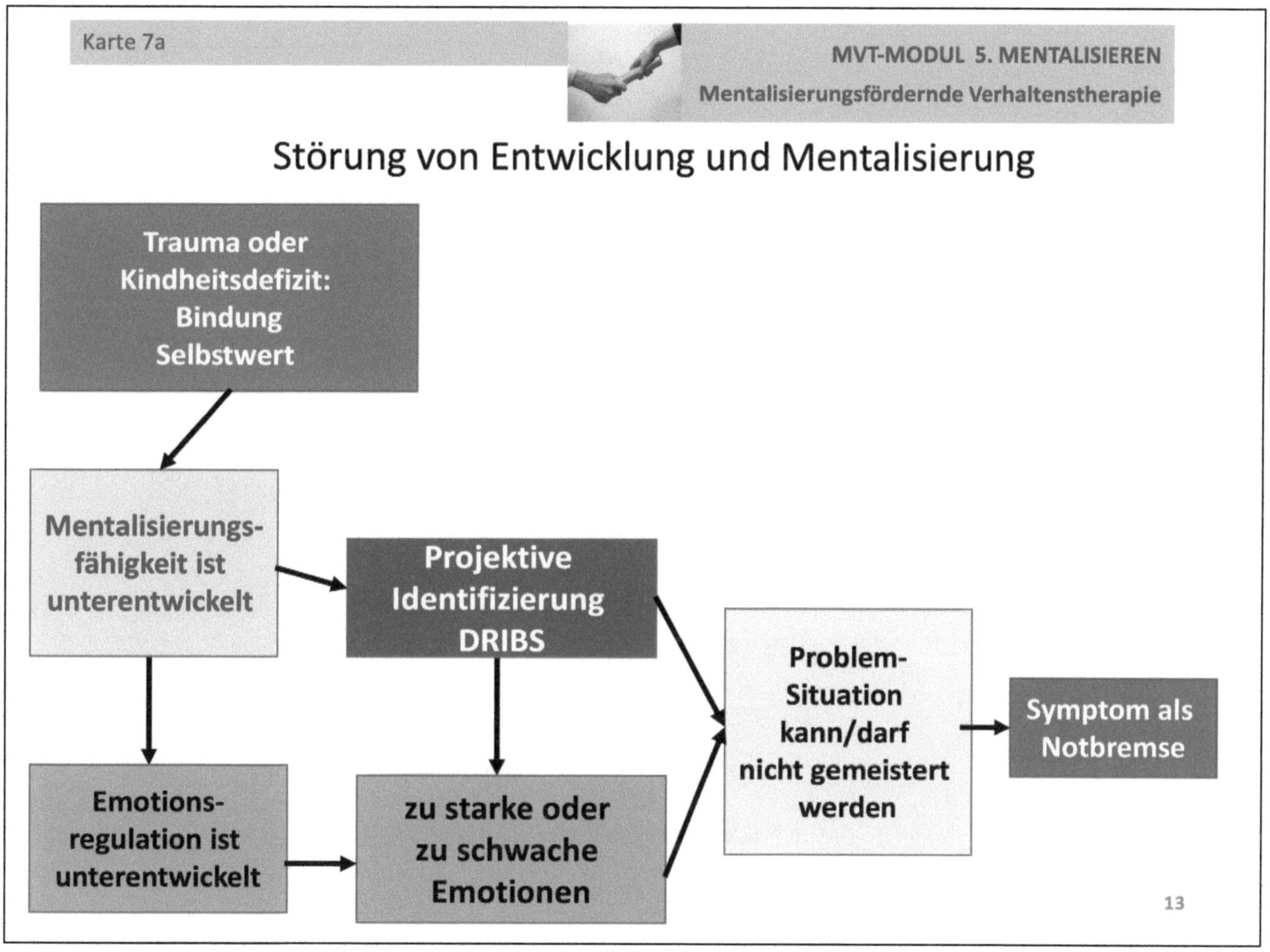

Karte 7a

MVT-MODUL 5. MENTALISIEREN
Mentalisierungsfördernde Verhaltenstherapie

Störung von Entwicklung und Mentalisierung

Trauma oder Kindheitsdefizit: Bindung Selbstwert

Mentalisierungsfähigkeit ist unterentwickelt

Projektive Identifizierung DRIBS

Problem-Situation kann/darf nicht gemeistert werden

Symptom als Notbremse

Emotionsregulation ist unterentwickelt

zu starke oder zu schwache Emotionen

13

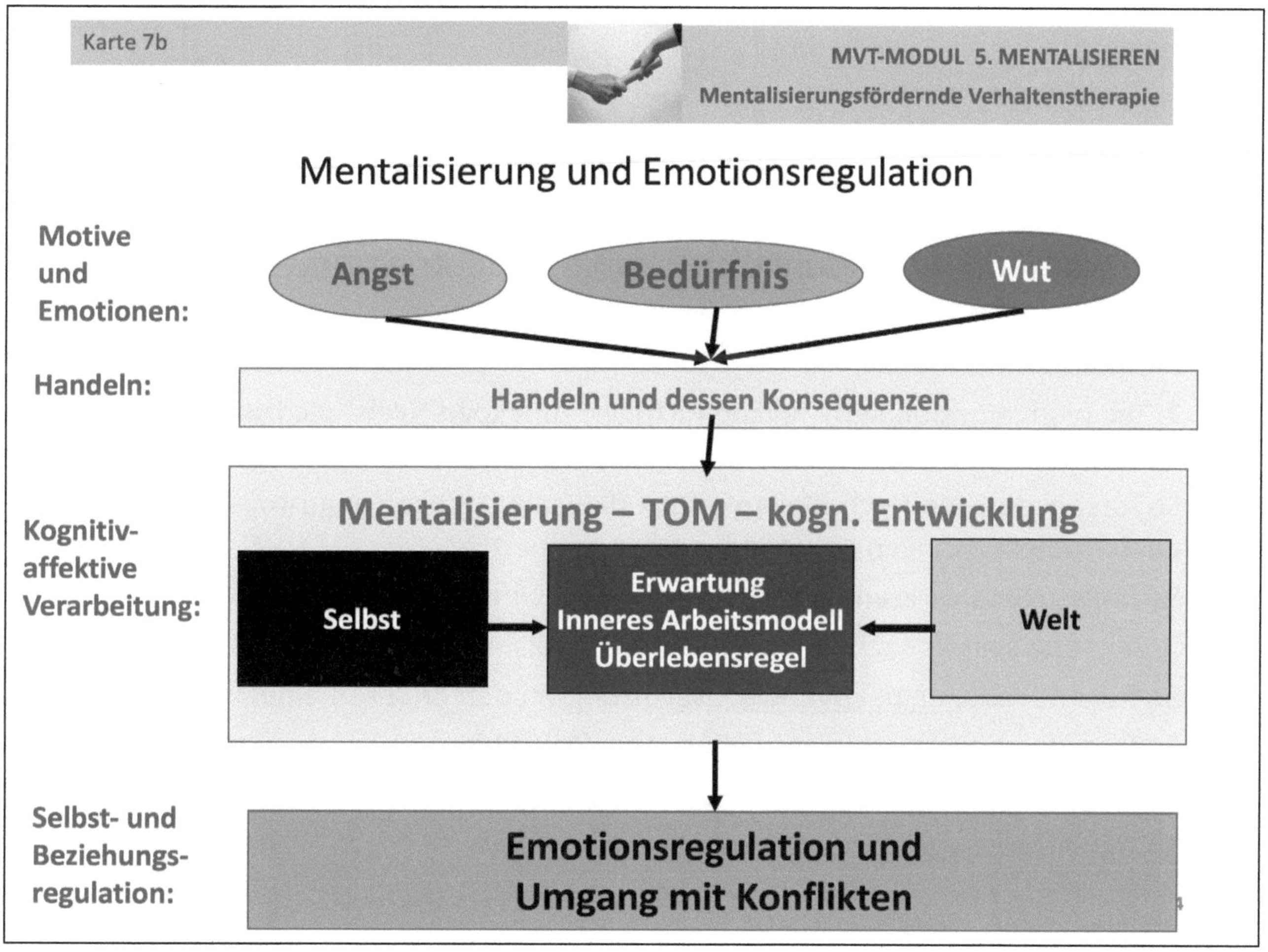

Karte 7b

MVT-MODUL 5. MENTALISIEREN
Mentalisierungsfördernde Verhaltenstherapie

Mentalisierung und Emotionsregulation

Motive und Emotionen:

Angst

Bedürfnis

Wut

Handeln:

Handeln und dessen Konsequenzen

Kognitiv-affektive Verarbeitung:

Mentalisierung – TOM – kogn. Entwicklung

Selbst

Erwartung Inneres Arbeitsmodell Überlebensregel

Welt

Selbst- und Beziehungsregulation:

Emotionsregulation und Umgang mit Konflikten

Karte 8a

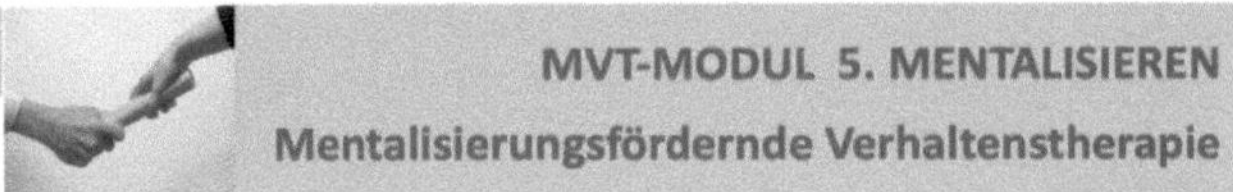

Mentalisierungsfördernde Gesprächsführung 1

Wichtige Aspekte im Therapie-Dialog

Wie das Gespräch geführt wird
Worauf geachtet wird
Was wichtig ist zu sagen
Was nicht geschehen sollte
etc.

15

Karte 8b

Hinweis für die TherapeutIn

Metakognitiv-Mentalisierungsfördernde Gesprächsführung
(Gefühle reflektierend)
- während das Gefühl da ist, seine Bedeutung reflektieren

- Mentalisierende Sätze:
- 1. Teil (vom emotionalen - hilfsbedürftigen zum kognitiven - sich selbst helfenden Menschen)
- So fragen, dass ein Nachdenken erfolgt (kausales Denken angestoßen wird, so dass Problemlösungen gefunden werden können)
- So fragen, dass wirksames Verhalten geplant wird
- 2. Teil (erst später, nachdem ein gesunder Egoismus entstanden ist)
- So fragen, dass Perspektivenwechsel erfolgt (in den anderen hineinversetzen)
- So fragen, dass Empathie entstehen kann (Mitfühlen)
- So fragen, dass die Interessen des anderen gewahrt sind
- So fragen, dass wirksames Verhalten geplant wird

16

Karte 9a

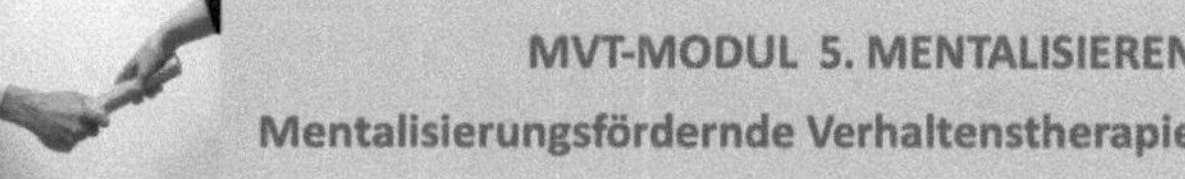

Übung 5.1
Mentalisierungsförderndes Gespräch

Ich möchte Sie einladen, ein Mentalisierungsförderndes Gespräch auszuprobieren.

So können Sie ein Gefühl dafür bekommen, was da zwischen uns beiden abläuft und wie Ihnen das helfen kann, Ursachen und Folgen deutlicher zu erkennen.

17

Kart 9b

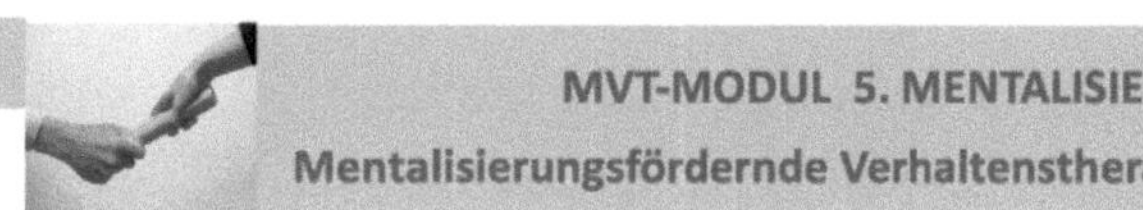

Mentalisierungsfördernde Gesprächsführung

- Ich möchte ein Gespräch mit Ihnen führen, in dem wir beide versuchen können, von den Gefühlen und Affekten durch Mentalisieren, Reflektieren, Überdenken herauszufinden.
- Sind Sie bereit, jetzt mit mir über ein größeres Problem oder eine problematische Person sprechen ?

18

Karte 10a

Hinweis für die TherapeutIn

MVT-MODUL 5. MENTALISIEREN

Mentalisierungsfördernde Verhaltenstherapie

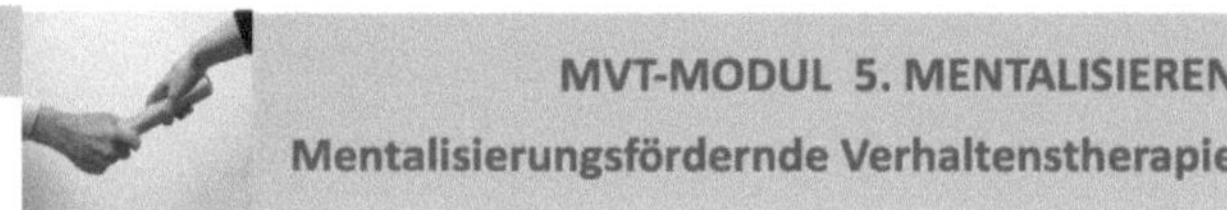

Übung Mentalisierungsfördernde Gesprächsführung

Versuchen Sie jetzt selbst ein Mentalisierungsförderndes Gespräch zu führen.

- Nehmen Sie die Kriterienliste zur Hand.
- Vielleicht fällt Ihnen mittendrin der eine oder andere Satz ein der diesen Kriterien entspricht, z.B.:
- *Warum haben Sie/hat er ...?*
- *Wie hat er sich gefühlt, als Sie <x> sagten/machten?*
- *Wozu hat Ihr Verhalten geführt? Haben Sie bekommen, was Sie wollten?*
- *Was fühlen Sie jetzt im Moment?*
- *Ich kann das sehr gut verstehen.*

19

Karte 10b

Hinweis für die TherapeutIn

MVT-MODUL 5. MENTALISIEREN

Mentalisierungsfördernde Verhaltenstherapie

Fragen Mentalisierungsfördernde Gesprächsführung

- (Bericht über eine belastende Situation mit einem wichtigen Menschen)
- Was hat er/sie getan, gesagt, nicht getan, nicht gesagt?
- Welches Gefühl wurde dadurch bei Ihnen ausgelöst?
- Warum hat er/sie sich so verhalten? Was war sein Beweggrund?
- Kann es auch eine andere Intention gewesen sein?
- Wie haben Sie sich darauf verhalten?
- Warum haben Sie das getan/gesagt?
- Wie reagierte er/sie darauf? Wozu führte also Ihr Verhalten?
- Warum hat er so geantwortet/reagiert?
- Was ging da wohl in ihm/ihr vor?
- Was braucht er/sie?
- Was fürchtet er/sie?
- Was ärgert ihn/sie?
- Wenn Sie das berücksichtigen, was könnten Sie tun, damit er/sie sich anders verhalten kann?
- Rührt sich in Ihnen ein Sträuben dagegen, sich so zu verhalten? Was für ein Gefühl ist das?
- Was brauchen Sie, um sich so verhalten zu können?

20

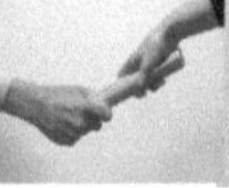

Karte 11a

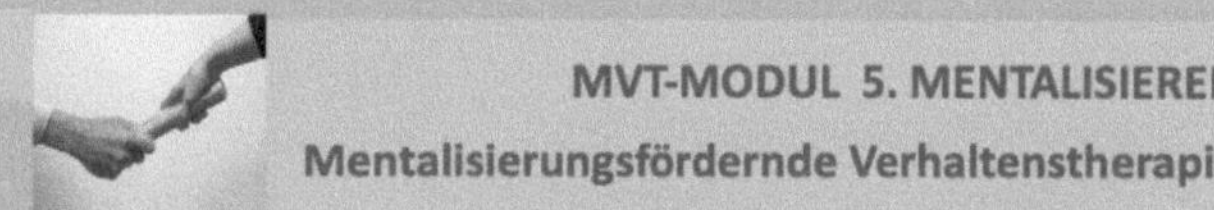

MVT-MODUL 5. MENTALISIEREN

Mentalisierungsfördernde Verhaltenstherapie

HABEN SIE GEMERKT, WIE DIE MENTALISIERUNGSFÖRDERNDE GESPRÄCHSFÜHRUNG ERSTMAL UNGEWOHNT UND ANSTRENGEND IST?

Wir wollten ja einerseits bei Ihrem Gefühl bleiben, so dass Sie es noch spüren können, und andererseits durch das ständige Fragen Sie dazu bringen, die Hintergründe zu entdecken (Ursachen und Folgen des Handelns.
Was konnten Sie sich deutlicher bewusst machen als bisher?

....

Konnten Sie Beeegründe Ihrer Bezugsperson besser nachvollziehen?

....

Konnten Sie die Folgen Ihres Verhaltens besser verstehen?

....

Können Sie sich vorstellen, sich das nächste Mal anders zu verhalten?

....

Erwarten Sie durch Ihr neues Verhalten ein befriedigenderes Ergebnis der Begegnung?

....

21

Karte 11b

Hinweis für die TherapeutIn

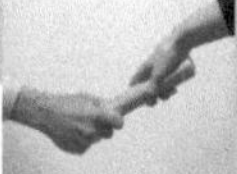

MVT-MODUL 5. MENTALISIEREN

Mentalisierungsfördernde Verhaltenstherapie

Weshalb der Therapie-Dialog sich an die 14 bzw. 24 Kriterien halten sollte

- Die MBT-Arbeitsgruppe hat Kriterien formuliert, die die mentalisierungsfördernde Gesprächsführung sehr gut definieren. Wir können diese mit einigen Änderungen auch in der Verhaltenstherapie anwenden. Sie zeigen, wie sehr die Art des Gesprächs z.B. von einem kompetenten psychodynamischen und auch von einem kognitiv-behavioralen Duktus abweichen.
- Da dies sehr ungewohnt ist, muss es geschult und trainiert werden.
- Eine ausreichend effektive Mentalisierungsförderung ist nur erreichbar, wenn nur wenig von diesen Vorgaben abgewichen wird.
- Lernen durch Einsicht reicht nicht aus. Der Vorgang des Mentalisierens /Metakognizierens muss wie der stete Tropfen auf den Stein unentwegt stattfinden, damit die notwendigen Bahnungen im Gehirn geschehen und bleiben können.

22

Karte 12a

Hinweis für die TherapeutIn

Die 14 wichtigsten Aspekte mentaler Gesprächsführung

1. **Sicherheit** in der Beziehung herstellen
2. Dichte **Führung** der Bewusstseinsprozesse des Berichtenden
3. **Strukturiert** und **supportiv** vorgehen
4. **Fragen**-Antwort-Dialog statt freiem Gespräch
5. **Columbo-Fragen**: nicht wissen
6. Konkret nach **Motiven** für ein Verhalten fragen
7. Mentalisierung **wertschätzen**, Nicht-Mentalisierung **hinterfragen**
8. **Alternative Interpretationen** zu nicht-mentalisierten Äußerungen anbieten
9. Pseudo-Mentalisieren **unterbrechen**
10. Gemeinsam **reflektieren**
11. **Laut denken** als unfertige Überlegung
12. Sagen, wenn ein Gedanke ein **Irrtum** war
13. **Keine metatheoretischen** Erklärungen des Geschehens geben
14. Eigene Hypothesen **nicht aufdrängen**

23

Karte 12b

Hinweis für die TherapeutIn

MVT-MODUL 5. MENTALISIEREN

Mentalisierungsfördernde Verhaltenstherapie

24 wichtige Aspekte im Therapie-Dialog (1 -10)

1. **Sicherheit** in der Beziehung herstellen
2. Dichte **Führung** der Bewusstseinsprozesse des Pat.
3. **Fragen**-Antwort-Dialog statt freiem Assoziieren
4. **Columbo-Fragen**: nicht wissen
5. **Nichtwissen** statt metatheoretische Allwissenheit
6. Pseudo-Mentalisieren **unterbrechen**
7. **Laut denken** als unfertige Überlegung
8. Aktuelle **Gefühle im Hier und Jetzt** fokussieren
9. Mentalisierung **wertschätzen**, Nicht-Mentalisierung **hinterfragen**
10. **Alternative Interpretationen** zu nicht-mentalisierten Äußerungen anbieten

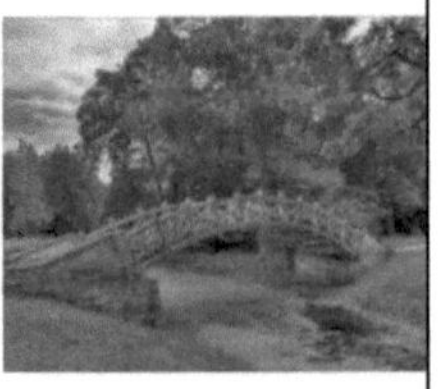

*verändert nach Fonagy et al. 2008

24

Karte 13a

Hinweis für die TherapeutIn

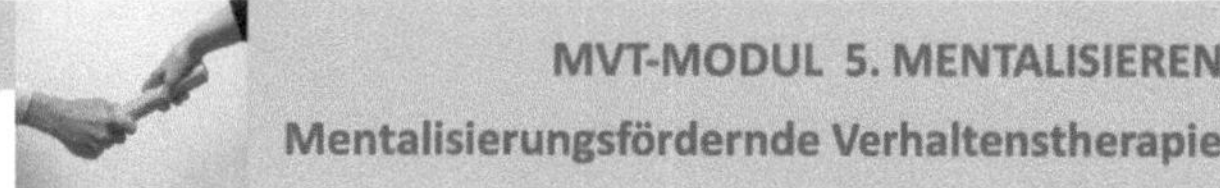

24 wichtige Aspekte im Therapie-Dialog (11 – 20)

11. **Empathisches Eingehen** auf unausgesprochene Gefühle
12. Konfrontationstechnik „**Stopp** - nicht weiter!"
13. Umgang mit teleologischem Modus: **markiert spiegeln**
14. **Erkennen**, wenn Pat. Im Als-ob-Modus ist
15. Sagen, wenn ein Gedanke ein **Irrtum** war
16. Gemeinsam **reflektieren**
17. **Keine metatheoretischen** Erklärungen des Geschehens geben
18. Konkret nach **Motiven** für ein Verhalten fragen
19. Eigene Hypothesen **nicht aufdrängen**
20. Metaphern und Bilder nur **sparsam** anbieten

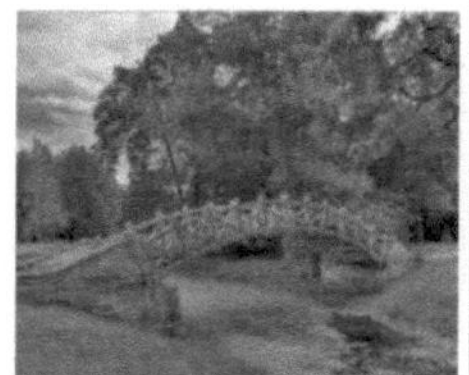

25

Karte 13b

Hinweis für die TherapeutIn

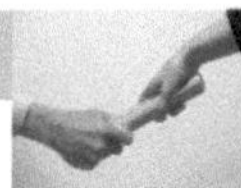

MVT-MODUL 5. MENTALISIEREN
Mentalisierungsfördernde Verhaltenstherapie

24 wichtige Aspekte im Therapie-Dialog 3

21. **Strukturiert** und **supportiv** vorgehen
22. Immer wieder deutliche bis intensive **Gefühle entstehen lassen**
23. Sich seine **Gegenübertragungstendenzen** bewusst machen
24. Dem Patienten am Beispiel die **Übertragung** verständlich machen

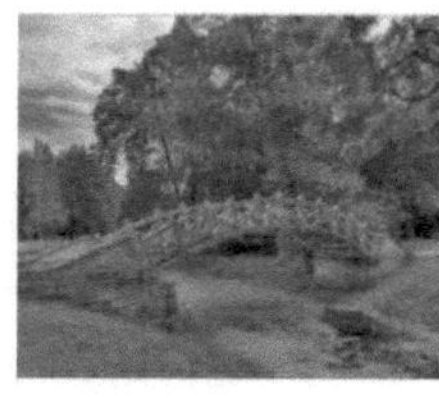

26

Karte 14a

Hinweis für die TherapeutIn

1. Sicherheit in der Beziehung herstellen

- Der Patient muss sich sicher und geschützt fühlen,
- bevor er mentalisieren kann.

2. Dichte Führung der Bewusstseinsprozesse des Pat.

- Lassen Sie nur **kurze Pausen** im Gesprächsfluss entstehen,
- damit der Patient nicht seiner chaotischen unmentalisierten Gefühlswelt ausgeliefert ist

3. Frage-Antwort-Dialog statt freiem Assoziieren

- Dazu gehört, dass **kein freies Assoziieren** angestoßen wird, sondern der Patient in einen Dialog fest eingebunden ist, in dem **er auf Fragen antwortet**, also erfragte Erinnerungen und Beispiele berichtet
- Zugleich bleiben **kurze Gesprächspausen**, in denen das auftretende **Gefühl wahrgenommen** werden kann und eigene Gedanken dazu ins Bewusstsein kommen können

27

Karte 14b

Hinweis für die TherapeutIn

4. Columbo-Fragen: nicht wissen

- Nicht expertenmäßig wissend Bestätigung für mitgebrachte oder aus der Hüfte heraus abgefeuerte Hypothesen einholen,
- Sondern **aus einem bescheidenen Nicht-Wissen** als Lernender fragen, der immer noch etwas mehr verstehen will, was im Patienten abläuft.

5. Nichtwissen statt Allwissenheit

- **Authentische Haltung von Nichtwissen** statt vorher oder sofort alles zu wissen. Wir können nicht wissen, was beim Patienten wie zusammen hängt. Wir erfahren es erst von ihm.
- Denn wer allwissend ist, befindet sich wohl selbst im prämentalen Stadium

6. Pseudo-Mentalisieren unterbrechen

- Wenn der Patient über Gefühle und Gedanken **spricht, ohne zu fühlen und zu verstehen,** sondern einfach gelernte Denkschablonen abspult, **stoppen** und so nachfragen, dass er ins Fühlen und wirkliche Reflektieren kommt.

28

Karte 15a

Hinweis für die TherapeutIn

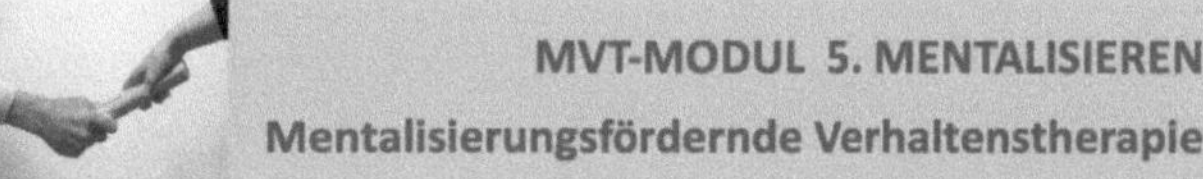

7. Laut denken als unfertige Überlegung

- **Laut Gedanken aussprechen,** die gerade entstehen - darüber wie die Aussagen des Patienten mit seinen Gefühlen zusammen hängen bzw. seine Gedanken mit seinen Gefühlen.
- Durch diese Transparenz wird der Patient in die Reflexionen mitgenommen, an ihnen beteiligt und Schlussfolgerungen sind eher ein gemeinsames Ergebnis

8. Aktuelle Gefühle im Hier und Jetzt fokussieren

- **Der momentanen innere Prozess** des Patienten mit seinen Vergegenwärtigungen, Erinnerungen, Gefühlen und Gedanken sind Gegenstand des Gesprächs. Vergangenes ist lediglich das Material für seine aktuellen inneren Prozesse, der Kontext, der diese hervorruft.

29

Karte 15b

Hinweis für die TherapeutIn

9. Mentalisierung wertschätzen, Nicht-Mentalisierung hinterfragen

- Für mentalisierende Äußerungen des Patienten **sofort Anerkennung aussprechen**, Äußerung von nicht-mentalisierten Inhalten ebenfalls sofort als zu hinterfragen etikettieren.

10. Alternative Interpretationen zu nicht-mentalisierten Äußerungen anbieten

- Vermutungen des Patienten über böse Absichten der anderen Person in Frage stellen und eine **alternative Interpretation anbieten**, die gute Absicht denkbar macht.

11. Empathisches Eingehen auf unausgesprochene Gefühle

- Wenn Sie beim Patienten ein **Gefühl wahrnehmen**, das er (noch) nicht ausgesprochen hat, **spiegeln** Sie ihm dieses und **gehen empathisch darauf ein. Versprachlichen** Sie das Gefühl, so dass es einen Namen bekommt.

30

Karte 16a

Hinweis für die TherapeutIn

12. Konfrontationstechnik „Stopp- nicht weiter!"

- Wenn plötzlich überraschend deutliche affektive Reaktionen kommen, den Redefluss abrupt stoppen: **„Stopp – nicht weiter!"**
- Anschließend gemeinsam die Bewusstseinsinhalte **erforschen**, die Auslöser waren

13. Umgang mit teleologischem Modus: markiert spiegeln

- Ein Patient befindet sich im teleologischen Modus, in dem er **konkretem Verhalten der ThreapeutIn übermäßige Bedeutung gibt**, z. B. während der Sitzung auf die Uhr schauen. „Ich langweile Sie wohl?" sagt er gereizt und gekränkt. Die TherapeutIn antwortet mit **markierter Spiegelung**: „Ich merke, dass es Ihnen gerade ganz wichtig ist, dass ich Ihnen sage, ob ich da eingreifen will."

→**Hinterfragen:** „Es ist ärgerlich für Sie, wenn ich auf die Uhr schaue. Sie denken, dass ich das mache, weil ich mich langweile. Kann das auch eine anderen Grund haben?"

31

Karte 16b

Hinweis für die TherapeutIn

14. Erkennen, wenn Pat. Im Als-ob-Modus ist

- Wenn der Patient sich im Als-ob-Modus befindet, hat er **keinen Zugang zur Realität**.
- Deshalb **kann das Gespräch keine Wirkung haben**.
- Deshalb ist es wichtig, den Patienten vom Als-Ob-Modus in die Realität **zurückzuführen durch Fragen zur Realität**.

15. Sagen, wenn ein Gedanke ein Irrtum war

Im Sinne des Lautdenkens und der Transparenz wird dem Patienten **mitgeteilt, dass meine Überlegung nicht richtig war**. Auch dies verhindert, dass die TherapeutIn als allwissende Expertin wahrgenommen wird.

Ähnlich wie beim markierten Spiegeln werden dabei zwei Botschaften gesendet (nicht wirklich so aussprechen):

a) Ich irre mich manchmal

b) Das hindert mich aber nicht, so kompetent zu arbeiten, dass der Patient sich bei mir gut aufgehoben fühlen kann

32

Karte 17a

Hinweis für die TherapeutIn

16. Gemeinsam reflektieren

- Das Lautdenken **lädt den Patienten ein, gemeinsam weiter zu reflektieren** und so teilzuhaben an dem Ergebnis der Schlussfolgerungen bezüglich der Zusammenhänge

17. Keine metatheoretischen Erklärungen des Geschehens geben

- Was in der Sitzung geschieht, **nicht durch Metatheorie erklären oder etikettieren** (Fachtermini wie Gegenübertragung, Wiederholungszwang, narzisstischer Modus)

18. Konkret nach Motiven für ein Verhalten fragen

- Nicht zu offene Fragen stellen, sondern **direkt fragen nach dem Motiv eines konkreten Verhaltens des anderen**. Dadurch zur Reflexion bezüglich dessen Gefühlen und Bedürfnissen anregen.

33

Karte 17b

Hinweis für die TherapeutIn

19. Eigene Hypothesen nicht aufdrängen

- Auch wenn sie ganz offensichtlich erscheinen, **eigene Hypothesen** über Motive des Patienten oder des anderen Menschen **nicht aufdrängen**. Nur aussprechen als eine mögliche Interpretation. Der Patient muss diese nicht aufgreifen und nicht übernehmen, wenn er noch nicht so weit ist.

20. Metaphern und Bilder nur sparsam anbieten

- **Mentalisierungsschwache Patienten sind durch Metaphern und Bilder leicht irritiert.** Deshalb diese nur wenig anbieten.
- Auch wenn diese aus dem Erfahrungshorizont des Patienten stammen, kann der Wechsel der Mentalisierungsebenen zu schwierig sein.

21. Strukturiert und supportiv vorgehen

- Die Gesprächsführung ist **strukturiert** und **supportiv**,
- **bezieht sich primär auf das Hier und Jetzt** der Therapiesitzung.

34

Karte 18a

Hinweis für die TherapeutIn

22. Immer wieder deutliche bis intensive Gefühle entstehen lassen

- Mentalisieren bezüglich Gefühlen und Motiven benötigt im Hier und Jetzt wahrnehmbare Gefühle. Deshalb wird immer wieder versucht, die Bewusstseinsprozesse des Patienten **so zu steuern, dass er angesichts eines Gesprächsthemas deutliche Gefühle spüren kann.**

23. Sich seine Gegenübertragungstendenzen bewusst machen

- Je mehr die Übertragung des Patienten dazu führt, dass bei der TherapeutIn **starke Gegenübertragungsgefühle** auftreten und er aus diesen heraus agiert oder agieren will, umso wichtiger ist, es sich diese mental zu vergegenwärtigen und die **Psychodynamik zu verstehen.**
- Und zu erkennen, **dass man selbst in einen prä-mentalen Zustand geraten ist**

35

Karte 18b

Hinweis für die TherapeutIn

24. Dem Patienten am Beispiel die Übertragung verständlich machen

- An einem Beispiel, das für den Patienten nicht so zentral konflikthaft ist, wird ihm **der Vorgang der Übertragung erklärt.**

36

Karte 19a

Hinweis für die TherapeutIn

Ergebnis des Gesprächs kann sein, dass die TherapeutIn

- seine Problemhaltung versteht, akzeptiert, es hergeben kann
- sein **Gefühl** besser bewusst **wahrnehmen** kann
- sein **negatives Gefühl akzeptieren** kann
- sein **Gefühl verändern** kann
- seine **Selbstwahrnehmung** verändern kann
- Seinen **Patienten anders wahrnehmen** kann
- der Beziehung eine **andere Bedeutung** geben kann
- sich **weniger abhängig in der Beziehung fühlt** und definiert
- **weniger Vermeidung** im Umgang mit sich und den anderen aufrechterhalten muss
- seine **Mentalisierungsfähigkeit** (metakognitive Fähigkeit) geübt und verbessert hat

37

Karte 19b

Hinweis für die TherapeutIn

Kriterien Mentalisierungs-fördernde Gesprächsführung

bitte Zutreffendes ankreuzen und Summe der Kreuze bilden

	1.**Sicherheit** in der Beziehung herstellen
	2.Dichte **Führung** der Bewusstseinsprozesse des Pat.
	3.**Fragen**-Antwort-Dialog statt freiem Assoziieren
	4.**Columbo-Fragen**: nicht wissen
	5.**Nichtwissen** statt metatheoretische Allwissenheit
	6.Pseudo-Mentalisieren **unterbrechen**
	7.**Laut denken** als unfertige Überlegung
	8.Aktuelle **Gefühle im Hier und Jetzt** fokussieren
	9.Mentalisierung **wertschätzen**, Nicht-Mentalisierung
	10.**Alternative Interpretationen** zu nicht-mentalisierten Äußerungen anbieten
	11. **Empathisches Eingehen** auf unausgesprochene Gefühle
	12. Konfrontationstechnik „**Stopp** - nicht weiter!"
	13. Umgang mit teleologischem Modus: **markiert spiegeln**
	14. **Erkennen**, wenn Pat. Im Als-ob-Modus ist
	15. Sagen, wenn ein Gedanke ein **Irrtum** war
	16. Gemeinsam **reflektieren**
	17. **Keine metatheoretischen** Erklärungen des Geschehens
	18. Konkret nach **Motiven** für ein Verhalten fragen
	19. Eigene Hypothesen **nicht aufdrängen**
	20. Metaphern und Bilder nur **sparsam** anbieten
	21. **Strukturiert** und **supportiv** vorgehen
	22. Immer wieder deutliche bis intensive **Gefühle entstehen**
	23. Sich seine **Gegenübertragungstendenzen** bewusst machen
	24. Dem Patienten am Beispiel die **Übertragung** verständlich machen
	Summe Mentalisierungsförderung

Karte 20a

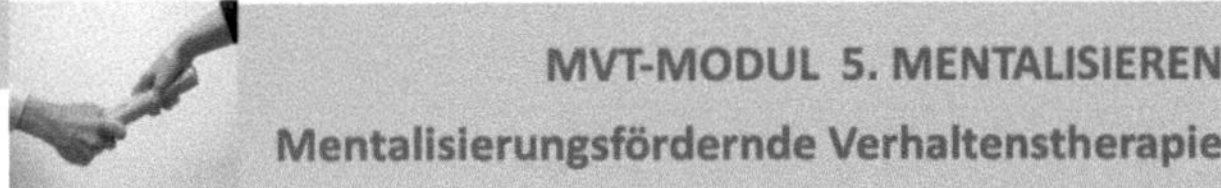

Projektive Identifizierung

Dysfunktionaler Repetitiver Interaktions- und Beziehungs-Stereotyp DRIBS

Wie sorge ich dafür, dass andere mich immer wieder auf die gleiche Weise schlecht behandeln?

Was hat projektive Identifizierung mit misslingender Mentalisierung zu tun?

→ Wir wiederholen unsere Biographie!

→ Unser emotionales Gehirn sucht und findet in der Gegenwart die Beziehungsmuster der Kindheit wieder. Oft bleibt es bei Übertragung. Nicht selten geht es aber bis zur projektiven Identifizierung (DRIBS).

39

Karte 20b

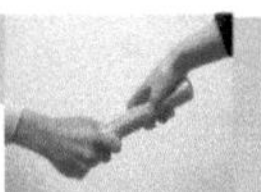

MVT-MODUL 5. MENTALISIEREN
Mentalisierungsfördernde Verhaltenstherapie

Übung 5.2

Wiederholungszwang – projektive Identifizierung – Übertragung – Gegenübertragung - DRIBS

40

Karte 21a

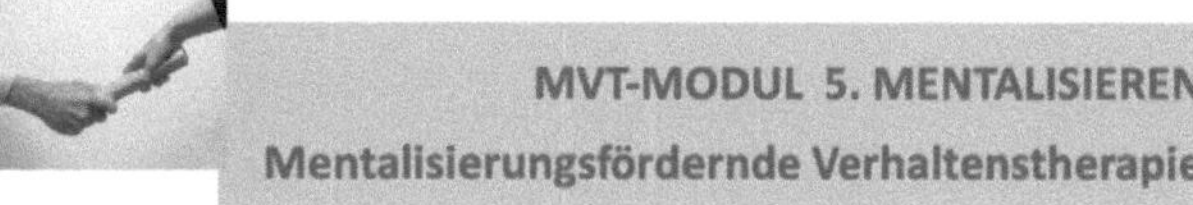

Ein Beispielfall Frau P– projektive Identifizierung

- Eine junge Frau besucht ihre Freundin, die zwei kleine Kinder hat.
- Während des eineinhalbstündigen Gesprächs räumt diese die Küche auf, nimmt einen Wäschekorb und faltet die Wäsche, legt die Kleidung der Kinder für den nächsten Tag zurecht und bügelt dann die Hemden und Blusen.
- Zum Abschied sagt sie, dass sie sich so gern mit ihr treffe, weil sie so unkompliziert sei und man währenddessen alles Wichtige machen könne.
- Dagegen fühlte sich die Patientin überhaupt nicht wahrgenommen und wertgeschätzt und war sehr unglücklich, dass ihr das wie in vielen Beziehungen zuvor wieder passiert ist.

41

Karte 21b

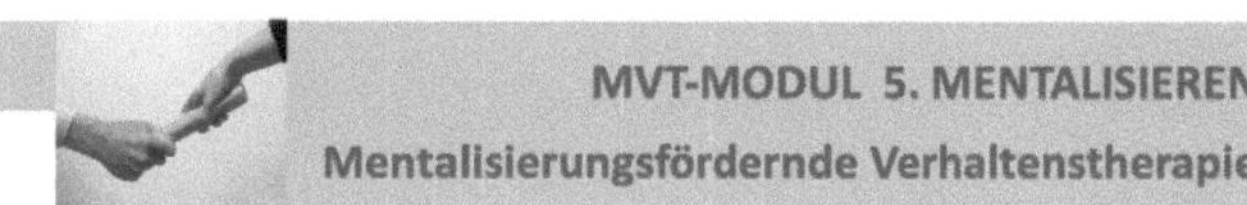

Ein Beispielfall Frau P 2 – projektive Identifizierung

- Ob nun ihr Ehemann den Hochzeitstag vergisst
- Er nicht sieht, dass sie eine neue sehr schöne Bluse anhat
- Oder ihre Freundin ihren Geburtstag vergisst,
- In der Jazz-Band alle außer ihr Soli spielen
- Sie nie durch ihre wirklich guten Leistungen auffiel
- **Sie beherrscht die Kunst, sich unsichtbar zu machen**

→Sie tut alles dafür, dass ihr zentrales Bedürfnis nach Aufmerksamkeit und Beachtung unbefriedigt bleibt

WARUM? WOZU?

- Die Antwort finden wir in ihrer Biographie ...

42

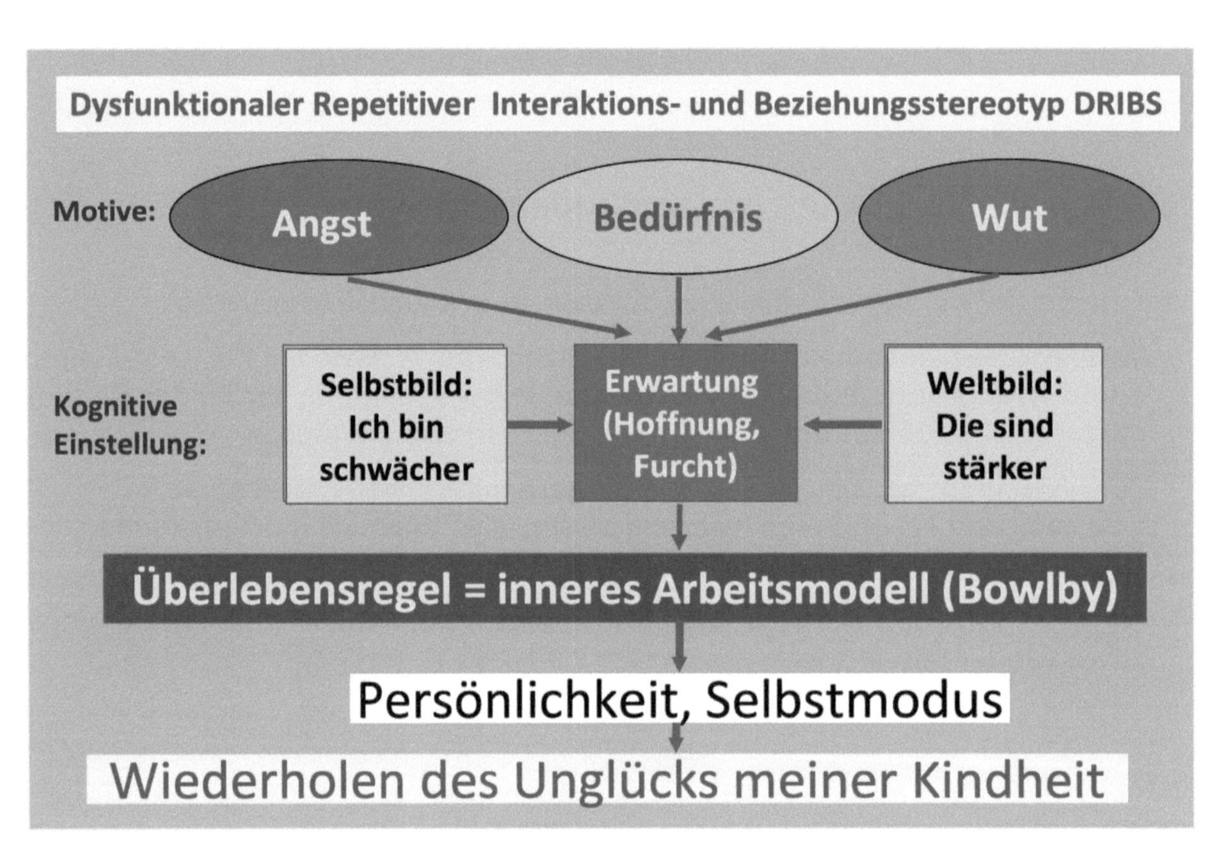

Karte 22b

Problem: Es beginnt mit den Frustrationen und Verletzungen meiner Kindheit. (Beispielfall Frau P)

- Zuerst mein zentrales Bedürfnis: GEBORGENHEIT*
- Es geht weiter mit meiner zentralen Angst: ALLEINSEIN**
- Und meiner Wut, die nicht sein darf: MICH TRENNEN
- Mein Selbstbild als unzureichend: ICH BIN UNTERLEGEN
- Meinem Bild einer mächtigen Welt: SIE HABEN ALLE MACHT
- In der Begegnung mit anderen suche ich nach Erhofftem*
- Und zugleich nach Gefürchtetem**
- Meine Überlebensregel hilft mir, das Bestmögliche zu tun. Es wird zu meiner festen Gewohnheit, meiner Persönlichkeit. Mein Selbst befindet sich in einem dazu passenden Modus.
- So komme ich nicht nur ganz gut durch Kindheit und Jugend, sondern auch durch mein Erwachsenenleben. In dieser Hinsicht ist mein Leben nicht erfolgreich, aber Hauptsache ich überlebe (emotional).

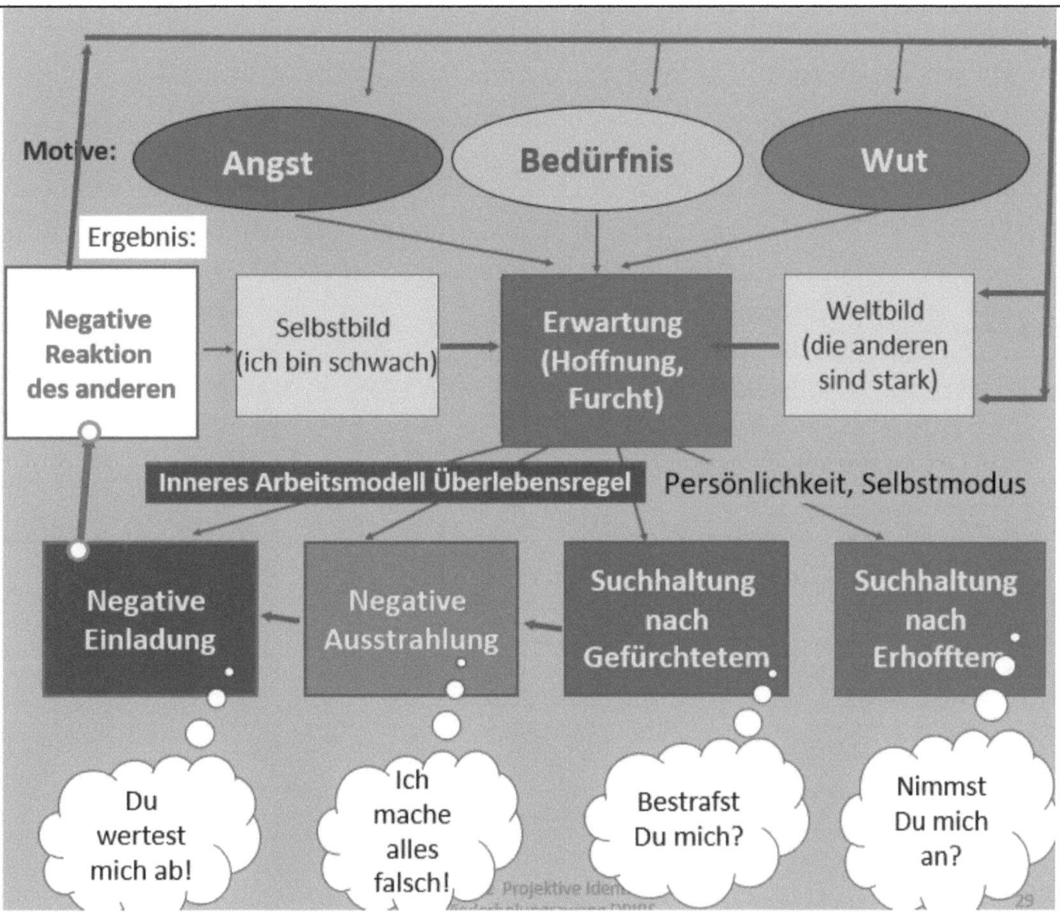
Motive:
Angst
Bedürfnis
Wut
Ergebnis:
Negative Reaktion des anderen
Selbstbild (ich bin schwach)
Erwartung (Hoffnung, Furcht)
Weltbild (die anderen sind stark)
Inneres Arbeitsmodell Überlebensregel
Persönlichkeit, Selbstmodus
Negative Einladung
Negative Ausstrahlung
Suchhaltung nach Gefürchtetem
Suchhaltung nach Erhofftem
Du wertest mich ab!
Ich mache alles falsch!
Bestrafst Du mich?
Nimmst Du mich an?

45

Karte 23b

MVT-MODUL 5. MENTALISIEREN
Mentalisierungsfördernde Verhaltenstherapie

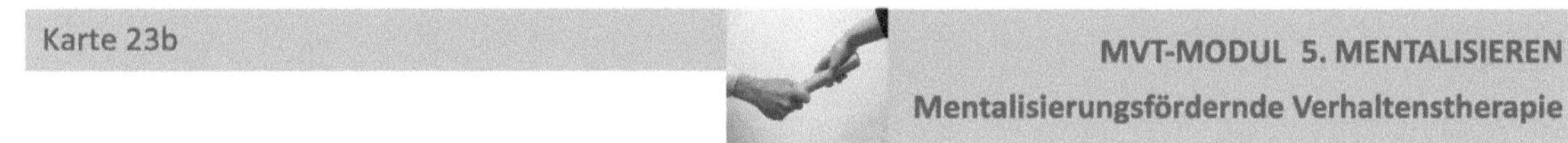

Wodurch kann das geschehen?

- Es liegt an der unterdrückten Wut. Sie darf nicht in mir bleiben, das wäre zu gefährlich.
- Es findet eine **Übertragung** auf eine Person meiner Gegenwart statt.
- Also **projiziere** ich die Wut auf sie.
- Ich gehe aber noch weiter, ohne es zu merken: Ich bringe den anderen dazu, sich verletzend zu verhalten (**Gegenübertragung**). Immer wieder (**Wiederholungszwang**).
- Das bestätigt mein Selbst- und Weltbild: Ich bin schwach und andere verletzen mich.
- Nun kann ich zurecht auf die anderen richtig böse sein bzw. unter ihnen leiden: **Projektive Identifizierung** bzw.
- Meinen **DRIBS** (Dysfunktionaler Repetitiver Interaktions- und Beziehungs-Stereotyp) anwenden

46

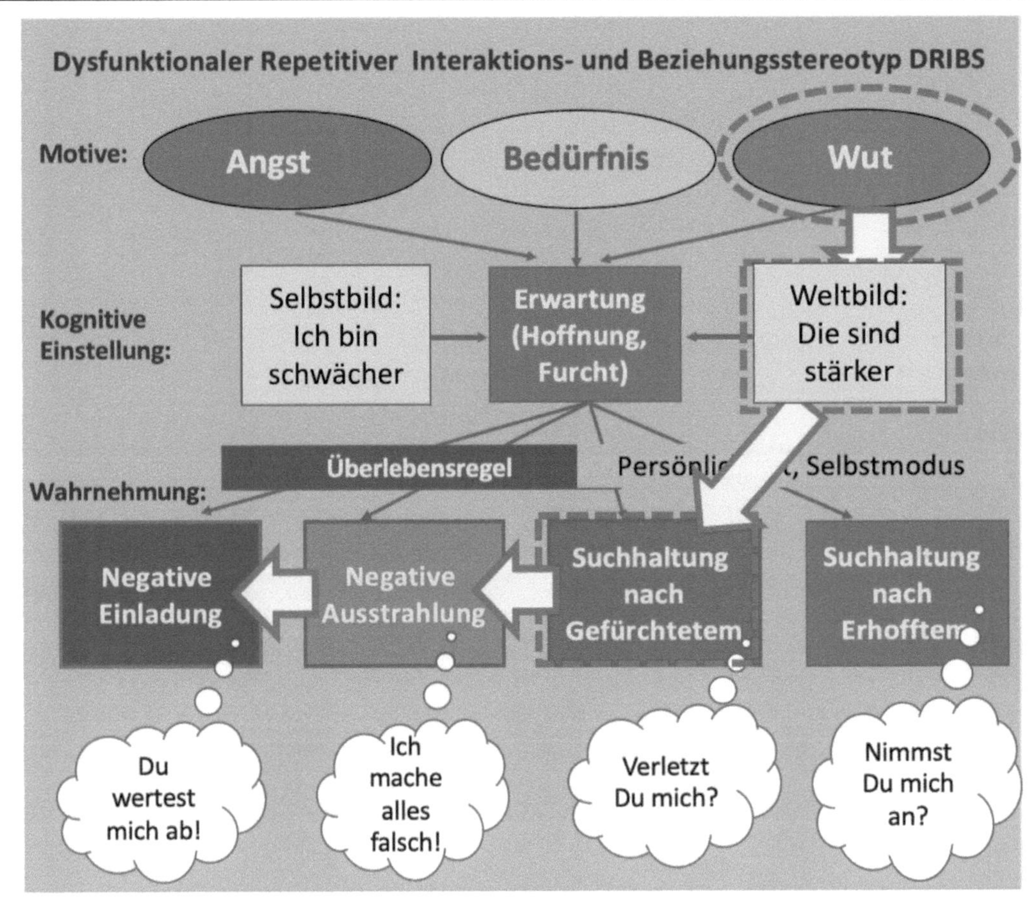

47

Karte 24b

Wie kann ich das ändern?

Der Schlüssel ist meine **neue Erlaubnis gebende Lebensregel.**
Sie führt zu sicherem kompetentem Verhalten und zu positiven Reaktionen der anderen:

- Wenn ich mich gleich wehre, bleibt keine Wut zurück.
- Wenn ich den richtigen Menschen bitte, befriedigt er mein Bedürfnis.
- Wenn ich zuverlässig Schutz und Sicherheit schaffe, bin ich angstfrei.
- Mein neues Selbstbild: Ich kann was (auf andere einwirken).
- Mein neues Weltbild: Ihr erkennt mich an und seid mir wohlgesonnen. Ihr gebt mir, was ich brauche.

Ergebnis ist: Ich bin ohne falsche Hoffnung, ohne falsche Furcht. Ich habe eine positive Ausstrahlung und lade zu kooperativem Verhalten ein.
Ich bin in einem freien Selbstmodus ohne Überlebensangst.

48

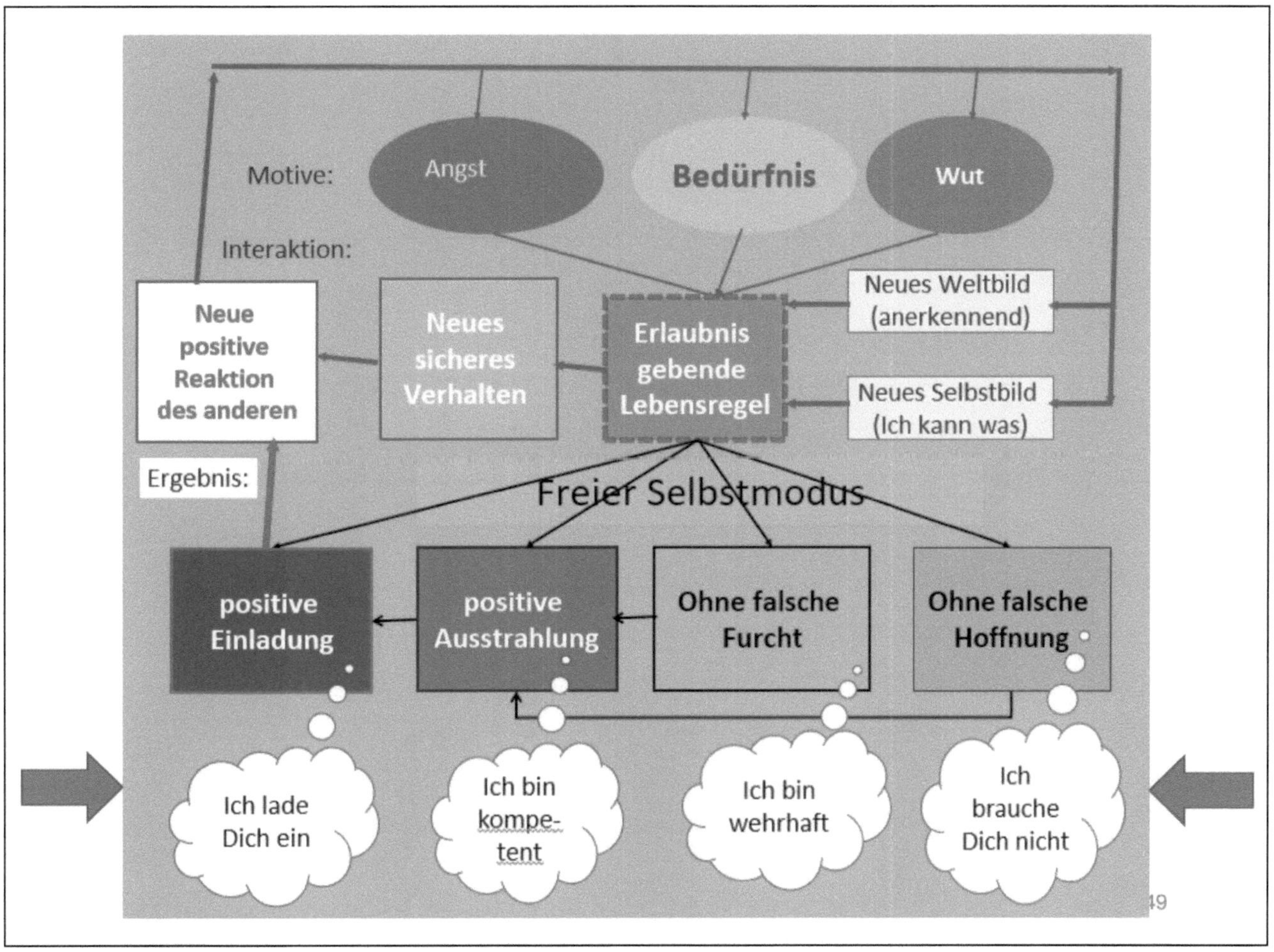

Motive:
Angst
Bedürfnis
Wut
Interaktion:
Neue positive Reaktion des anderen
Neues sicheres Verhalten
Erlaubnis gebende Lebensregel
Neues Weltbild (anerkennend)
Neues Selbstbild (Ich kann was)
Ergebnis:
Freier Selbstmodus
positive Einladung
positive Ausstrahlung
Ohne falsche Furcht
Ohne falsche Hoffnung
Ich lade Dich ein
Ich bin kompe-tent
Ich bin wehrhaft
Ich brauche Dich nicht
49

Karte 25b

MVT-MODUL 5. MENTALISIEREN

Mentalisierungsfördernde Verhaltenstherapie

Wir führen unser Unglück selbst herbei. Das können wir ändern!

Bevor Sie eigene Beispiele suchen, ist es wichtig, den DRIBS-Prozess zu verstehen. Können Sie mir sagen, wie Sie das verstanden haben?

....

Warum wiederholt diese Frau ihr Unsichtbarmachen? Wie kam es wohl in ihrer Kindheit dazu? Welche Vorteile kann das gehabt haben?

....

Wozu macht sie das heute wieder? Was erhofft sie sich?

....

Was bewirkt sie dadurch bei ihrer Bezugsperson?

....

Wozu verleitet sie diese? ....

Welche Reaktion hätte sie stattdessen gebraucht?

....

Und wie könnte sie dies erreichen?

....

50

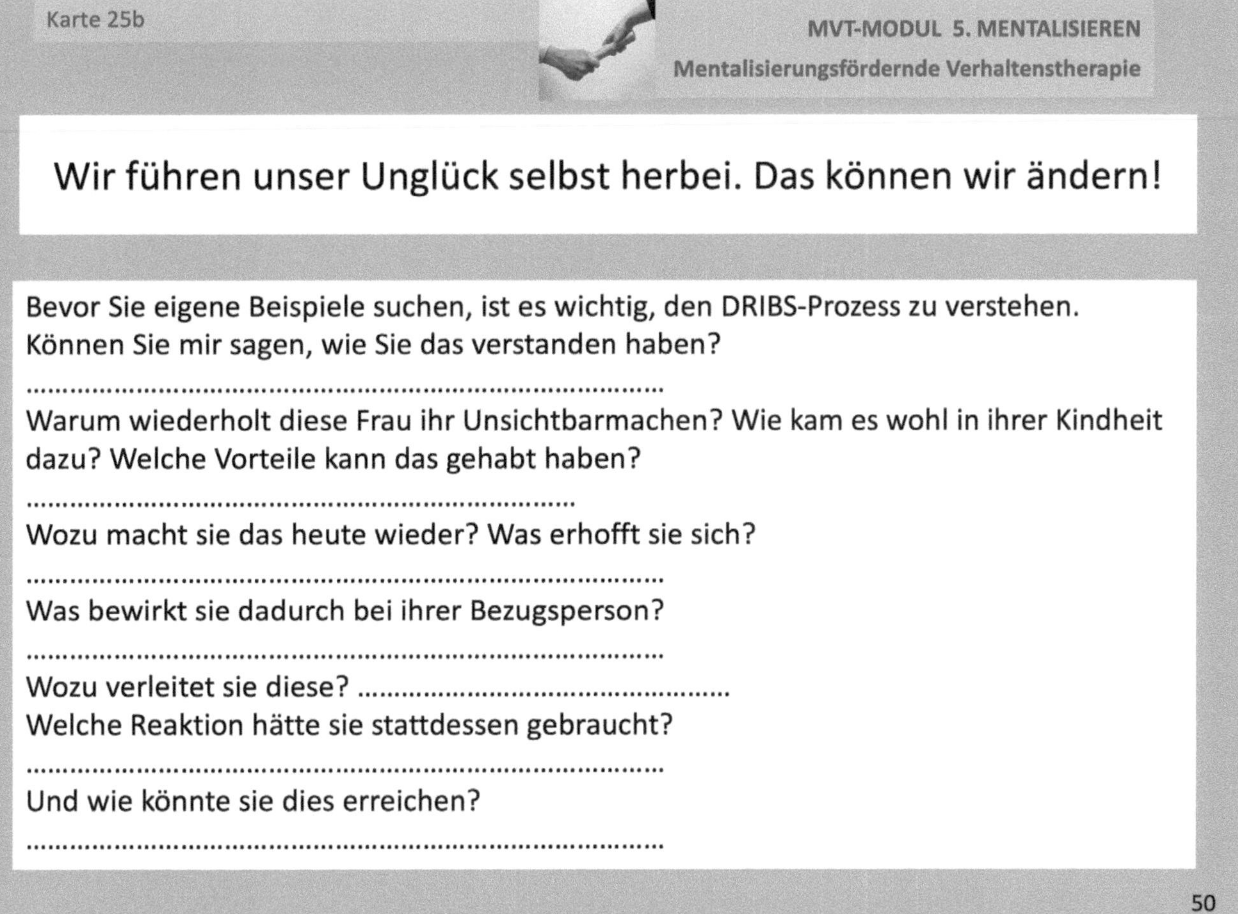

Karte 26a

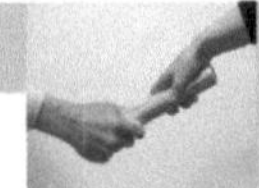

MVT-MODUL 5. MENTALISIEREN

Mentalisierungsfördernde Verhaltenstherapie

Übung 5.3
mein eigener Wiederholungszwang – mein DRIBS

51

Karte 26b

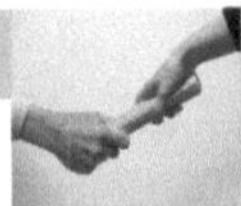

MVT-MODUL 5. MENTALISIEREN

Mentalisierungsfördernde Verhaltenstherapie

Mein eigener DRIBS

- Suchen Sie ein eigenes Beispiel:
- In welcher Situation haben Sie sich WIEDERHOLT
- schlecht oder ungerecht behandelt – benachteiligt – nicht berücksichtigt – nicht wertgeschätzt – nicht verstanden – nicht willkommen – unfrei und fremdbestimmt – allein gelassen - im Stich gelassen
- gefühlt?
- Erzählen Sie bitte!

→ im Praxis-Buch (2022, S. 192): **Übung 5.3 Was ist meine typische Projektive Identifizierung? Und wie kann ich sie hinter mir lassen?**

52

Karte 27a

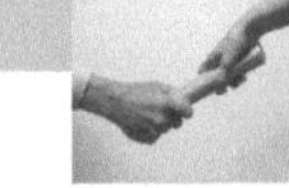

MVT-MODUL 5. MENTALISIEREN

Mentalisierungsfördernde Verhaltenstherapie

Mein eigener DRIBS

- Mein Beispiel 1: Die sich wiederholende Situation ist:
- ....
- ....
- Mein Gefühl dabei ist:
  ....
- Mein Beispiel 2: Die sich wiederholende Situation ist:
- ....
- ....
- Mein Gefühl dabei ist:
  ....

53

Karte 27b

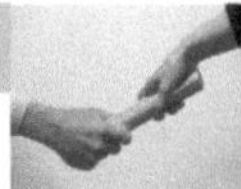

MVT-MODUL 5. MENTALISIEREN

Mentalisierungsfördernde Verhaltenstherapie

Übung. 5.3 Wie ich dafür sorge, dass andere mich <u>schlecht</u> behandeln

- Mein zentrales Bedürfnis: ....*
- Es geht weiter mit meiner zentralen Angst: ....**
- Und meiner Wut, die nicht sein darf: ....***
- Mein Selbstbild als unzureichend: ....+
- Meinem Bild einer mächtigen Welt: ....++
- Meine Überlebensregel: ....
- Ich suche nach Erhofftem ....*
- Und zugleich nach Gefürchtetem ....**
- Meine negative Ausstrahlung ....+
- Meine negative Einladung ....++
- Ergebnis: Die anderen behandeln mich so: ....

54

Karte 28a

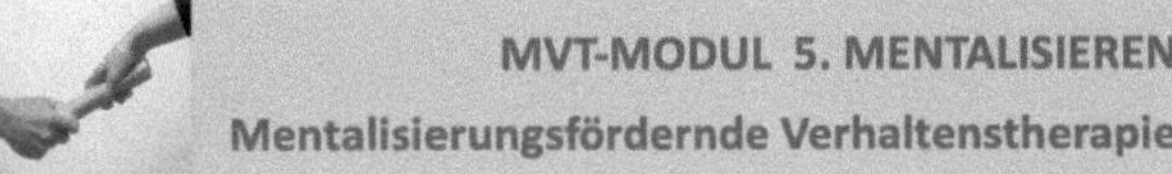

Übung 5.3 Wie ich dafür sorge, dass andere mich ab jetzt gut behandeln?

- Ohne zentrales Bedürfnis: ....*
- Ohne meine zentrale Angst: ....**
- Und meiner Wut, die sein darf: ....***
- Mein Selbstbild als kompetent: ....+
- Meinem Bild einer wohlwollenden Welt: ....++
- Meine Neue Erlaubnis gebende Lebensregel: ....
- Ohne Suche nach Erhofftem ....*
- Ohne Suche nach Gefürchtetem ....**
- Meine positive Ausstrahlung ....+
- Meine positive Einladung ....++
- Ergebnis: Die anderen behandeln mich so: ....

55

Karte 28b

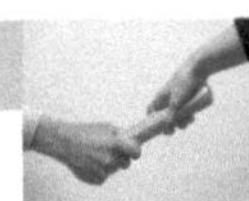

MVT-MODUL 5. MENTALISIEREN
Mentalisierungsfördernde Verhaltenstherapie

Wie ich dafür sorge, dass andere mich ab jetzt gut behandeln?

- Meine positive Ausstrahlung ....+
- Meine positive Einladung ....++
- Meine positive Körperhaltung ....
- (Probieren Sie aus, wie sich positive Ausstrahlung und Einladung im Körper anfühlen und nehmen Sie bewusst ein dem entsprechende Körperhaltung ein.
- Machen Sie das jetzt! Wie fühlt sich Ihr Körper an?
- ....
- Welches Gefühl stellt sich ein?
- Erwartung: Die anderen werden mich so behandeln: ....
- Ergebnis (danach): Die anderen haben mich so behandelt: ....

56

Karte 29a

MVT-MODUL 5. MENTALISIEREN
Mentalisierungsfördernde Verhaltenstherapie

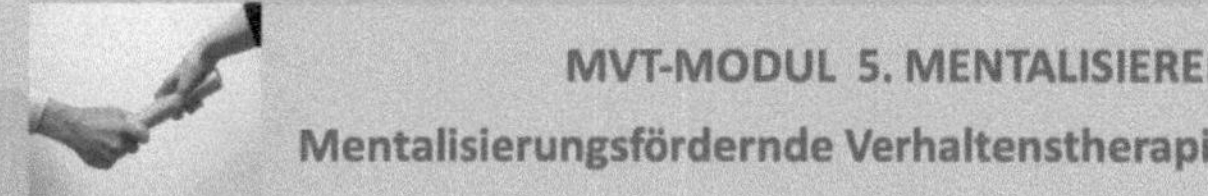

Haben Sie verstanden, wie ihr DRIBS Sie auf der suche nach Glück immer wieder unglücklich machte?

Was hat ihre Überlebensregel verboten?
………………………………………………..
Welche falsche Hoffnung hatten Sie?
………………………………………………..
Und welche falsche Furcht? ………………………………………………..
Welche negative Ausstrahlung entstand?
………………………………………………..
Welche negative Einladung, sie so zu behandeln
…………………………………
Konnten Sie falsches Hoffen und Fürchten loslassen? …………
Hat sich eine positive Ausstrahlung eingestellt?
……………………………………
Mit dem entsprechenden positiven Körperausdruck ………………..

57

Karte 29b

MVT-MODUL 5. MENTALISIEREN
Mentalisierungsfördernde Verhaltenstherapie

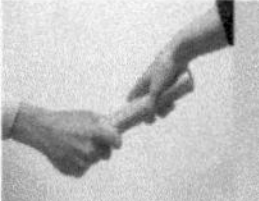

Mentalisierungsfördernde Gesprächsführung 2

Kausal Denken: Situation - Reaktion - Konsequenz

Warum verhielt der Andere sich so?

Welche Motive bewegten ihn dazu?

Was wird die Folge meines Verhaltens sein?

Werde ich bekommen, was ich brauche?

Anmerkung: Dieser Teil ist analog zu McCulloughs Situationsanalyse in seinem CBASP-System, ist jedoch eher verhaltensanalytisch. Er wurde erstmals 1995 im Praxismanual zur Strategischen Kurzzeittherapie beschrieben (Sulz, CIP-Medien).

58

Karte 30a

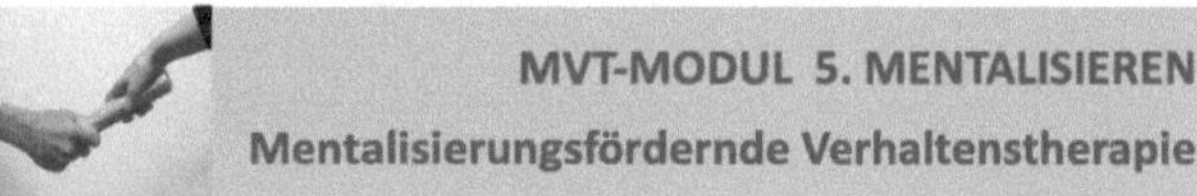

MVT-MODUL 5. MENTALISIEREN
Mentalisierungsfördernde Verhaltenstherapie

Was ist Theory of Mind TOM?

= Metakognition
= Theorie des Mentalen

- Gedanken über Gedanken, Gefühle und Bedürfnisse und Absichten, die Menschen haben, bevor sie handeln.
- Handeln wird auf Intentionen zurückgeführt.
- Er handelt so, **weil ... (kausal)**

→ Dadurch ist Verhalten anderer vorhersehbar.

59

Karte 30b

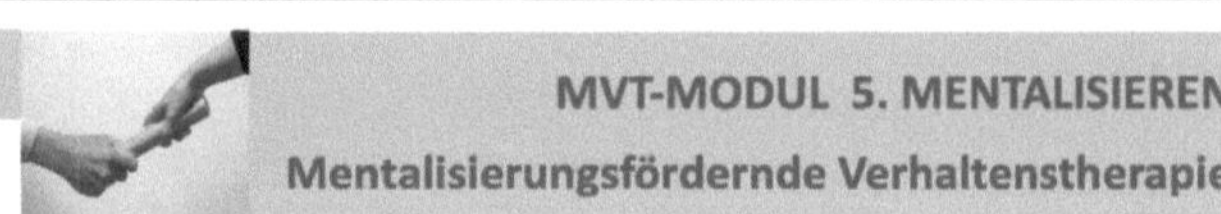

MVT-MODUL 5. MENTALISIEREN
Mentalisierungsfördernde Verhaltenstherapie

• Wozu Theory of Mind?

- Sie ist notwendig, um auch die **Bedürfnisse des anderen erkennen und berücksichtigen zu können**

→ So dass **ich erreiche, was ich will und brauche**.

- (soziale Intelligenz)

60

Karte 31a

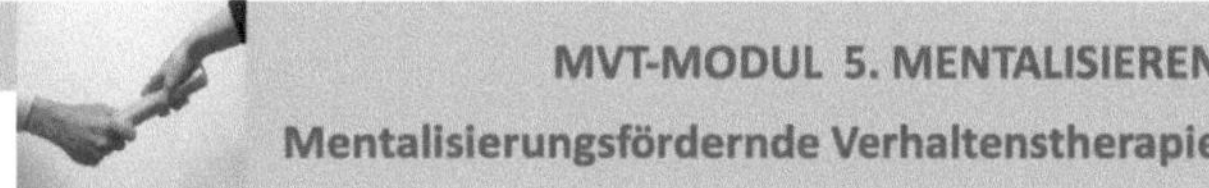

Wie gelange ich zu einer elaborierten realitätsbezogenen Theory of Mind – Theorie des Mentalen?*

- Durch Interesse und Neugier
- Durch Aufmerksamkeit und Achtsamkeit
- Durch Wahrnehmung und Beobachtung
- Durch Mitfühlen und Verstehen
- Durch Selbstwahrnehmung (Gefühle, Bedürfnisse)
- Durch Reflektieren von Ursachen des Verhaltens (meine und die der anderen)
- Durch Bedenken der Folgen meines Verhaltens
- Durch Bewahren und Modulieren meiner spontanen Gefühle
- Durch Kommunizieren meines Verstehens der Begegnung
- Durch Ertappen bei falschen Interpretationen
- Durch Korrigieren falscher Interpretationen

61

Karte 31b

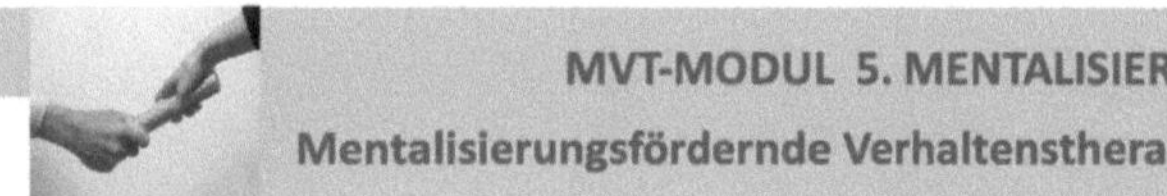

Wie kann Therapie dazu beitragen?

Mentalisieren fördern – zuvor Bindungssicherheit herstellen

- Wie wird Mentalisieren gefördert?
- Mit reflektierter Affektivität.
- d.h. emotionales Erleben von Ereignissen und Beziehungen
- und anschließendes denkendes Verstehen:

1. → Emotion Tracking **(zu den Gefühlen finden)**

2. → Metakognitives Training - Mentalisierungsfördernde Gesprächsführung, die obige* Aspekte ins Bewusstsein holt **(aus den Affekten heraus finden)**

62

Karte 32a

Hinweis für die TherapeutIn

Therapieziel Theory of Mind = Metakognition = Theorie des Mentalen

Diese ist die Voraussetzung dafür,

- ein zeitlich stabiles Selbst wahrzunehmen
- anderen Menschen Gefühle, Gedanken, Wünsche und Überzeugungen zuzuschreiben
- zwischen innerer und äußerer Wahrheit zu unterscheiden und zu verstehen,
- durch eine klare Repräsentation des mentalen Zustands anderer Personen in effektive Kommunikation mit diesen treten zu können
- intensivere Erfahrungen mit anderen Menschen zu machen und dadurch ein höheres Niveau der Intersubjektivität zu erreichen
- ohne DRIBS (projektive Identifizierungen)!

63

Karte 32b

Hinweis für die TherapeutIn

MVT-MODUL 5. MENTALISIEREN

Mentalisierungsfördernde Verhaltenstherapie

Mentalisierungsförderung

- Reattribution dysfunktionaler Interpretationen von frustrierenden Situationen, z. B. durch Sokratisches Fragen
- Kausal denken: Ursachen von Frustrationen erschließen
- Kausal denken: Folgen eigenen Verhaltens voraussehend bedenken
- Theory of Mind (Mentalisierung): Denken und Fühlen anderer Menschen berücksichtigen und ihr Handeln auf innere Prozesse und Intentionen zurückführen
- Zielgerichtetes Verhalten planen – dessen Wirkung prüfen
- Nach wirksamem Handeln Selbstwirksamkeit erfahren

64

Karte 33a

Hinweis für die TherapeutIn

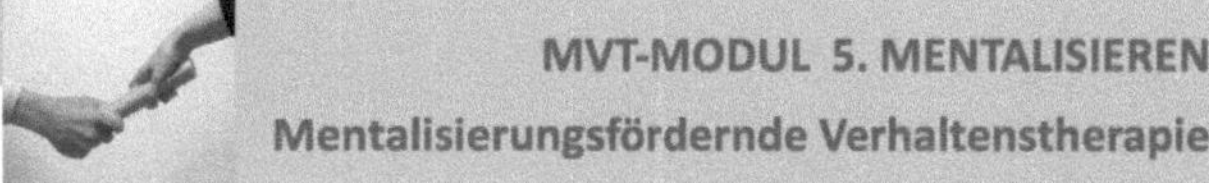

Ein erregter Mensch kann nicht logisch denken 1

- Der Patient ist in schwierigen konflikthaften Situationen noch auf der prä-logischen Entwicklungsstufe und kann die Ursachen von Frustrationen nicht erschließen.
- Er kann in schwierigen Situationen nicht kausal denken.
- Die Prinzipien von Ursache und Wirkung sind ihm (in konflikthaften Problemsituationen) fremd.
- Er kann auch die Folgen eigenen Verhaltens noch nicht voraussehend bedenken.
- Und erst recht kann er Denken und Fühlen anderer Menschen noch nicht berücksichtigen.

65

Karte 33b

Hinweis für die TherapeutIn

Ein erregter Mensch kann nicht logisch denken 2

- Das impliziert, dass er eigene Einflussmöglichkeiten noch nicht erkennen kann
  – sich also nicht selbst helfen kann.
- Und letztendlich kann er zielgerichtetes Verhalten nicht planen
- und auch nicht dessen Wirkung prüfen,
- so dass es zu keiner Selbstwirksamkeitserfahrung kommt.

Deshalb: So fragen, dass …

→ Die TherapeutIn fragt so, dass ihre Fragen nur beantwortet werden können, wenn kausal gedacht wird. So lange, bis kausales Denken entwickelt ist, bis eine neue Denkstruktur entstanden ist.

66

Karte 34a

Hinweis für die TherapeutIn

Metakognitives Verhaltensmodell: Mentalisierung

Auf der Basis dieses metakognitiven Modells ergibt sich ein konsequentes schrittweises Vorgehen, wie es Sulz (1995, 2009b) und McCullough (2000, 2007) in ganz ähnlicher Weise vorschlagen:

- **Situationsanalyse** zur Reattribution dysfunktionaler Interpretation der Situation
- **Reaktionsanalyse**, die zeigt, dass sekundäre Gefühle zu vermeidendem Verhalten führten
- **Konsequenzanalyse**, die die unbefriedigenden Folgen bisherigen Verhaltens benennt

Praktisches Vorgehen: Neues zielgerichtetes Verhalten durchführen

- **Wirksamkeitsanalyse:** Wodurch führte das neue Verhalten zum erwünschten Ergebnis?

67

Karte 34b

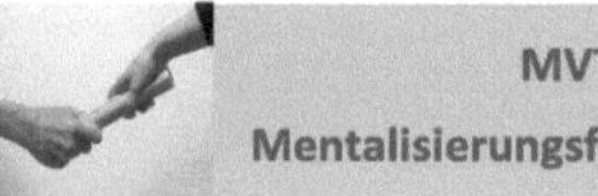

MVT-MODUL 5. MENTALISIEREN

Mentalisierungsfördernde Verhaltenstherapie

Übung 5.4

Die 7 Fragen zur Problemanalyse

Situationsanalyse

Reaktionsanalyse

Konsequenzenanalyse

Ausübung des Verhaltens

Metakognitive Nachbetrachtung

68

Karte 35a

Hinweis für die TherapeutIn

Praktisches Vorgehen
Analyse des bisherigen Verhaltens

Sulz (1999) hat das verhaltensdiagnostische Vorgehen so beschrieben:

- Die TherapeutIn **stellt 7 Fragen**
- (Ausgehend von einer frustrierenden Situation)

1. Beschreiben Sie, was in der Situation geschah!
2. Berichten Sie, was die andere Person sagte/machte!
3. Welche Bedeutung hat deren Verhalten für Sie?
4. Berichten Sie, was Sie in der Situation getan/gesagt haben!
5. Beschreiben Sie, wie die Situation ausging, wozu führte Ihr Verhalten?
6. Beschreiben Sie, welches Ergebnis Sie stattdessen gebraucht hätten?
7. Warum haben Sie das nicht bekommen?

69

Karte 35b

Hinweis für die TherapeutIn

Ich beachte als TherapeutIn dabei 1:

- 1. Ich lasse mir die Situation so beschreiben, dass ich sie mir plastisch vorstellen können.
- 2. Durch Nachfragen verändert sich oft, was wirklich gesagt wurde.
- 3. Erst dann frage ich, was das mit dem Patienten machte und macht (was daran frustrierend war)
- 4. Die berichteten eigenen Verhaltensweisen des Patienten zeigen, auf welche Weise er nicht wirksam war oder nicht situationsadäquat.
- 5. Ich lasse mir den Ablauf zu Ende erzählen, wie es wirklich ausging.
- 6. Und dann erst, welches Bedürfnis da war und was er/sie eigentlich stattdessen gebraucht hätte, sich gewünscht hätte.

70

Karte 36a

Hinweis für die TherapeutIn

Ich beachte als TherapeutIn dabei 2:

- 7. Jetzt die Frage, warum es wohl schiefging. Ich helfe mit Ideen aus, wenn der Patient keine Ursache findet (sokratisches Fragen oder direkt meine Vermutung aussprechen)
- 8. Am schwierigsten ist es für den Patienten, sich ein wirksames kompetentes Verhalten vorzustellen, denn dieses wird ja durch seine Überlebensregel verboten

 71

Karte 36b

Problemanalyse

Situation ist: ....

1. Beschreiben Sie, was in der Situation geschah!

....

....

2. Berichten Sie, was die andere Person sagte/machte!

....

3. Welche Bedeutung hat deren Verhalten für Sie?

....

4. Berichten Sie, was Sie in der Situation getan/gesagt haben!

....

5. Beschreiben Sie, wie die Situation ausging, wozu führte Ihr Verhalten?

....

6. Beschreiben Sie, welches Ergebnis Sie stattdessen gebraucht hätten?

....

7. Warum haben Sie das nicht bekommen?

....

72

Karte 37a

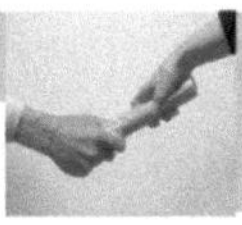

MVT-MODUL 5. MENTALISIEREN
Mentalisierungsfördernde Verhaltenstherapie

Wir halten fest: S-R-K Analyse

- S: Situation war ………………..
- R: Meine Reaktion war ………………
- K: Die Konsequenzen waren ………………

- Mit diesem Ergebnis bin ich **unzufrieden**.
- Ich hätte **stattdessen** gebraucht:
- ……………………………………………

73

Karte 37b

S-R-Analyse (bei dysfunktionaler kogn. Situationseinschätzung → Reattribution)

1. Ich bin mit dem sich wiederholenden Ergebnis von bestimmten Situationen unzufrieden. Eine typische Situation ist ……………………………………
2. Welche Bedeutung hat die Situation und die Person für mich?

   ………………………………………………………………………………………

3. Was brauche ich von der anderen Person in dieser Situation?

   ………………………………………………………………………………………

4. **Was macht der andere da mit mir? Wie geht er/sie mit mir um? Welche Bedeutung hat sein Verhalten für mich?**

   ………………………………………………………………………………………

5. **Ist meine Einschätzung der Situation richtig?**

   ………………………………………………………………………………………

6. **Wenn nicht, weshalb nicht?**

   ………………………………………………………………………………………

7. **Welche Einschätzung ist richtig?**

   ………………………………………………………………………………………

74

Karte 38a

Reaktionsanalyse (bei dysfunkt. kogn. Situationseinschätzung → Reattribution)

Situation: ....

1. Was ist die richtige Einschätzung der Situation?
2. ....

2. Welches Gefühl wird dadurch zuerst ausgelöst? ....

3. Zu welchem primären Handlungsimpuls führt das Gefühl?

....

4. Welche Folgen dieser Handlung fürchte ich?

....

5. Zu welchem sekundärem Gefühl führt die Vergegenwärtigung dieser Folgen?

....

6. Führt dieses sekundäre Gefühl zur Unterdrückung des Impulses? JA / NEIN

7. Wie handle ich aus dem zweiten Gefühl heraus?

....

8. Ist meine Furcht realistisch? Ja oder NEIN

9. Wenn NEIN, was ist realistischerweise als Folge zu erwarten?

....

75

Karte 38b

Konsequenz-Analyse (zur kogn. kausalen Verknüpfung von Verhalten und Konsequenz)

Situation: ....

1. Wie handelte ich bisher? ....

2. Welche Folgen hatte mein Verhalten?

- In der Situation? ....
- Nach der Situation? ....
- Für mich? ....
- Für die andere Person? ....
- Für die Beziehung zwischen uns? ....

3. Sind die Konsequenzen meines Verhaltens das, was ich gebraucht hatte? JA oder NEIN

4. Wenn NEIN, was hätte ich gebraucht? ....

5. Gibt es ein Verhalten, durch das ich erhalten hätte, was ich brauche? ....

76

Karte 39a

Hinweis für die TherapeutIn

Der Aufbau von Wenn-Dann-Denken ist notwendig.

- Dies gelingt durch ständige sokratische und metakognitive Gesprächsführung mit Fragen, die den Patienten zwingen, kausal zu denken und die Verhalten vorausgehenden Intentionen zu reflektieren.
- Erst dann ist eine Verhaltensanalyse möglich, die zeigt, wie das alte Verhalten zu unerwünschten Ergebnissen und dadurch zu höchst aversiven Gefühlszuständen führte (Konsequenzen meines Verhaltens).
- Erst dann ist es möglich, festzustellen, dass ein konkretes neues Verhalten zur Beendigung dieser aversiven Gefühlszustände führt.

77

Karte 39b

Hinweis für die TherapeutIn

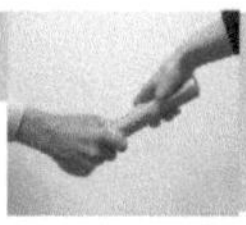

MVT-MODUL 5. MENTALISIEREN

Mentalisierungsfördernde Verhaltenstherapie

Der Aufbau von Wenn-Dann-Denken ist notwendig.

- Damit ist der Vorgang der negativen Verstärkung kognitiv und affektiv bewusst nachvollziehbar. Es hat dann nicht nur Konditionierung stattgefunden, sondern das Verhalten ist der kognitiven Steuerung zugänglich geworden.
- Und es kann festgehalten werden, welches neue Verhalten zu welchem erwünschten Ergebnis führt, was daran erkennbar ist, dass es die bisherigen aversiven Gefühle beendet.

78

Karte 40a

Neues Verhalten

- Es handelte sich um obige Situation:...
- **<u>Vorher:</u>**
- Was will ich in dieser Situation erreichen (Ziel)?
- ....
- Ist dieses Ziel erreichbar (möglich in meiner Umwelt) bzw. realistisch (meinen Fähigkeiten entsprechend)? JA / NEIN
- Wenn NEIN, bitte umformulieren: ....
- Welche (neue) Einschätzung der Situation hilft mir, mein Ziel zu erreichen?
- ....
- Welches neue Verhalten trägt dazu bei, dass ich mein Ziel erreiche?
- ....
- **<u>Nachher:</u>** (Zielerreichung)
- Was habe ich mit meinem neuen Verhalten in dieser Situation wirklich erreicht?
- ....
- Vergleichen Sie: Haben Sie erreicht, was Sie wollten?
- ....

79

Karte 40b

Nachher: Metakognitive Reflexion

Es handelte sich um folgende Situation:

....

Ich hatte mich für folgendes neue Verhalten entschieden:

....

Ich erreichte dadurch mein Ziel: ....

<u>1. Wie trug</u> meine richtige Einschätzung dazu bei, dass ich mein Ziel erreichte?

....

<u>2. Wie trug</u> mein neues **Verhalten** dazu bei, dass ich mein Ziel erreichte?

....

<u>3. Was lerne ich</u> aus dieser Erfahrung?

....

4. Wie kann das in andere <u>Situationen</u> übertragen?

....

80

Karte 41a

MVT-MODUL 5. MENTALISIEREN
Mentalisierungsfördernde Verhaltenstherapie

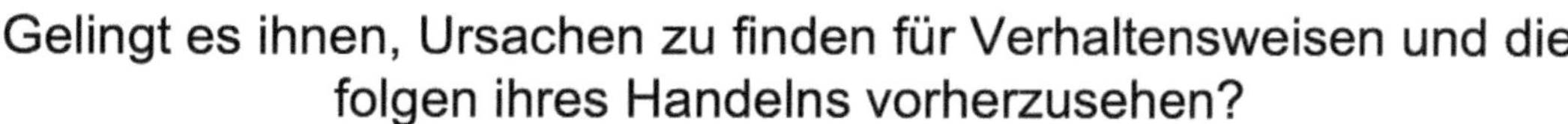

Gelingt es ihnen, Ursachen zu finden für Verhaltensweisen und die folgen ihres Handelns vorherzusehen?

Wenn wir erkennen können, warum und wozu etwas geschieht, können wir besser damit umgehen.
Haben Sie die Situation realistisch eingeschätzt?
....
War Ihre Reaktion angemessen?
....
Konnten Sie erkennen, warum Sie nicht erreichten, was Sie wollten?
....
Fanden Sie heraus, welches Verhalten erfolgversprechend wäre?
....
Werden Sie das tun? ....

81

Karte 41b

Hinweis für die TherapeutIn

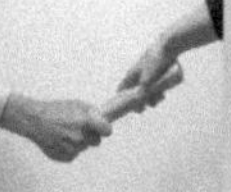

MVT-MODUL 5. MENTALISIEREN
Mentalisierungsfördernde Verhaltenstherapie

Fazit 1: Dieses Gespräch fördert Metakognitives Denken (Mentalisierung)

- Dieses Gespräch fördert Metakognitives Denken (Gedanken über Gedanken, Gefühle, Bedürfnisse).
- Im Rahmen dieses Gesprächs ist jedoch die Kausalverknüpfung des Patientenverhaltens wichtig.
- Wenn er erkennt, welche unerwünschten Wirkungen (auf andere Menschen und dadurch auf sich selbst) sein bisheriges Verhalten hat,
- kann er sich zu einem neuen Verhalten entscheiden, das erwünschte Wirkungen hat:

82

Karte 42a

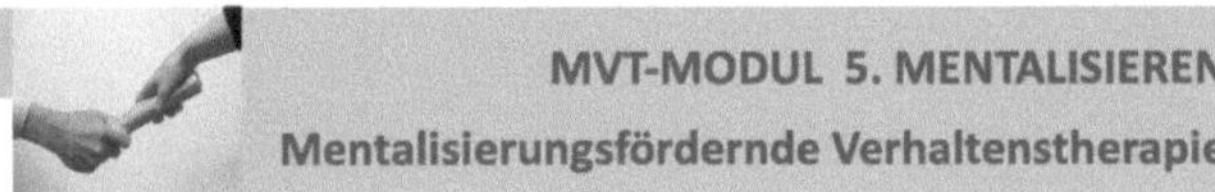

Hinweis für die TherapeutIn

MVT-MODUL 5. MENTALISIEREN
Mentalisierungsfördernde Verhaltenstherapie

Fazit 2: Dieses Gespräch fördert Metakognitives Denken (Mentalisierung)

- Nur wenn ich dem anderen sage, was ich will, gebe ich ihm die Chance, meinen Willen sicher zu berücksichtigen
- Nur wenn ich dem anderen sage, was ich nicht will, gebe ich ihm die Chance, zu unterlassen, was mich stört, ärgert oder verletzt.
- Gedankliches Fazit ist:
- Ich kann durch mein Verhalten die Umwelt beeinflussen
- Ich kann durch mein Verhalten zu einem erwünschten Ergebnis in meiner Umwelt gelangen
- Ich kann durch mein Verhalten so auf meine Umwelt einwirken, dass aversive Gefühle ausbleiben
- Ich kann durch mein Verhalten mein bisheriges Scheitern beenden

83

Karte 42b

MVT-MODUL 5. MENTALISIEREN
Mentalisierungsfördernde Verhaltenstherapie

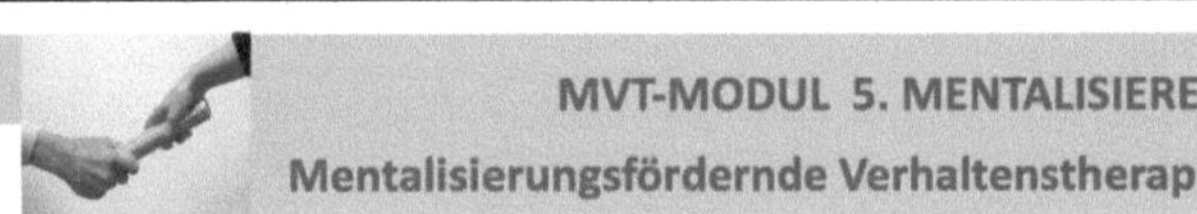

FRUSTRIERENDE BEGEGNUNGEN UND SELBSTMITGEFÜHL

- Anders als beim Emotion Tracking geht es hier nicht darum, zum Gefühl hinzufinden,
- sondern vom Gefühl aus zu Gedanken und Überlegungen zu kommen,
- die helfen sich und die anderen Menschen zu verstehen (Theory of Mind)

84

Karte 43a

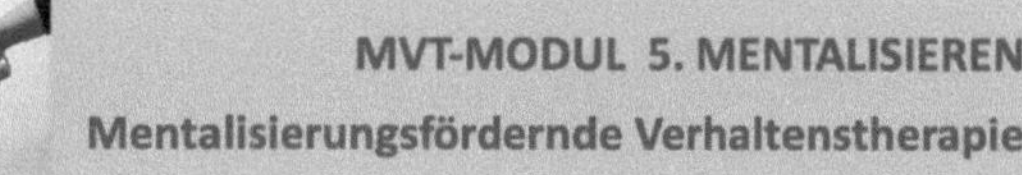

Übung 5.5
Frustrierende, wütend machende Begegnungen und Selbstmitgefühl

85

Karte 43b

5. Gespräch: Frustrierende Begegnungen und Selbstmitgefühl 1

- Können wir eine konkrete Situation als Beispiel nehmen, welche?
- Was war das Verhalten der anderen Person?
- Welche Gefühle sind bei Ihnen entstanden?
- Welcher Aspekt hat am meisten die große Erregung bzw. das intensive Gefühl hervorgerufen?
- Wie haben Sie sich dadurch behandelt gefühlt?
- Vor einem großen Ärger kam dadurch evtl. welches schmerzliche Gefühl?
- Inwiefern hat Ihr Gegenüber Ihnen weh getan?
- Was genau hat so weh getan?
- Was hätten Sie stattdessen gebraucht?

86

Karte 44a

5. Gespräch: Frustrierende Begegnungen und Selbstmitgefühl 2

... Was hätten Sie stattdessen gebraucht?

- Welches Verhalten hätte also nicht zu dieser heftigen Emotion geführt?
- Was ist der Unterschied zum wirklichen Verhalten des Gegenübers?
- Was hätten Sie durch dieses Verhalten bekommen?
- Wie sehr fehlte es Ihnen in diesem Moment?
- Von welchen Menschen in welchen Situationen brauchen Sie das?
- Hat dieser Mangel eine Vorgeschichte in Ihrer Kindheit?
- Wer hätte es eigentlich geben müssen und hat es nicht gegeben?
- → Eltern, die Sie gebraucht hätten:
- Sie hätten einen Vater gebraucht, der nicht ....,
- sondern der ....
- Sie hätten eine Mutter gebraucht, die nicht ....,
- sondern die ....
- Dann wäre Ihr Bedürfnis nach .... befriedigt worden.

87

Karte 44b

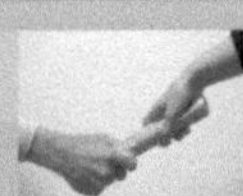

MVT-MODUL 5. MENTALISIEREN
Mentalisierungsfördernde Verhaltenstherapie

Können sie erkennen, wie heutige Frustrationen ihren Ursprung in der Kindheit haben?

Heutige Frustrationen sind dann besonders schmerzlich, wenn es um die Bedürfnisse geht, die schon in der Kindheit nicht befriedigt wurden oder nur unter Bedingungen willfährigen Verhaltens.
Welche Frustration ist für Sie am schmerzlichsten?
....
Um welches Bedürfnis geht es oft?
....
Wie gingen Ihre Eltern damit um?
....
Wie wären ideale Eltern damit umgegangen?
....

88

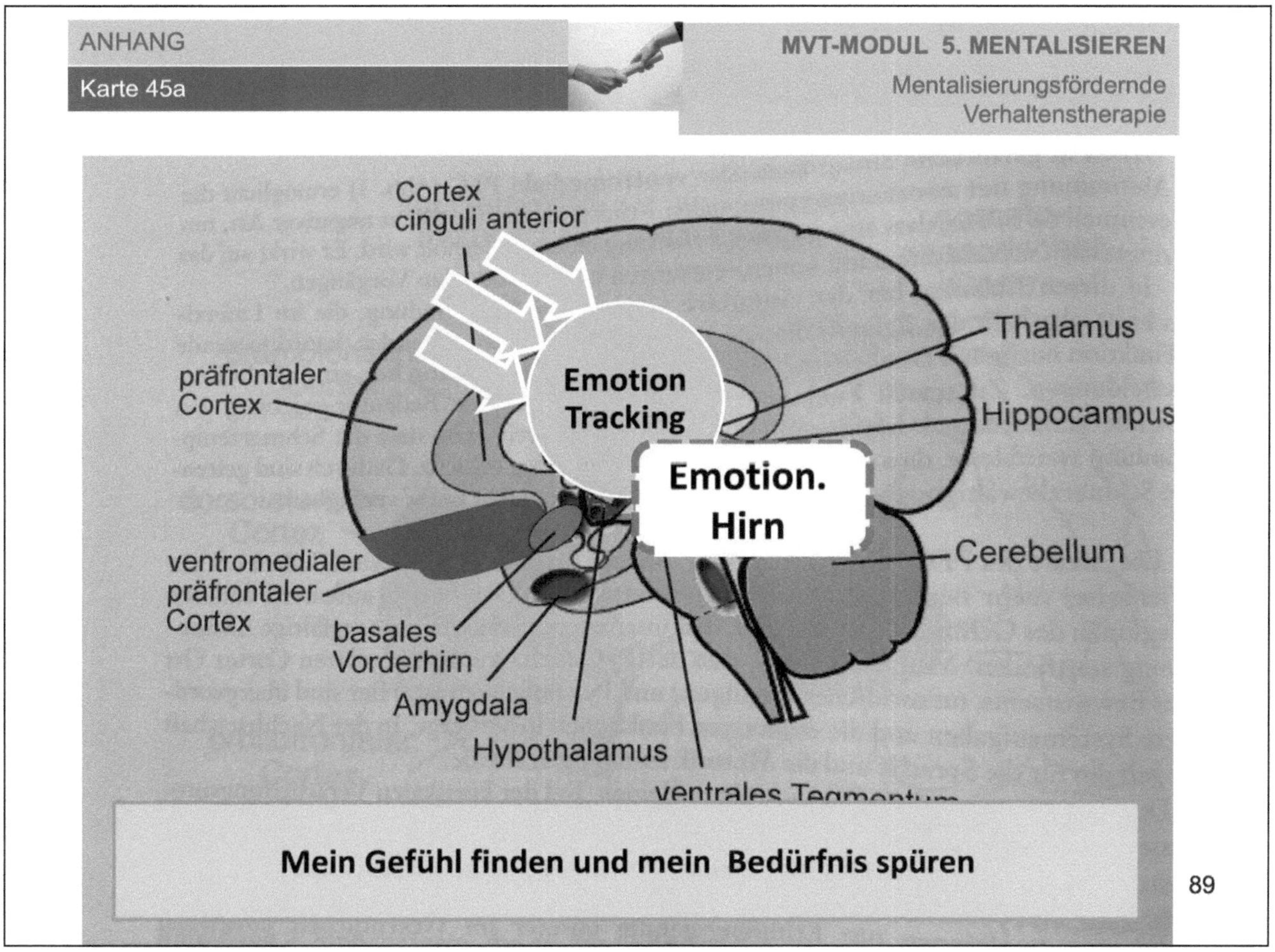

ANHANG

Karte 45a

MVT-MODUL 5. MENTALISIEREN

Mentalisierungsfördernde Verhaltenstherapie

Cortex cinguli anterior

präfrontaler Cortex

Emotion Tracking

Thalamus

Hippocampus

Emotion. Hirn

Cerebellum

ventromedialer präfrontaler Cortex

basales Vorderhirn

Amygdala

Hypothalamus

ventrales Tegmentum

Mein Gefühl finden und mein Bedürfnis spüren

89

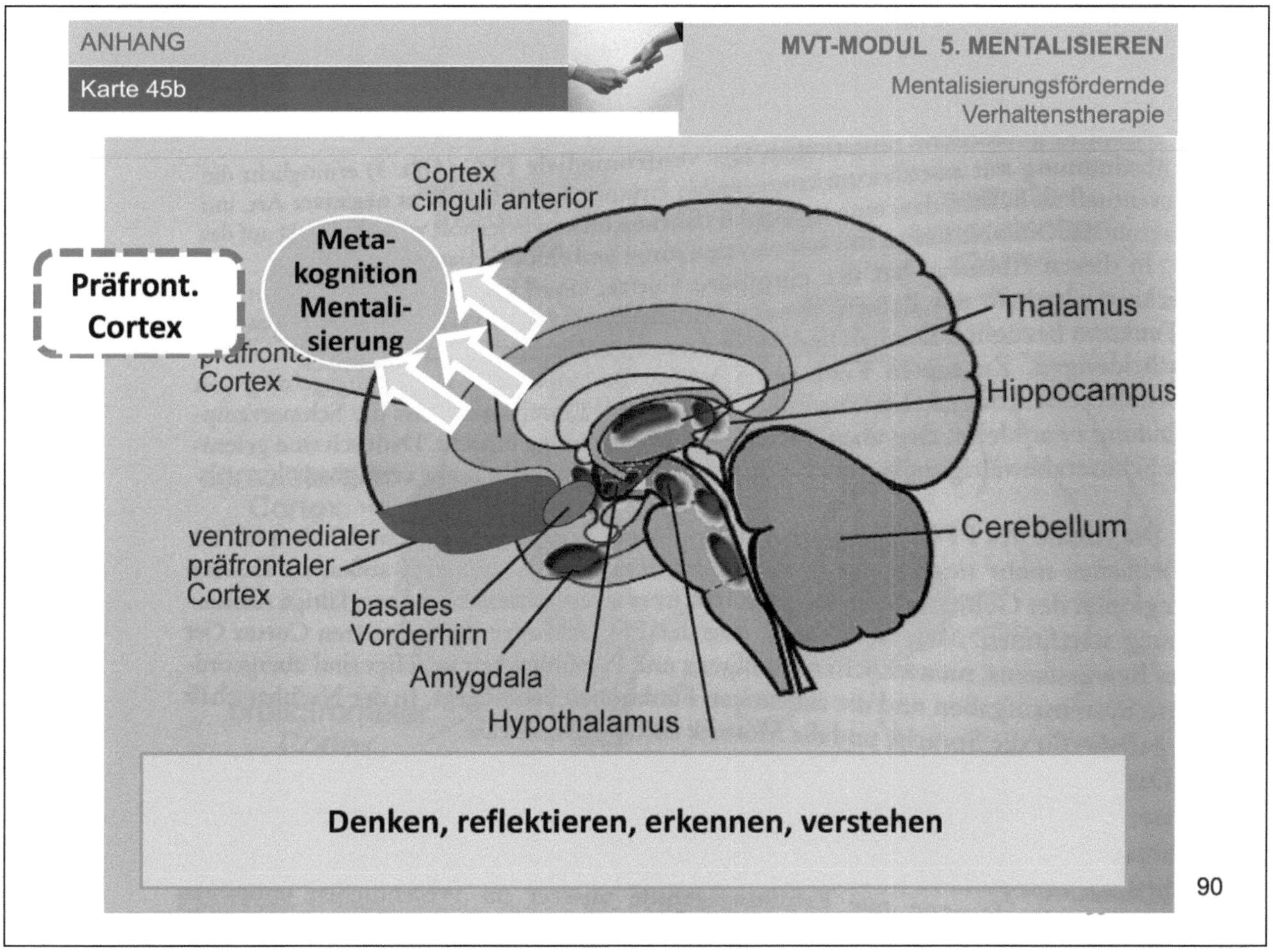

ANHANG

Karte 45b

MVT-MODUL 5. MENTALISIEREN

Mentalisierungsfördernde Verhaltenstherapie

Präfront. Cortex

Meta-kognition Mentali-sierung

Cortex cinguli anterior

präfrontaler Cortex

Thalamus

Hippocampus

Cerebellum

ventromedialer präfrontaler Cortex

basales Vorderhirn

Amygdala

Hypothalamus

Denken, reflektieren, erkennen, verstehen

90

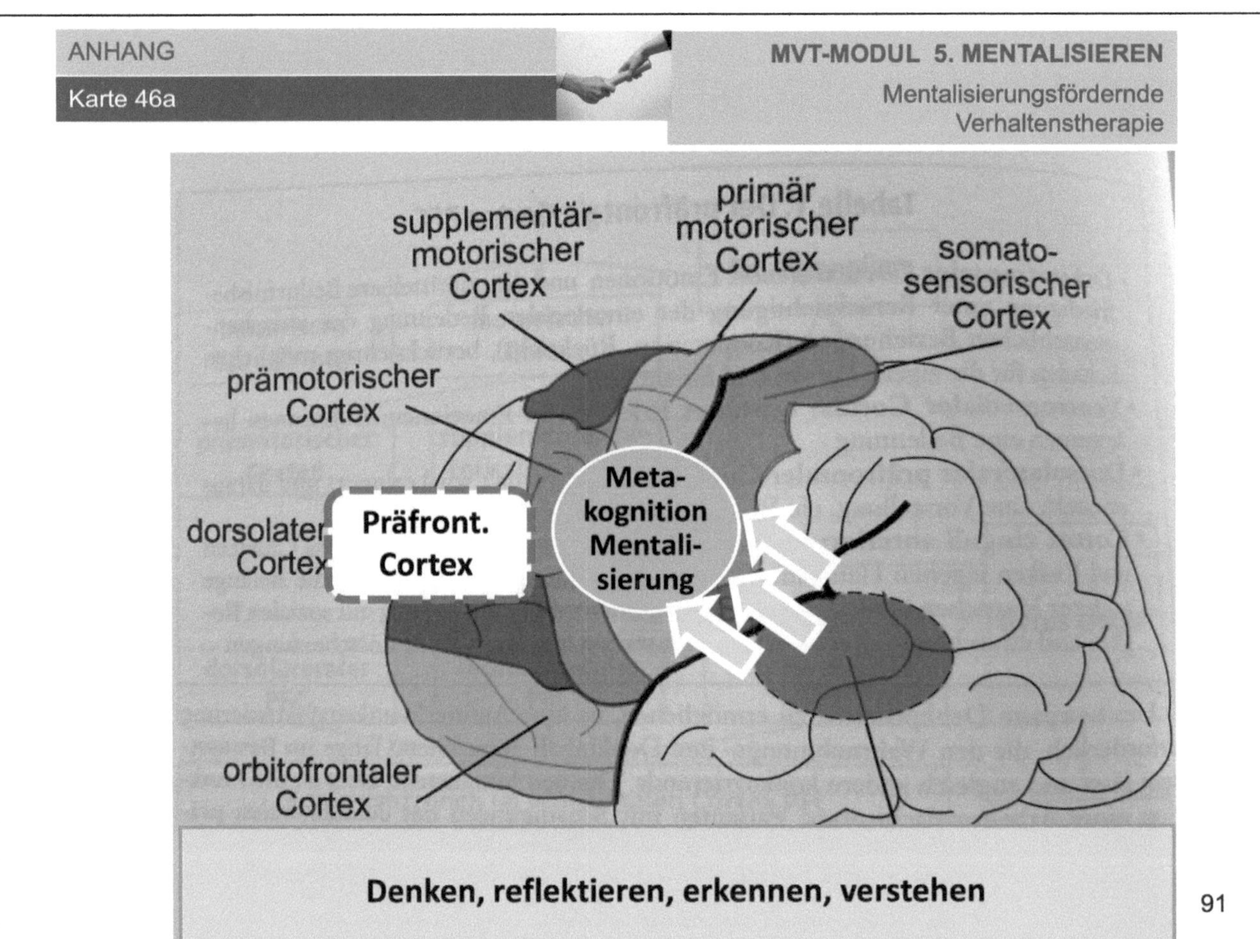
ANHANG
Karte 46a
MVT-MODUL 5. MENTALISIEREN
Mentalisierungsfördernde Verhaltenstherapie
supplementär-motorischer Cortex
primär motorischer Cortex
somato-sensorischer Cortex
prämotorischer Cortex
dorsolateraler Cortex
Präfront. Cortex
Meta-kognition Mentali-sierung
orbitofrontaler Cortex
Denken, reflektieren, erkennen, verstehen
91

		Modul 6 Entwicklung auf die Denken-Stufe - Selbstwirksamkeit
Folie	**Karte**	**Thema**
1	1	Titel Entwicklung auf die Denken-Stufe
2	1r	Diagramm MVT-Spirale
3	2	Problem - Ziel - Therapie
4	2r	Liste der Übungen
5	3	Tabelle Entwicklungsstufen der MVT
6	3r	Abbildung Entwicklungsstufen Selbst und Objekt
7	4	Ein Mensch ist zwei: Die Wissenschaft zeigt, dass wir zwei psychische Systeme haben
8	4r	Als ob wir zwei verschiedene Menschen wären 1
9	5	Als ob wir zwei verschiedene Menschen wären 2
10	5r	Als ob wir zwei verschiedene Menschen wären 3
11	6	Entwicklungsstufen von Emotion und Beziehung
12	6r	Das Entwicklungs-Modell KÖNNEN und BRAUCHEN
13	7	Übung 6.1a Entwicklung und Bedürfnis, Angst, Wut
14	7r	Was ist Ihr Grundbedürfnis?
15	8	Zu welcher Stufe gehört Ihr Grundbedürfnis?
16	8r	Entwicklung und Bedürfnis: KÖRPER-Stufe
17	9	Was ist Ihre Grundform der Angst? Bitte Augen schließen
18	9r	Zu welcher Stufe gehört Ihre Grundform der Angst?
19	10	Entwicklung und Angst: KÖRPER-Stufe
20	10r	Was ist Ihre Grundform der Wut? Bitte Augen schließen
21	11	Zu welcher Stufe gehört Ihre Grundform der Wut?
22	11r	Entwicklung und Wut: Die Wut ist stufenspezifisch
23	12	Bitte kreuzen Sie an, auf welcher Stufe Sie jeweils sind
24	12r	Auf welchen zwei Stufen landen Sie dabei?
25	13	Übung 6.1b meine Entwicklungsstufe erkennen mit den VDS31-KADE-Skalen
26	13r	Skala K Körperstufe
27	14	Skala A Affektstufe
28	14r	Skala D Denkenstufe
29	15	Skala E Empathiestufe
30	15r	Auswertung Meine Entwicklungsstufe (VDS31-KADE)
31	16	Wenn es aber schwierig wird, kommen Sie doch über die Affekt-Stufe nicht hinaus.
32	16r	**Entwicklungsstörung**
33	17	Übung 6.1c Eine Erlaubnis gebende Lebensregel etablieren - eine Regel, die Wut erlaubt
34	17r	Diagramm Entwicklungsstörung führt zur Symptombildung
35	18	Entwicklung: Hilfe zur Selbsthilfe
36	18r	Nur wer auf der Treppe bleibt, kann sie hochsteigen
37	19	Entwicklungsstörung: Defizit, Frustration, Dauerstress, Trauma
38	19r	Blockade der Entwicklung durch die Überlebensregel (inneres Arbeitsmodell)
39	20	Entwicklungshemmung: gefangen im Entwicklungsloch.
40	20r	Statt Gebot & Verbot jetzt Erlaubnis
41	21	Die neue Erlaubnis gebende Lebensregel fördert Entwicklung
42	21r	Dazu brauchen wir aber Menschen in einer einbindenden und fördernden Kultur
43	22	Haben Sie eine neue Erlaubnis gebende Lebensregel zur Überwindung der Entwicklungs-Stagnation ?
44	22r	**BEHEBEN DER BLOCKADE --> ENTWICKLUNGS-THERAPIE**
45	23	Das Entwicklungsloch verlassen und trotzdem überleben
46	23r	Schrittweise Behebung der Blockade der Entwicklung

47	24	zuerst zurück auf die AFFEKT-Stufe!
48	24r	in der Phantasie
49	25	Emotionsregulatorische Funktion dysfunktionaler Persönlichkeit
50	25r	Übung 6.2 Wie kann das Gespräch bei der Wut ankommen?
51	26	Wie kann das Gespräch bei der Wut ankommen 1?
52	26r	Wie kann das Gespräch bei der Wut ankommen 2?
53	27	Wie kann das Gespräch bei der Wut bleiben 1?
54	27r	Wie kann das Gespräch bei der Wut bleiben 2?
55	28	Konnten Sie Ärger und Wut ins Bewusstsein lassen? Konnten Sie bei ihrem Ärger bleiben?
56	28r	Übung 6.3 Was wütend macht
57	29	Instruktion zu Was wütend macht
58	29r	Haben sie eine ausreichend lange Liste von Ärgernissen aufschreiben können?
59	30	Übung 6.4 Wut-Exposition
60	30r	Wut muss wirksam sein!
61	31	Worum geht es bei der Wut-Exposition?
62	31r	Wie erfolgt Wut-Exposition?
63	32	WUT-Exposition Vorgehen
64	32r	Syntax Die Wut ausdrücken
65	33	Konnten Sie sie in der Phantasie in wütendes Handeln münden lassen?
66	33r	Übung 6.5 Körper-Wut
67	34	Körperwut: Instruktion
68	34r	Körperwut: Voll Wut ... Im Raum stehend alle Bewegungen ausprobieren
69	35	Konnten Sie voll Energie die Varianten ausprobieren oder gar einige auskosten?
70	35r	Übung 6.6 Wut atmen
71	36	Mit Hilfe des Atems Gefühle spüren
72	36r	Freude - Lachen
73	37	Trauer
74	37r	Angst
75	38	Wut
76	38r	Instruktion zu Gefühle atmen
77	39	Waren sie auch erstaunt, wie leicht allein durch Atmen der Zugang zu einem Gefühl gelingt?
78	39r	Übung 6.7 Funktionaler Umgang mit Wut
79	40	Funktionaler Umgang mit der Wut
80	40r	Übung: Rollenspiel - Funktionaler Umgang mit der Wut (emotionale Kompetenz)
81	41	Strategisches Emotionstraining Funktionaler Umgang mit WUT
82	41r	Entwicklungsziel Selbstwirksamkeit
83	42	Wie ist das bei Ihnen und gelingt es, zum funktionalen Umgang mit Ärger zu wechseln?
84	42r	Entwicklung von der AFFEKT-Stufe auf die DENKEN- Stufe
85	43	Übung 6.8 Selbstwirksamkeit und Selbstbehauptung
86	43r	Selbstbehauptung -Selbstwirksamkeit
87	44	Instruktion Übung Selbstbehauptung -Selbstwirksamkeit
88	44r	Wie ist die Balance zwischen Selbst und Beziehung bei Ihnen, was ist evtl. zu wenig, was zu viel?
89	45	Übung 6.9 Kausales Denken anstoßen
90	45r	Kausales Denken anstoßen (gedanklich auf DENKEN-Stufe gehen)
91	46	7 Fragen zur Analyse des bisherigen Verhaltens (Beispiel)
92	46r	7 Fragen zur Analyse des bisherigen Verhaltens
93	47	S-R-C Analyse Situation – Reaktion – Konsequenz

MVT-HANDBUCH Kapitel 6

6. MODUL ENTWICKLUNG VON DER AFFEKT- AUF DIE DENKEN-STUFE

Von Stufe zu Stufe höher entwickeln

Von der Vitalität zur Selbstwirksamkeit (durch gelingende Affektregulierung)

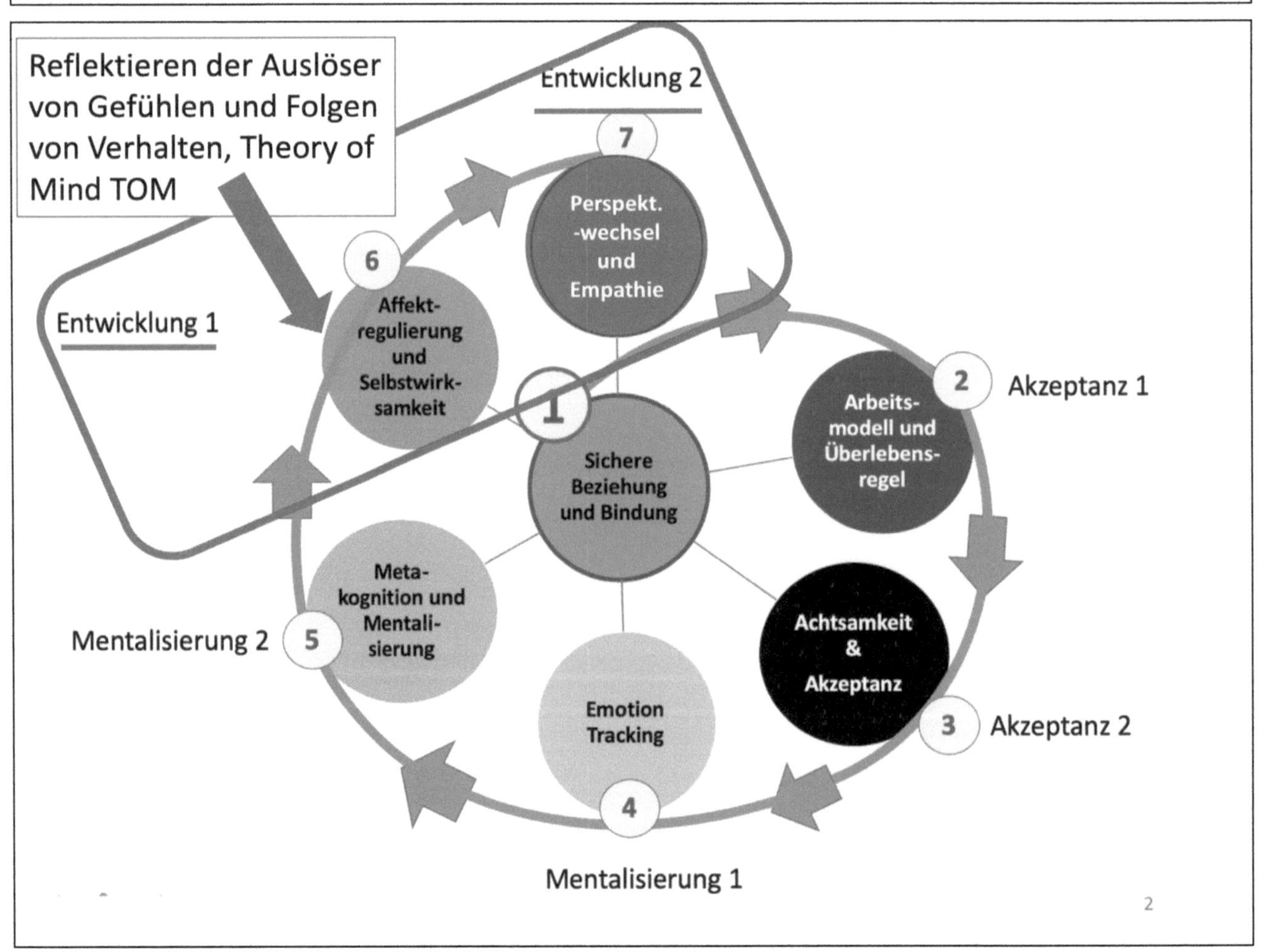

Karte 2a

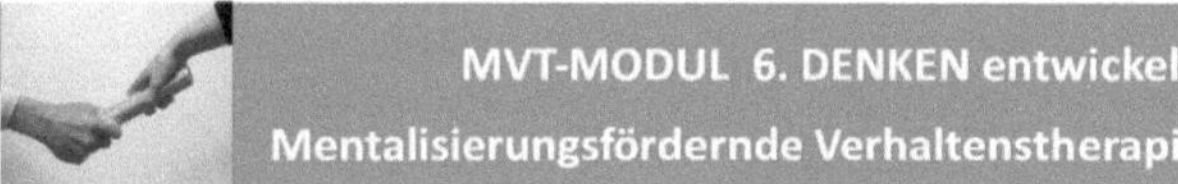

6. Modul Entwicklung auf die DENKEN-Stufe

1. Problem: Entwicklung von der Affekt- auf die Denken-Stufe (Selbstwirksamkeit): **Ich kann meine Gefühle nicht regulieren - keine Problemlösung finden**
2. Ziel: Entwicklung von der Affekt- auf die Denken-Stufe (Selbstwirksamkeit): **ZÜGEL IN DIE HAND NEHMEN**
3. Therapie: Entwicklung von der Affekt- auf die Denken-Stufe (Selbstwirksamkeit): **Affekte regulieren und kompetent handeln**

→ IHRE VORBEREITUNG:

a) Lektüre MVT-Textbuch* und Übungsbuch** Kapitel Modul 6
b) Therapiesitzungs-Video (live) 6. Gespräch*** anschauen

*Sulz, S.K.D. (2021b). Mentalisierungsfördernde Verhaltenstherapie. Gießen: Psychosozialverlag.

**Sulz, S.K.D. (2022). Heilung und Wachstum der verletzten Seele. Praxisleitfaden Mentalisierungsfördernde Verhaltenstherapie. Gießen: Psychosozial-Verlag

***https://youtu.be/O8J-y_uLAjU

Karte 2b

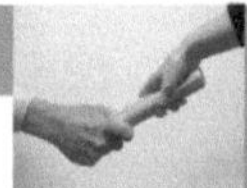

Liste der Übungen 6. Modul Entwicklung von der AFFEKT- auf die DENKEN-Stufe

6.1a Entwicklung und Bedürfnis, Angst, Wut
6.1b meine Entwicklungsstufe erkennen (KADE-Skalen)
6.1c eine Erlaubnis gebende Lebensregel etablieren
6.2 Wie kann das Gespräch bei der Wut ankommen?
6.3 Was wütend macht
6.4 Wut-Exposition
6.5 Körper-Wut
6.6 Wut atmen
6.7 funktionaler Umgang mit Wut
6.8 Selbstwirksamkeit und Selbstbehauptung
6.9 Kausales Denken anstoßen

4

Alter etwa ab	Freuds psychosex.	Fonagy - Das Selbst als ...	Piagets Stufen (kognitiv)	MVT Sulz et al.
Geburt	oral	physischer Akteur	sensomotorisch I: Ererbte Anlagen	KÖRPER - empfangen
Geburt		sozialer Akteur	sensomotorisch II: erste Erwerbungen	
9 Monate		teleologischer Akteur	Sensomotor. III: sensomot. Intellig.	
18 Monate	anal	prä-mentaler Akteur	prä-operativ	AFFEKT - impulsiv
4 Jahre	ödipal	intentionaler mentaler Akteur	konkret operativ	DENKEN - bewirken
7 Jahre	Latenzphase	repräsentationaler Akteur	formal operativ (Beginn)	EMPATHIE - lieben
14 Jahre		→Wo steht →mein Patient?	formal operativ (voll entwickelt)	
18 Jahre				über-individuell

© Serge Sulz MVT-Handbuch 6. Modul Denken-Stufe 5

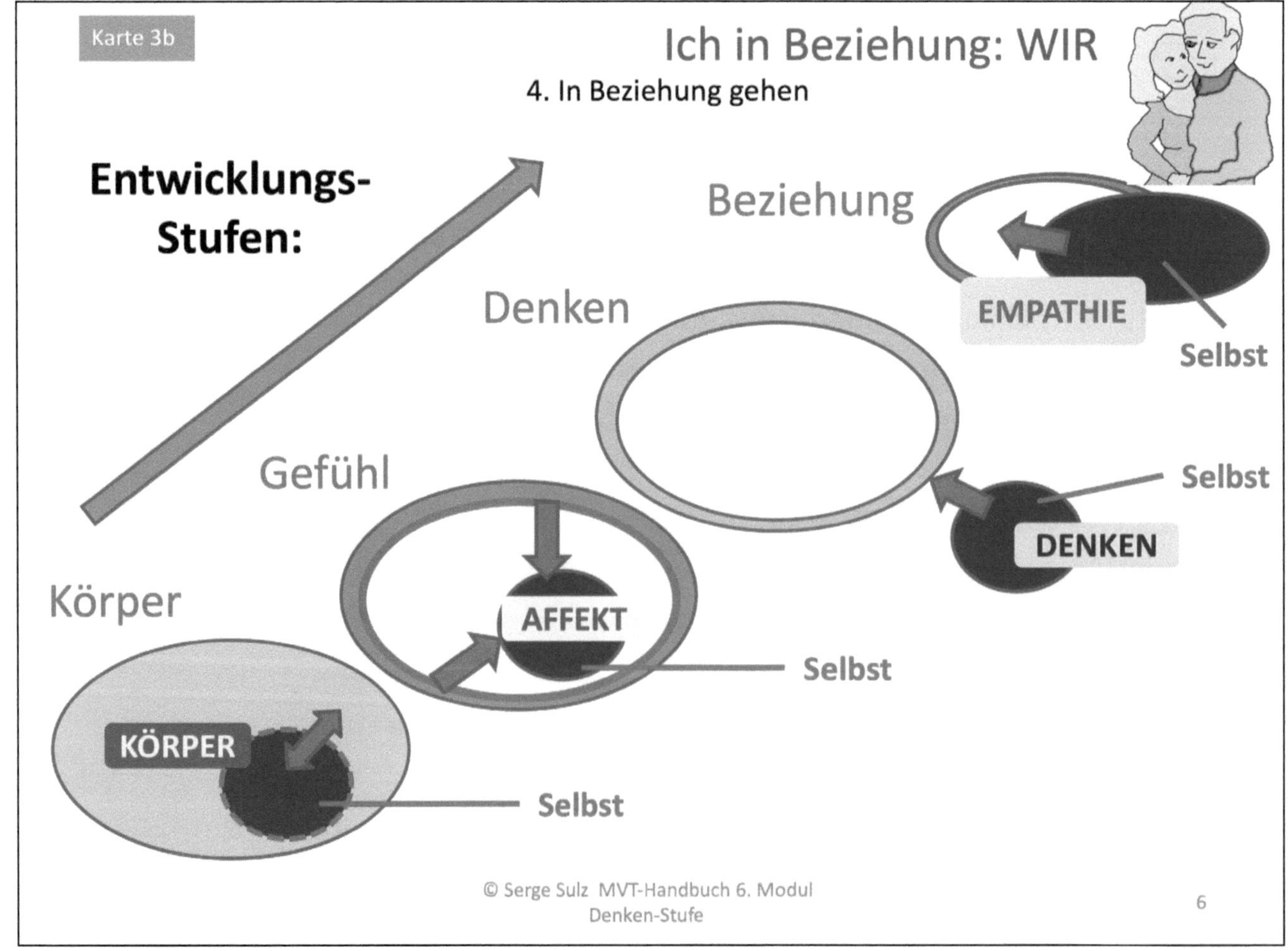

Karte 4a

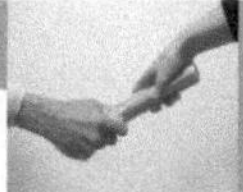

MVT-MODUL 6. DENKEN entwickeln
Mentalisierungsfördernde Verhaltenstherapie

Ein Mensch ist zwei: Die Wissenschaft zeigt, dass wir zwei Systeme des Erlebens und Verhaltens haben:

Von unseren Bedürfnissen und AFFEKTEN geleitet, reflexhaft, automatisch, nicht bewusst, ganzheitlich

Von unserem bewussten DENKEN geleitet, kausal denkend, planend, willentlich

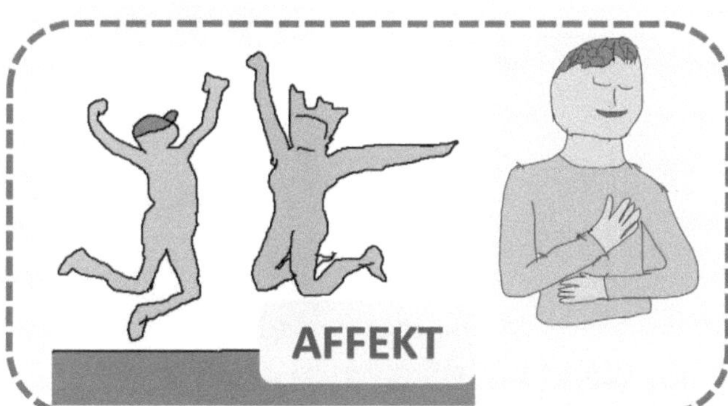

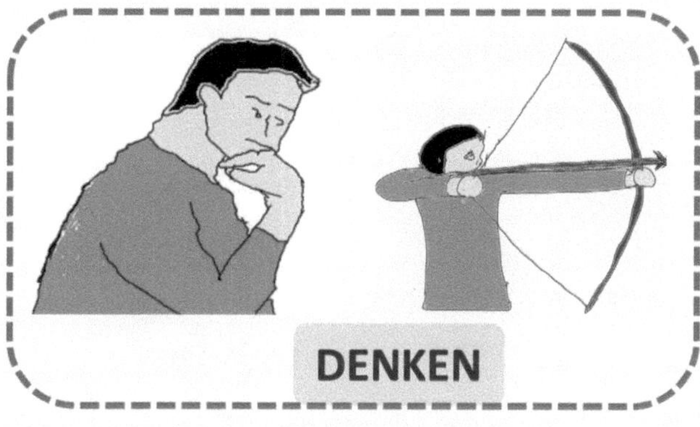

7

Karte 4b

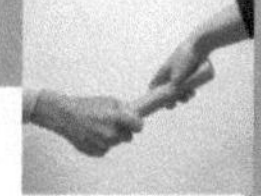

MVT-MODUL 6. DENKEN entwickeln
Mentalisierungsfördernde Verhaltenstherapie

Als ob wir zwei verschiedene Menschen wären

- Mein Bedürfnis steuert mich
- Meine Angst bremst mich
- Mein Gefühl regiert mich
- Ich handle schnell und unbedacht
- Ich bedenke nicht das Morgen
- Ich bin ungeduldig
- Ich bin unselbständig

- Ich brauche Zeit zum Überlegen
- Ich habe ein Ziel
- Ich habe einen Willen
- Ich kann auf den besten Moment warten
- Ich bin ausdauernd
- Ich weiß, wie ich andere beeinflussen kann

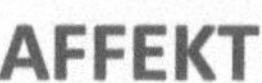

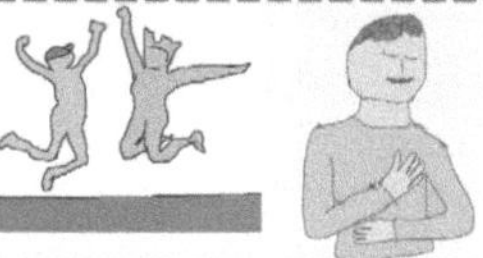

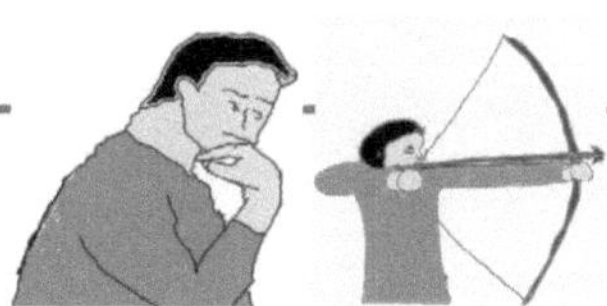

DENKEN

8

Karte 5a

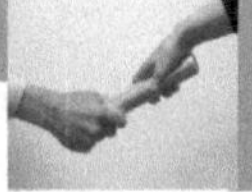

MVT-MODUL 6. DENKEN entwickeln
Mentalisierungsfördernde Verhaltenstherapie

Als ob wir zwei verschiedene Menschen wären
AFFEKT-System & DENKEN-System

- Kann mir nicht aus eigener Kraft helfen
- eher nonverbal
- assoziatives Denken
- konditionierte Reaktionen
- keine Selbstdistanzierung
- habe keine Theory of Mind TOM

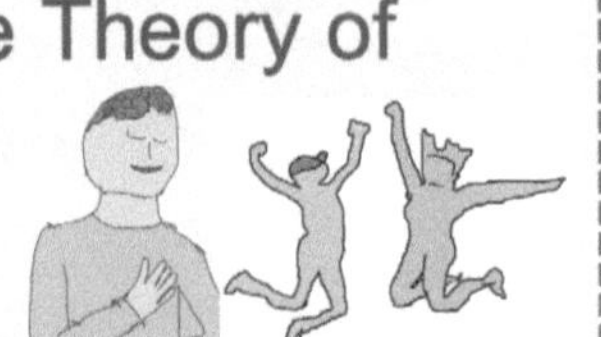

- Weiß mir selbst zu helfen
- Eher sprachlich
- Konkret-logisches Denken
- Treffe bewusste Entscheidungen
- Habe psychologische Distanz
- Habe Theory of Mind TOM

AFFEKT-Selbstmodus

DENKEN- Selbstmodus

9

Karte 5b

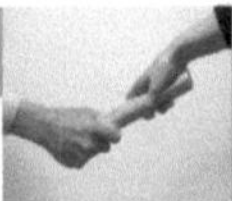

MVT-MODUL 6. DENKEN entwickeln
Mentalisierungsfördernde Verhaltenstherapie

Als ob wir zwei verschiedene Menschen wären
AFFEKT-System & DENKEN-System

- Gebe Verantwortung ab
- Brauche den anderen als Problemlöser
- bin Sonnenschein, wenn es mir gut geht
- bin Quenglerln, wenn es mir nicht gut geht
- Schmiege mich an
- Esse evtl. zu viel

- Habe alles im Griff
- Weiß wo's lang geht
- Übernehme gern Führung
- Projekt geht vor Beziehung
- bin nicht einfühlsam
- Weiß was ich kann
- bin selbstbewusst
- Brauche andere nicht

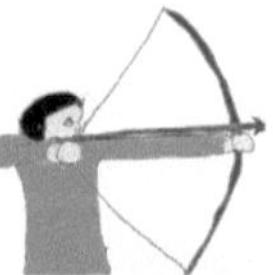

AFFEKT-Selbstmodus

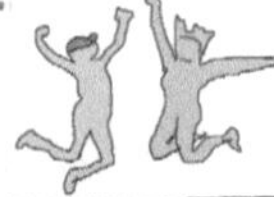

DENKEN- Selbstmodus

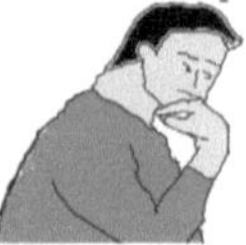

10

Karte 6a

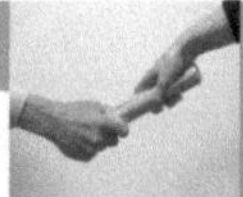

MVT-MODUL 6. DENKEN entwickeln
Mentalisierungsfördernde Verhaltenstherapie

Entwicklungsstufen von Emotion und Beziehung

Alter	Piaget	Stufen n. Sulz et al.)
1. Jahr	Sensumotorisch	KÖRPER-Stufe (SOMATISCHE Stufe)
2 – 3 Jahre	Vor-logisch	AFFEKT-Stufe
4 – 6 Jahre	Konkret-logisch	DENKEN-Stufe (KOGNITIVE Stufe)
Ab 8 - 11 Jahre	Formal-logisch = abstrakt	EMPATHIE-Stufe (METAKOGNITIVE Stufe)

11

Karte 6b

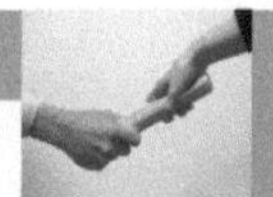

MVT-MODUL 6. DENKEN entwickeln
Mentalisierungsfördernde Verhaltenstherapie

Das Entwicklungs-Modell KÖNNEN und BRAUCHEN

Empathisch sein können, hingeben können

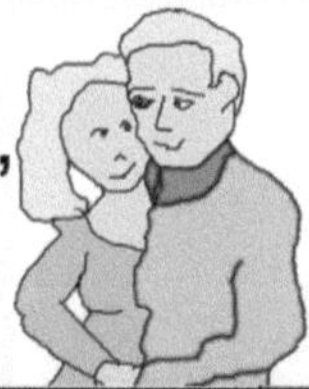

Empathie-Stufe
→Geliebt werden
→meine Liebe annehmen

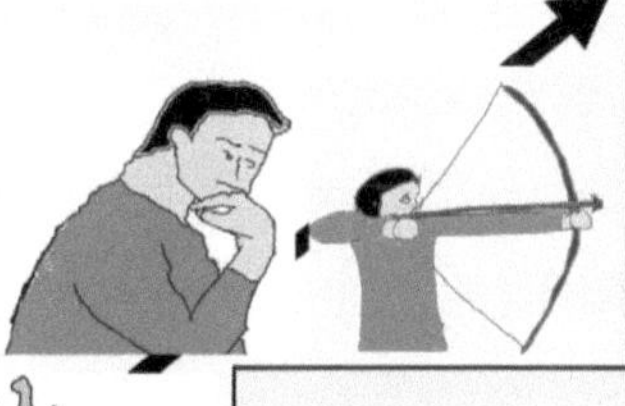

Denken-Stufe
Noch nicht empathisch sein können →selbstwirksam sein
Impulse ste →Erwidert werden

Affekt-Stufe
Noch nicht Impulse steuern können
Noch nicht Folgen meines Handelns sehen können →Beschützt werden
→Geborgenheit

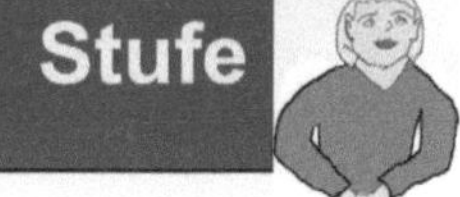

Körper-Stufe
Noch nicht nehmen können
Schon aufnehmen können →Berührt werden

12

Karte 7a

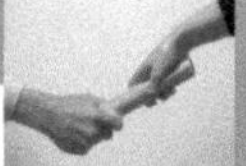

MVT-MODUL 6. DENKEN entwickeln
Mentalisierungsfördernde Verhaltenstherapie

Übung 6.1a
Entwicklung und Bedürfnis, Angst, Wut

Wir können herausfinden, auf welcher Entwicklungsstufe wir bezüglich unserer zentralen Bedürfnisse, Ängste und Wutformen stehen.

Sie bestimmen uns. Nur wenn wir es auf die nächsthöhere Entwicklungsstufe schaffen, lässt ihr Einfluss auf unser Fühlen, Denken und Handeln nach.

Ich lade Sie ein, einen Blick auf Ihre Entwicklungsstufe zu werfen. Wenn Sie nicht nur das wichtigste Bedürfnis etc. berücksichtigen, sondern auch das zweitwichtigste, wird das Ergebnis treffender.

13

Karte 7b

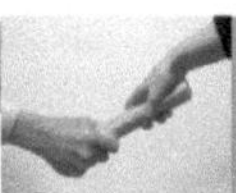

MVT-MODUL 6. DENKEN entwickeln
Mentalisierungsfördernde Verhaltenstherapie

Übung

Was ist Ihr Grundbedürfnis?
Bitte Augen schließen
und Sätze innerlich nachsprechen:

Ich brauche
Willkommensein, Versorgung

Geborgenheit, Sicherheit

Kontrolle, Einfluss

Liebe, Akzeptanz

14

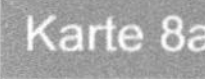

Karte 8a

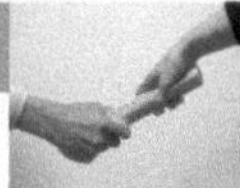

MVT-MODUL 6. DENKEN entwickeln
Mentalisierungsfördernde Verhaltenstherapie

Übung

Zu welcher Stufe gehört Ihr Grundbedürfnis?

Ich brauche

Willkommensein, Versorgung KÖRPER

Geborgenheit, Sicherheit AFFEKT

Kontrolle, Einfluss DENKEN

Liebe, Akzeptanz EMPATHIE

15

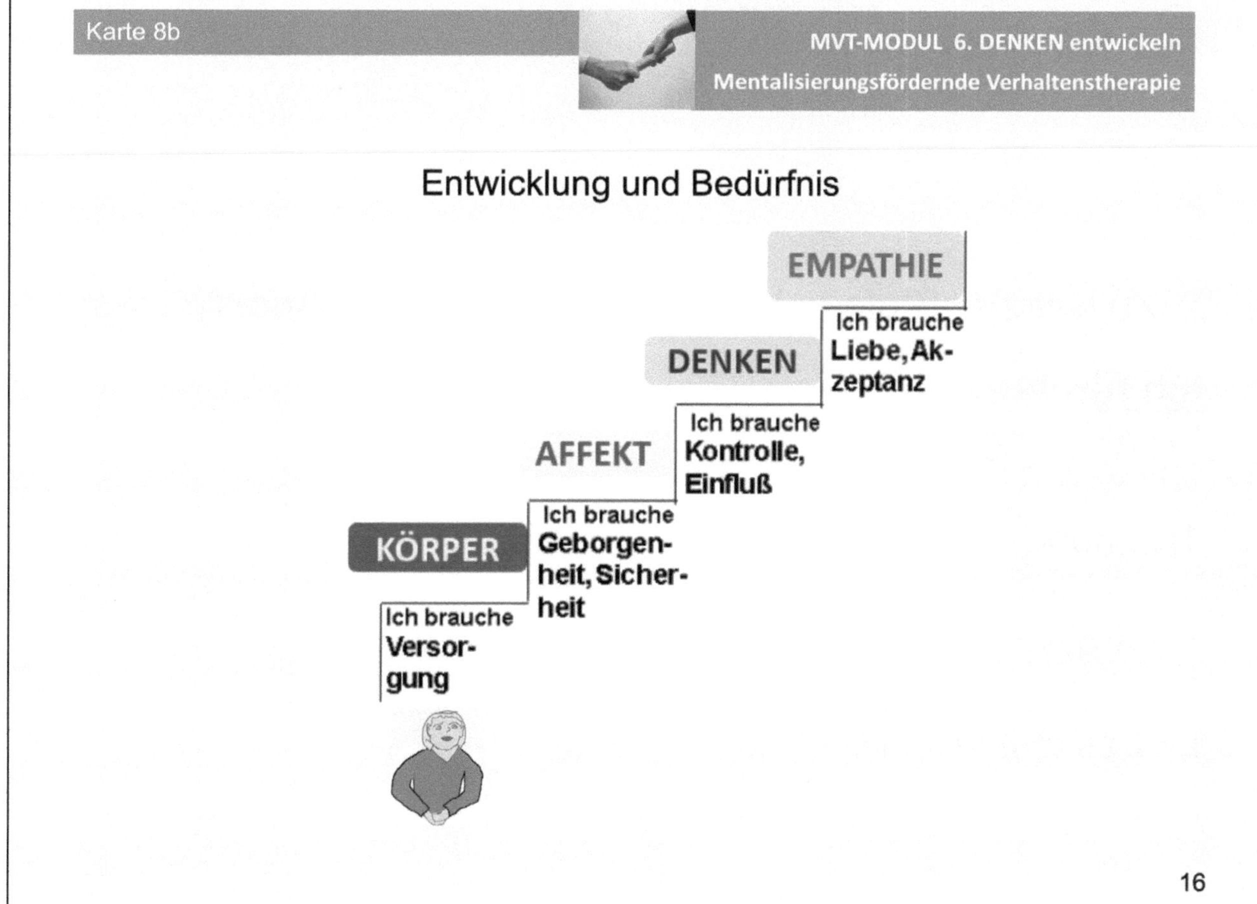

Karte 9a

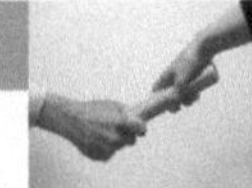

MVT-MODUL 6. DENKEN entwickeln
Mentalisierungsfördernde Verhaltenstherapie

Übung - Imagination: Streit mit wichtige Bezugsperson eskaliert so sehr, dass Sie fürchten, dass im nächsten Moment etwas geschehen wird, was große Angst macht ...

Was ist Ihre Grundform der Angst? Bitte Augen schließen

Ich fürchte:
Vernichtung

Trennung, Alleinsein

Kontrollverlust über mich oder andere

Liebesverlust

17

Karte 9b

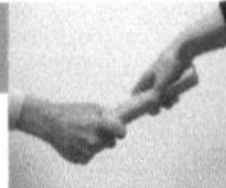

MVT-MODUL 6. DENKEN entwickeln
Mentalisierungsfördernde Verhaltenstherapie

Zu welcher Stufe gehört Ihre Grundform der Angst?

Ich fürchte:
Vernichtung KÖRPER

Trennung, Alleinsein AFFEKT

Kontrollverlust über mich oder andere DENKEN

Liebesverlust EMPATHIE

18

Karte 10a

MVT-MODUL 6. DENKEN entwickeln
Mentalisierungsfördernde Verhaltenstherapie

Entwicklung und Angst

EMPATHIE

DENKEN
Ich fürchte **Liebes-verlust**

AFFEKT
Ich fürchte **Kontroll-verlust**

KÖRPER
Ich fürchte **Trennung**

Ich fürchte **Vernich-tung**

19

Karte 10b

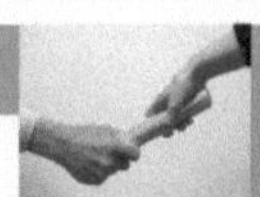

MVT-MODUL 6. DENKEN entwickeln
Mentalisierungsfördernde Verhaltenstherapie

Übung - Imagination : Streit mit wichtige Bezugsperson eskaliert so sehr, dass Sie aus Wut am liebsten ... (obwohl Sie es natürlich nie tun würden)

Was ist Ihre Grundform der Wut? Bitte Augen schließen

<u>Aus Wut würde ich am liebsten:</u>
Vernichten

Trennen, Alleinlassen

Kontrolle/Macht über den anderen

Liebe entziehen

20

Karte 11a

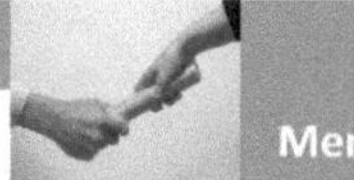

MVT-MODUL 6. DENKEN entwickeln
Mentalisierungsfördernde Verhaltenstherapie

Zu welcher Stufe gehört Ihre Grundform der Wut?

Aus Wut würde ich am liebsten:

Vernichten KÖRPER

Trennen, Alleinlassen AFFEKT

Kontrolle/Macht über den anderen DENKEN

Liebe entziehen EMPATHIE

21

Karte 11b

MVT-MODUL 6. DENKEN entwickeln
Mentalisierungsfördernde Verhaltenstherapie

Entwicklung und Wut: Die Wut ist stufenspezifisch

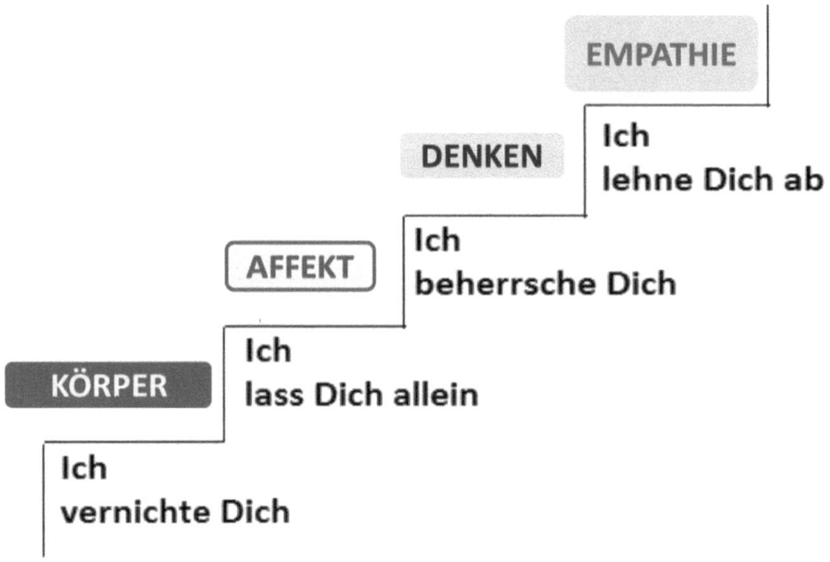

EMPATHIE

DENKEN — **Ich lehne Dich ab**

AFFEKT — **Ich beherrsche Dich**

KÖRPER — **Ich lass Dich allein**

Ich vernichte Dich

22

Karte 12a

Entwicklungsstufen

KÖRPER
AFFEKT
DENKEN
EMPATHIE

- KÖRPER-Stufe (mich versorgen lassen)
- AFFEKT-Stufe (Lust suchen, Unlust vermeiden)
- DENKEN-Stufe (auf die Welt einwirken)
- EMPATHIE-Stufe (mögen und lieben)

Bitte kreuzen Sie an, auf welcher Stufe Sie jeweils sind:

	Bedürfnis 1	Bedürfnis 2	Angst 1	Angst 2	Wut 1	Wut 2	Gesamt
KÖRPER - empfangen							
AFFEKT – impulsiv							
DENKEN - bewirken							
EMPATHIE - lieben							
Ergebnis: am häufigsten lande ich auf Stufe							

23

Karte 12b

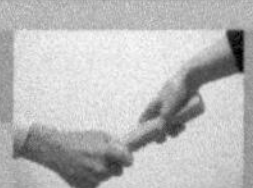

MVT-MODUL 6. DENKEN entwickeln
Mentalisierungsfördernde Verhaltenstherapie

Wenn Sie hier auf einer unteren Entwicklungsstufe landen, seien Sie unbesorgt. Auch gereifte Menschen haben „Entwicklungslöcher", die sich in schwierigen Situationen zeigen.

So gebildet, klug und kompetent wir auch sein mögen, wenn es zu schwierig wird, landen wir auf einer unteren Entwicklungsstufe, erkennbar an Bedürfnis, Angst und Wut. Seien Sie diesbezüglich nicht streng zu sich, sondern akzeptieren Sie diese Seite. Dann können Sie sich am besten entwickeln.
Auf welchen zwei Stufen landen Sie dabei?
....
Auch diese Stufen beherbergen wertvolle Ressourcen, wie die Körper- und die Affektstufe, die Ihnen Vitalität geben.
Nachteil ist, dass es hier noch nicht gelingt, seine Gefühle und Bedürfnisse zu regulieren. Wie ist das bei Ihnen? ....

24

Karte 13a

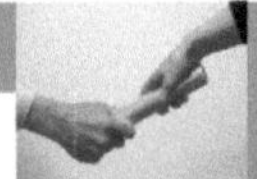

MVT-MODUL 6. DENKEN entwickeln
Mentalisierungsfördernde Verhaltenstherapie

Übung 6.1b
meine Entwicklungsstufe erkennen mit den VDS31-KADE-Skalen

Wir müssen nicht nur wissen, wohin wir wollen, sondern auch wo wir gerade stehen.

Um den nächsten fälligen Schritt vorbereiten zu können, ist Voraussetzung, dass ich weiß, auf welcher Stufe ich gerade stehe:

Körper – Affekt – Denken – Empathie (KADE)

25

SKALA K - Es geht nicht um Alltägliches, sondern um Sie selbst und was Ihnen wichtig ist und um Ihre Beziehung zu wichtigen Menschen

Bitte kreuzen Sie alle Aussagen an, die auf Sie zutreffen!

( )	1. Ich erlebe mich als körperlicher Mensch
( )	2. Auf alles was mir begegnet, reagiere ich körperlich
( )	3. Bevor ich Gefühle wahrnehme, spüre ich körperliche Reaktionen
( )	4. Mein Körper signalisiert sofort Stress und Mißbehagen
( )	5. Wenn mir etwas zu viel ist, reagiere ich mit körperlichen Symptomen
( )	6. Wohlbehagen entsteht bei mir aus dem Körperlichen heraus
( )	7.Ich brauche Berührung und leide, wenn sie fehlt
( )	8. Ich berühre selbst sehr gern
( )	9. Bei Aufregung ist mein ganzer Körper aufgeregt
( )	10. Es gibt Situationen, in denen mir der Atem wegbleibt
( )	11. Es gibt Situationen, in denen Magen oder Darm heftig reagieren
( )	12. Es gibt Situationen, in denen meinen Körper alle Kraft verlässt
( )	13. Umgekehrt gibt es Momente, in denen ich Bäume ausreißen könnte
( )	14. Musik kann mich berühren und bewegen
( )	15. Bewegung entsteht weniger willentlich als vom Körper her
( )	16. ich mag es, genussvoll zu essen und zu trinken
( )	17. Ich kann annehmen, mich öffnen, mich verschließen
( )	18. Ich bin darauf angewiesen, dass andere mir geben, was ich brauche
( )	19. Ich kann mich bemerkbar machen, kann schreien
( )	20. Wut spüre ich sehr körperlich - auch andere Gefühle
	Summe

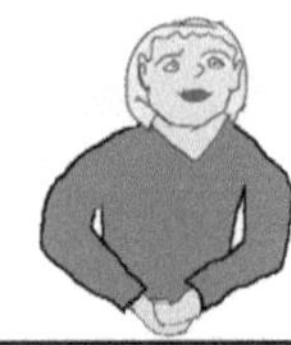

Körper-Stufe

26

	SKALA A - Es geht nicht um Alltägliches, sondern um Sie selbst und was Ihnen wichtig ist und um ihre Beziehung zu wichtigen Menschen
	Bitte kreuzen Sie alle Aussagen an, die auf Sie zutreffen
( )	1. Mein Bedürfnis steuert mich (vor allem Geborgenheit, Schutz)
( )	2. Meine Angst bremst mich (vor allem Trennungsangst)
( )	3. Mein Gefühl regiert mich (Freude, Trauer, Wut)
( )	4. Ich handle schnell und auch unbedacht
( )	5. Ich bedenke nicht so sehr das Morgen
( )	6. Ich bin ungeduldig
( )	7. Ich bin unselbständig
( )	8. Kann mir oft nicht aus eigener Kraft helfen
( )	9. Habe eher bildliche Phantasien als sprachliche
( )	10. intiutives, assoziatives statt logisches Denken
( )	11. Rasche konditionierte reflexhafte Reaktionen
( )	12. Kann mich nicht von außen betrachten
( )	13. habe keine gute Menschenkenntnis
( )	14. gebe Verantwortung gern ab
( )	15. Brauche den anderen als Problemlöser
( )	16. bin Sonnenschein, wenn es mir gut geht
( )	17. bin QuenglerIn, wenn es mir nicht gut geht
( )	18. Schmiege mich gern an
( )	19. esse der trinke evtl. zu viel
( )	20. Kann mich schwer selbst begrenzen
	Summe

Affekt-Stufe

27

	SKALA D - Es geht nicht um Alltägliches, sondern um Sie selbst und was Ihnen wichtig ist und um ihre Beziehung zu wichtigen Menschen
	Bitte kreuzen Sie alle Aussagen an, die auf Sie zutreffen
( )	1. Ich brauche Zeit zum Überlegen
( )	2. Ich habe ein /Ziele
( )	3. Ich habe einen Willen
( )	4. Ich kann auf den besten Moment warten
( )	5. Ich bin ausdauernd
( )	6. Ich weiß, wie ich andere beeinflussen kann
( )	7. Ich weiß mir selbst zu helfen
( )	8. Meine Überlegungen sind eher sprachlich
( )	9. Ich handle aus bewusster Entscheidung
( )	10. Ich kann mich von außen betrachten
( )	11. Ich kann Menschen gut durchschauen
( )	12. Ich weiß wie Menschen sind
( )	13. Ich habe alles im Griff
( )	14. Ich weiß wo's lang geht
( )	15. Ich übernehme gern Führung
( )	16. Projekt geht vor Beziehung
( )	17. Ich bin nicht sehr einfühlsam
( )	18. Ich weiß was ich kann: ich bin effektiv
( )	19. Ich bin selbstbewusst
( )	20. Ich brauche andere nur wenig
	Summe

Denken-Stufe

28

SKALA E

Bitte kreuzen Sie alle Aussagen an, die auf Sie zutreffen

( )	1. Wir brauchen Zeit zur Abstimmung
( )	2. Wir haben gemeinsame Ziele
( )	3.Ich muss meinen Willen nicht durchsetzen
( )	4.Ich kann auf individuellen Vorteil verzichten
( )	5.Ich kann warten, bis der andere so weit ist
( )	6.Ich passe meine Geschwindigkeit dem anderen an
( )	7. Wir helfen uns gegenseitig
( )	8.Meine Überlegungen sind bildlich & sprachlich
( )	9.Ich folge bewusster Entscheidung und Intuition
( )	10.Ich kann mich von außen betrachten
( )	11.Ich kann Menschen gut verstehen
( )	12. Ich lerne gern wie Menschen sind
( )	13.Ich muss nicht alles im Griff haben
( )	14. Zusammen finden wir einen guten Weg
( )	15. Ich mag im Team arbeiten
( )	16.Beziehung geht vor Projekt
( )	17.Ich bin sehr einfühlsam
( )	18. Wir ergänzen uns und sind ein starkes Team
( )	19. Unsere Gemeinschaft gibt mir Selbstbewusstsein
( )	20.Ich brauche andere Menschen
	Summe

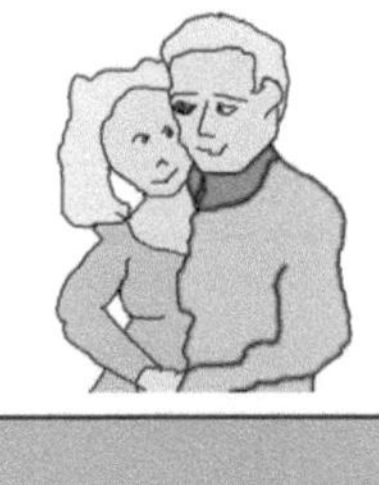

Empathie-Stufe

29

Karte 15b

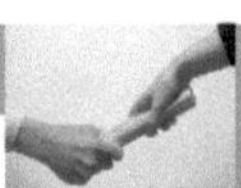

MVT-MODUL 6. DENKEN entwickeln

Mentalisierungsfördernde Verhaltenstherapie

Meine Entwicklungsstufe (VDS31-KADE)

	Bitte schraffieren Sie die Kästchen entsprechend der Summenwerte,									
	so dass ein Balkendiagramm entsteht									
	Punkte	2	4	6	8	10	12	14	16	18	20
Skala K										
Skala A										
Skala D										
Skala E										
	Was ist Ihre wichtigste Stufe? .... (höchste Punktzahl)									
	Was ist Ihre zweitwichtigste Stufe? .... (zweithöchste Punktzahl)									

30

Karte 16a

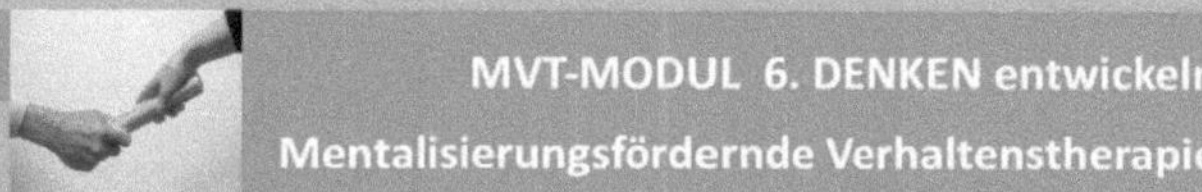

Leider ist das nur die halbe Wahrheit. Viele sehen sich auf der Empathie-Stufe, nicht wenige auch auf der Denken-Stufe und beachtlich viele auf der Körper-stufe wieder. Nur wenige machen viele Kreuze auf der Affekt-Stufe.

Die KADE-Skalen geben also Ihr Selbstbild wieder. So sehen Sie sich.
Wenn es aber schwierig wird, kommen Sie doch über die Affekt-Stufe nicht hinaus. Dann entsteht Stress und der macht den Zugang zu den beiden oberen Stufen unmöglich.
Wie ist das bei Ihnen?..
Können Sie erkennen, dass der normale Alltag Ihr Selbstbild bestimmt und dass Sie in großem Stress diesem Selbstbild nicht gerecht werden können?
....

31

Karte 16b

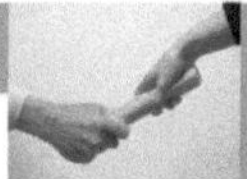

MVT-MODUL 6. DENKEN entwickeln
Mentalisierungsfördernde Verhaltenstherapie

ENTWICKLUNGS-STÖRUNG

Entwicklungs
Frustration,
Das emotionale Überleben ist bedroht!
Impulsiv zeigen, was ich fühle; Nehmen, was ich haben möchte
Angst
DENKEN
AFFEKT

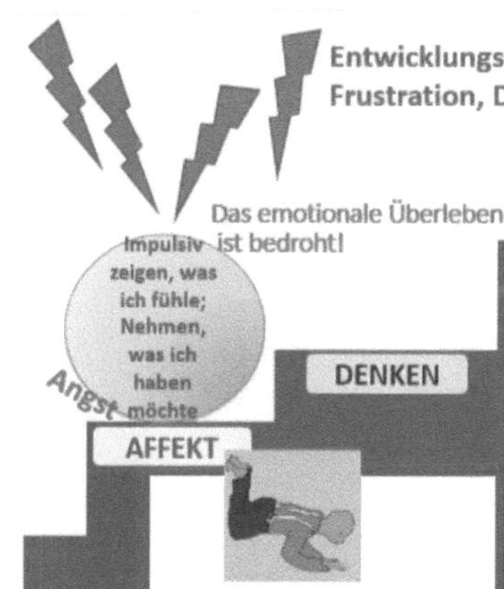

Eltern gehen mit ihren Kindern so ungeschickt um, dass diese ihr angeborenes Potential nicht entwickeln können

32

Karte 17a

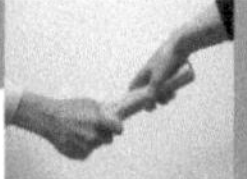

MVT-MODUL 6. DENKEN entwickeln
Mentalisierungsfördernde Verhaltenstherapie

Übung 6.1c
Eine Erlaubnis gebende Lebensregel etablieren - eine Regel, die Wut erlaubt

Wir haben verstanden, dass wir auf der Körper- oder Affektstufe stecken geblieben sind, weil wir uns nicht wütend wehren durften. Dies hat uns unsere dysfunktionale Überlebensregel verboten. Wir mussten Schutz unter der Treppe der Entwicklung suchen und bildeten dysfunktionale Persönlichkeitszüge aus. Beenden der Entwicklungsstagnation benötigt eine Erlaubnis gebende Lebensregel.

33

Karte 17b

Entwicklungsstörung führt zur Symptombildung

Stufe: **KÖRPER** oder **AFFEKT** ← **Wo wir stehen**

Biographie

Bedrohlich → Angst
Befriedigend → Bedürfnis
Frustrierend → Wut

Angst, Bedürfnis, Wut → **Überlebensregel**

Weltbild → **Überlebensregel** ← **Selbstbild**

Überlebensregel → Entwicklungsstörung
Überlebensregel → Dysfunktionale Persönlichkeitszüge

Entwicklungsstörung → Symptomauslösende Lebenssituation → Symptombildung, Erkrankung

Dysfunktionale Persönlichkeitszüge → Symptombildung, Erkrankung

34

Karte 18a

Entwicklung: Hilfe zur Selbsthilfe

1. Welche Stufe (brauchen, fürchten, können)?
2. Wenn Affektstufe: Bindung, Trennung, Affekte?
3. Was braucht ich, um mir selbst helfen zu können?
4. Was könnte ich auf der nächst höheren Stufe (Denkenstufe)?
5. <u>Was ist zu tun,</u> damit ich da hoch komme?

→Sichere Bindung in der therap. Beziehung

→von der Überlebensregel zur Lebensregel

→Wieder Affekte aneignen (Wut-Exposition)

→ Kausal denken und wirksam werden

→ Empathie fühlen und Beziehung gestalten

Bindung
Erlaubnis geben
Emotion Tracking
Mentalisieren 1
Mentalisieren 2

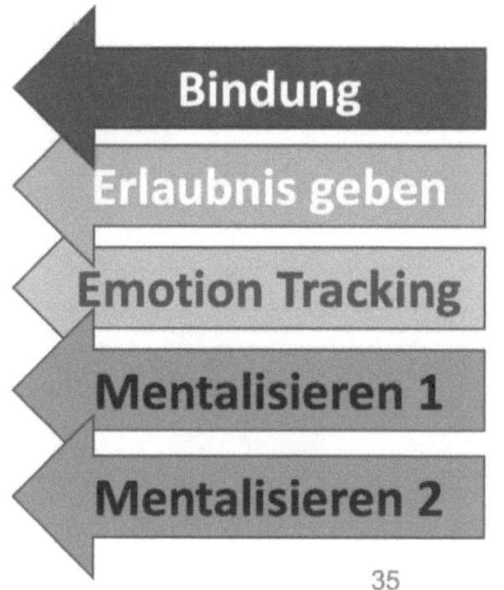

35

Karte 18b

Nur wer auf der Treppe bleibt, kann sie hochsteigen:

Entwicklung
von Stufe zu Stufe

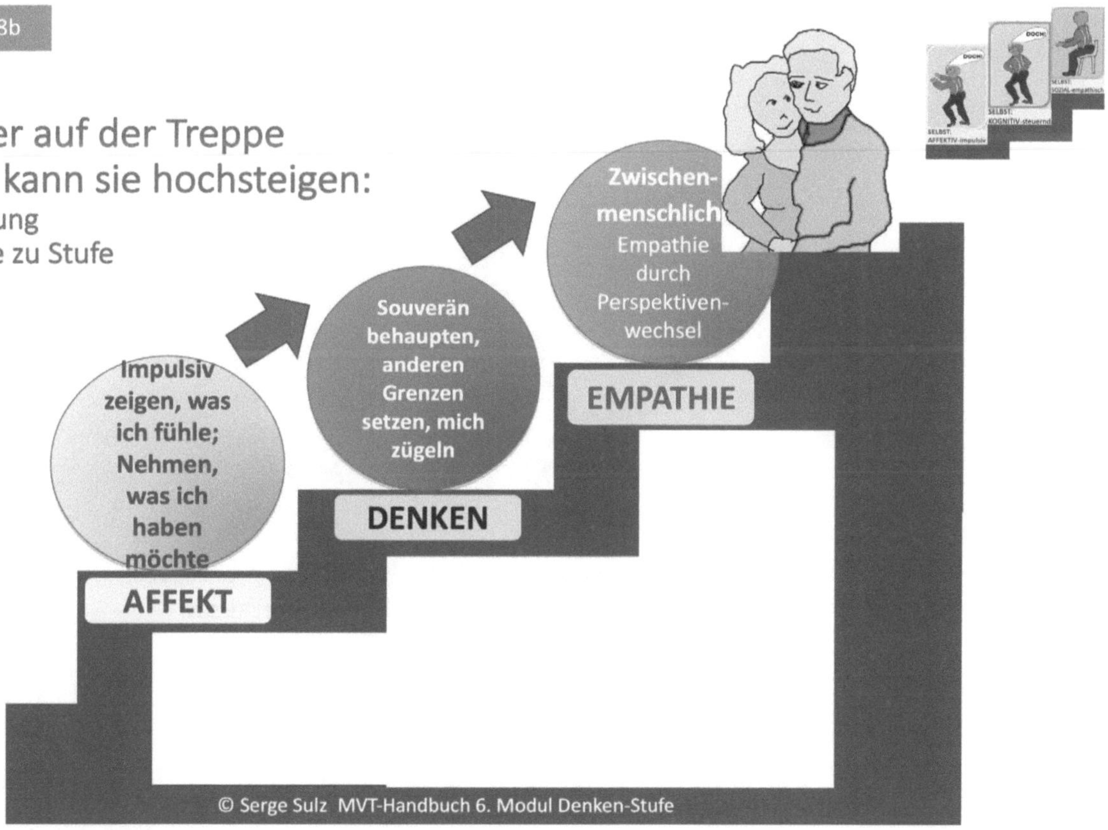
Impulsiv zeigen, was ich fühle; Nehmen, was ich haben möchte
AFFEKT
Souverän behaupten, anderen Grenzen setzen, mich zügeln
DENKEN
Zwischen-menschlich Empathie durch Perspektiven-wechsel
EMPATHIE
© Serge Sulz MVT-Handbuch 6. Modul Denken-Stufe

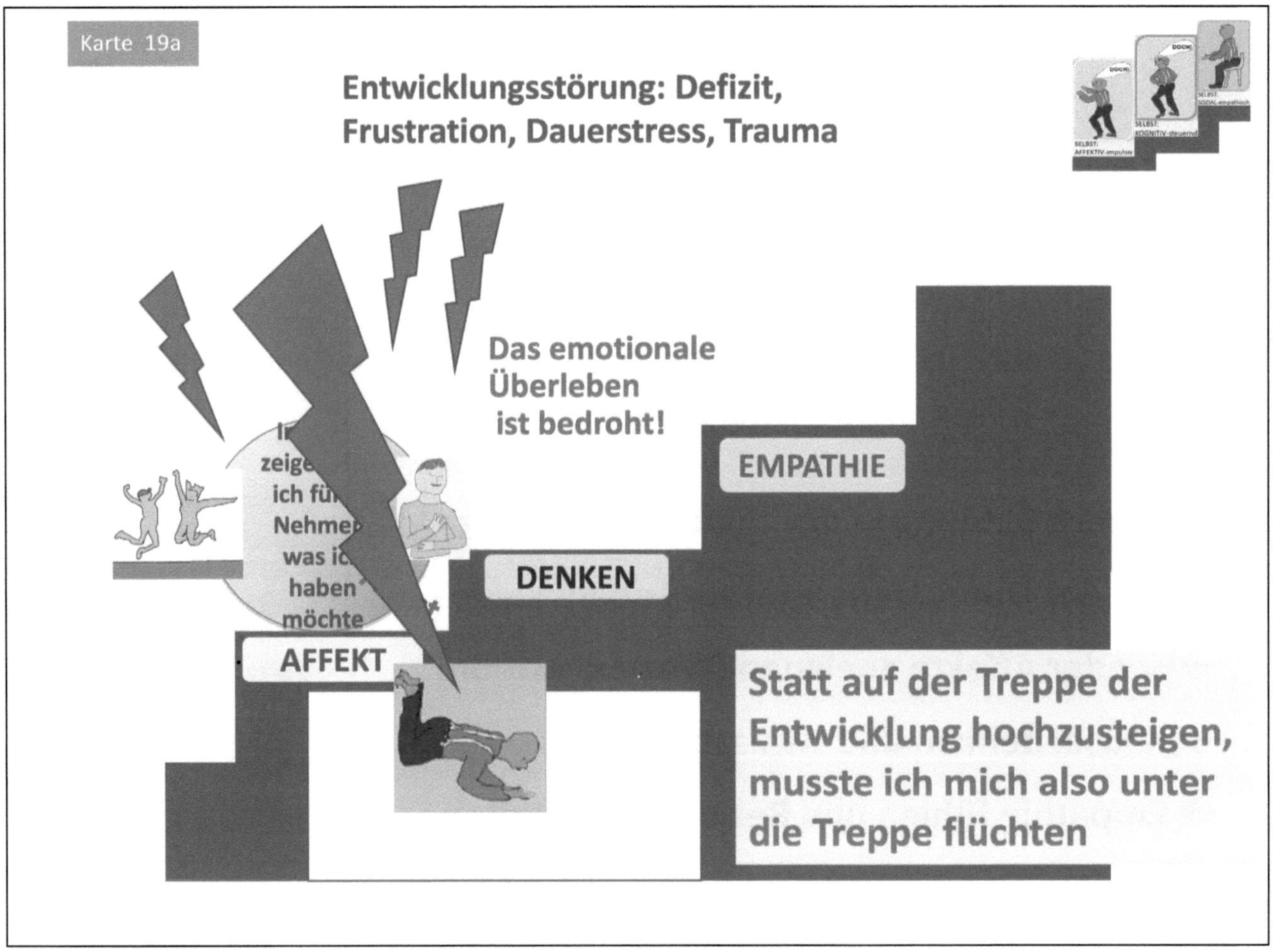

Karte 19a

Entwicklungsstörung: Defizit, Frustration, Dauerstress, Trauma

Das emotionale Überleben ist bedroht!

EMPATHIE

DENKEN

AFFEKT

Statt auf der Treppe der Entwicklung hochzusteigen, musste ich mich also unter die Treppe flüchten

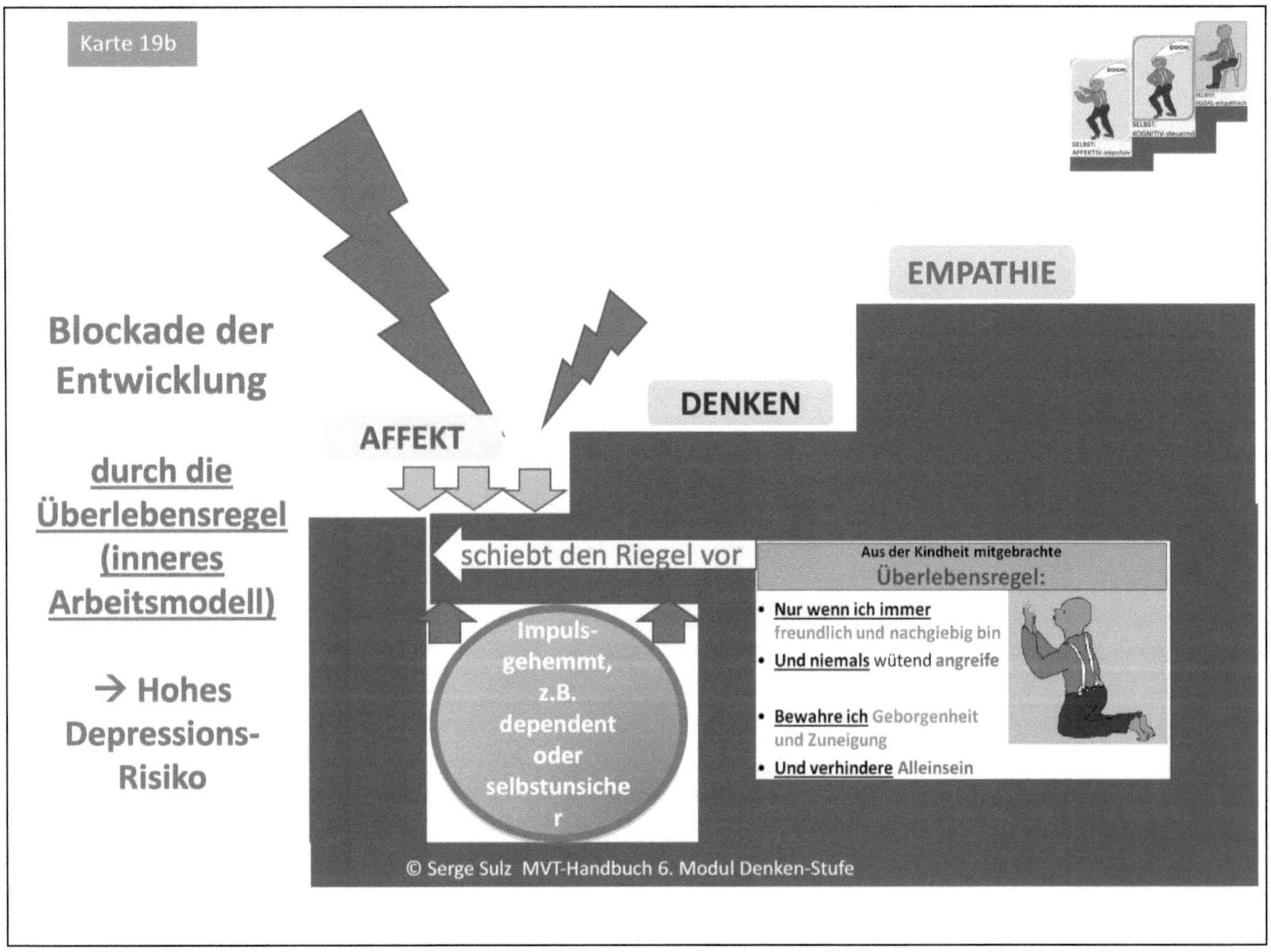

Karte 19b

EMPATHIE

DENKEN

AFFEKT

Blockade der Entwicklung

durch die Überlebensregel (inneres Arbeitsmodell)

→ Hohes Depressions-Risiko

schiebt den Riegel vor

Impuls-gehemmt, z.B. dependent oder selbstunsicher

Aus der Kindheit mitgebrachte Überlebensregel:

- Nur wenn ich immer freundlich und nachgiebig bin
- Und niemals wütend angreife
- Bewahre ich Geborgenheit und Zuneigung
- Und verhindere Alleinsein

Karte 20a

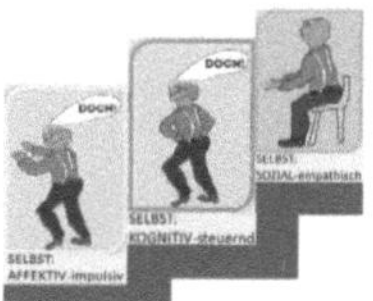

Entwicklungshemmung: gefangen im Entwicklungsloch. Dort entstehen dysfunktionale Persönlichkeitszüge wie selbstunsicher, dependent, zwanghaft, histrionisch etc.

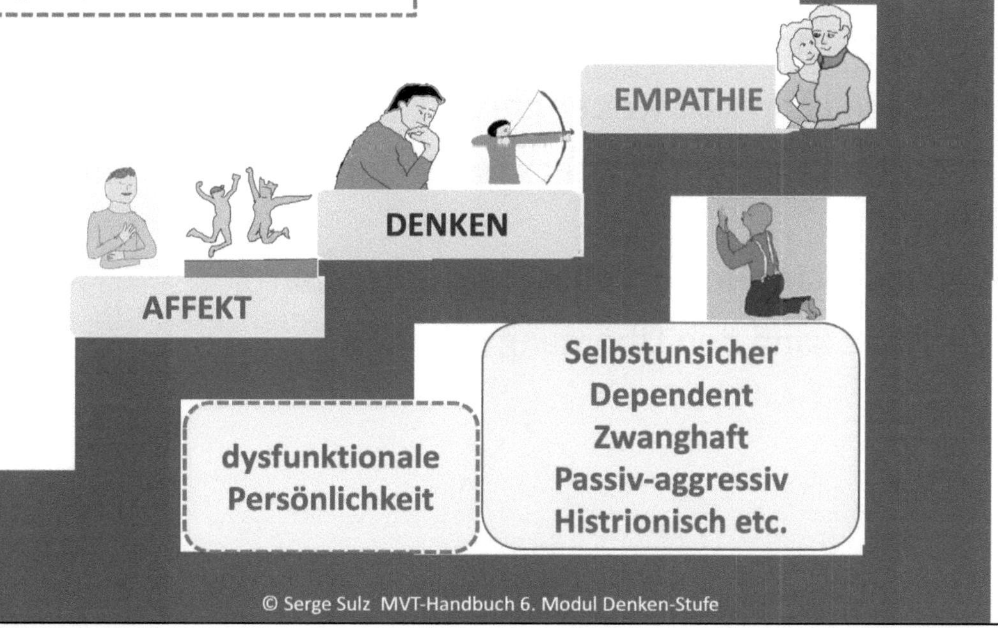

Statt Gebot & Verbot jetzt Erlaubnis:

Überlebensregel (inneres Arbeitsmodell)		LEBENSREGEL
Nur wenn ich immer ...	→	**Auch wenn ich seltener** ... bin
Und niemals wütend ...		**Und öfter** wütend ...
Bewahre ich ...	→	**Bewahre ich** ...
Und verhindere ...	→	**Und muss nicht** ...

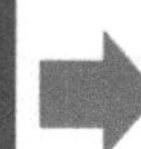

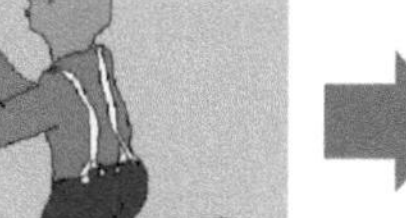

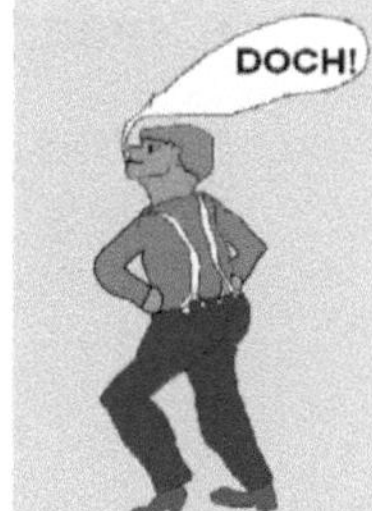

→ Schreiben Sie noch einmal Ihre alte Überlebensregel und Ihre NEUE Erlaubnis gebende Lebensregel auf.
Und geben Sie sich diese Erlaubnis!

40

Karte 21a

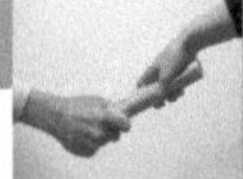

MVT-MODUL 6. DENKEN entwickeln
Mentalisierungsfördernde Verhaltenstherapie

Die neue Erlaubnis gebende Lebensregel fördert Entwicklung

- **Jeder/jede kann eine neue Lebensregel bilden**
- **Jeder/jede kann sich weiter entwickeln**
- **Jeder/jede kann sein Versteck unter der Treppe der Entwicklung verlassen**
- **Jeder/jede kann seine Vitalität zurückerobern**
- **Jeder/jede kann den Übergang schaffen**

41

Karte 21b

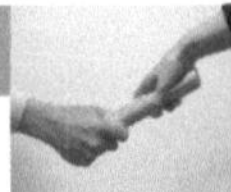

MVT-MODUL 6. DENKEN entwickeln
Mentalisierungsfördernde Verhaltenstherapie

Dazu brauchen wir aber Menschen
in einer einbindenden und fördernden Kultur (Kegan 1986)*,**
*das kann auch die TherapeutIn sein!

- Jeder/jede braucht Menschen
- Wen brauchen Sie? ....
- Jeder/jede braucht eine einbindende Kultur
- Jeder/jede braucht eine entwicklungsfördernde Kultur
- Wo sind Sie eingebunden und gefördert?
- ....

**die Erlaubnis gibt, so zu sein, wie ich bin (z.B. Nähe brauche oder andere Bedürfnisse habe, mich rebellisch verhalte, Ärger und Wut zeige)

42

Karte 22a

MVT-MODUL 6. DENKEN entwickeln
Mentalisierungsfördernde Verhaltenstherapie

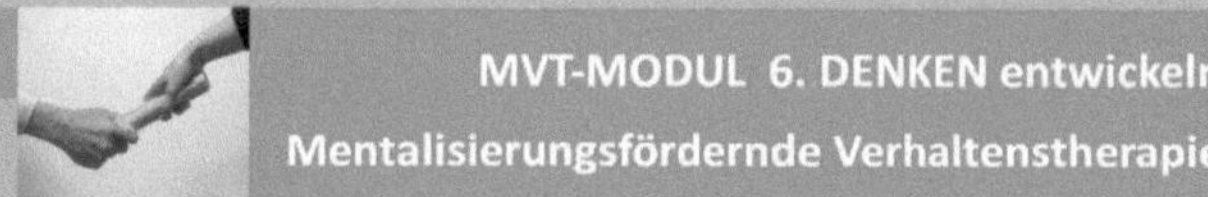

Können Sie eine neue Erlaubnis gebende Lebensregel zur Überwindung der Entwicklungs-Stagnation etablieren?

Ihre dysfunktionale Überlebensregel hat Entwicklung verhindert, statt auf die DENKEN-Stufe und damit zu Selbstwirksamkeit zu kommen, haben Sie sich unter der Treppe der Entwicklung durch dysfunktionale Persönlichkeitszüge verstecken müssen.
Können Sie eine NEUE Erlaubnis gebende Lebensregel etablieren?
……………………………………………………………
Brauche Sie jemand, der Ihnen hilft und diese Erlaubnis bestätigt? Wer kann das sein? ………………………………………………………

43

Karte 22b

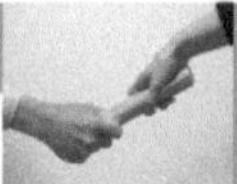

MVT-MODUL 6. DENKEN entwickeln
Mentalisierungsfördernde Verhaltenstherapie

Entwicklung wieder möglich machen

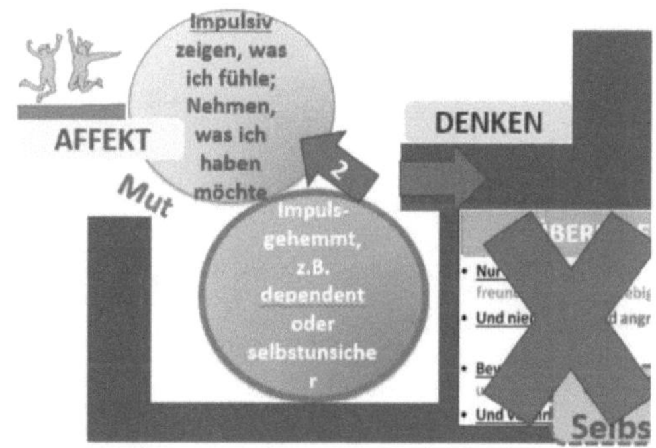

BEHEBEN DER BLOCKADE→ ENTWICKLUNGS-THERAPIE

44

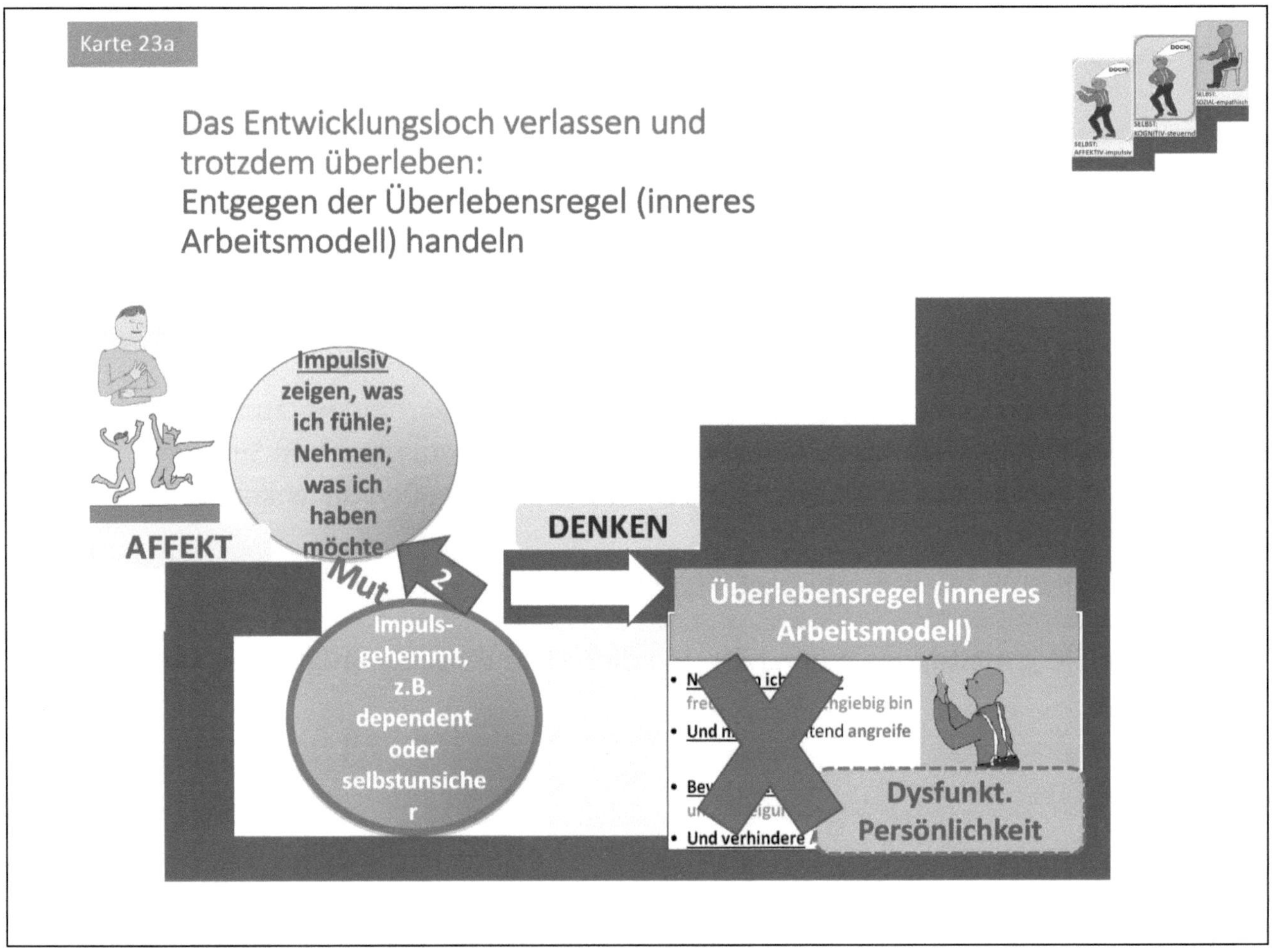
Karte 23a
Das Entwicklungsloch verlassen und trotzdem überleben:
Entgegen der Überlebensregel (inneres Arbeitsmodell) handeln
Impulsiv zeigen, was ich fühle; Nehmen, was ich haben möchte
AFFEKT
DENKEN
Mut
2
Impuls-gehemmt, z.B. dependent oder selbstunsicher
Überlebensregel (inneres Arbeitsmodell)
Dysfunkt. Persönlichkeit

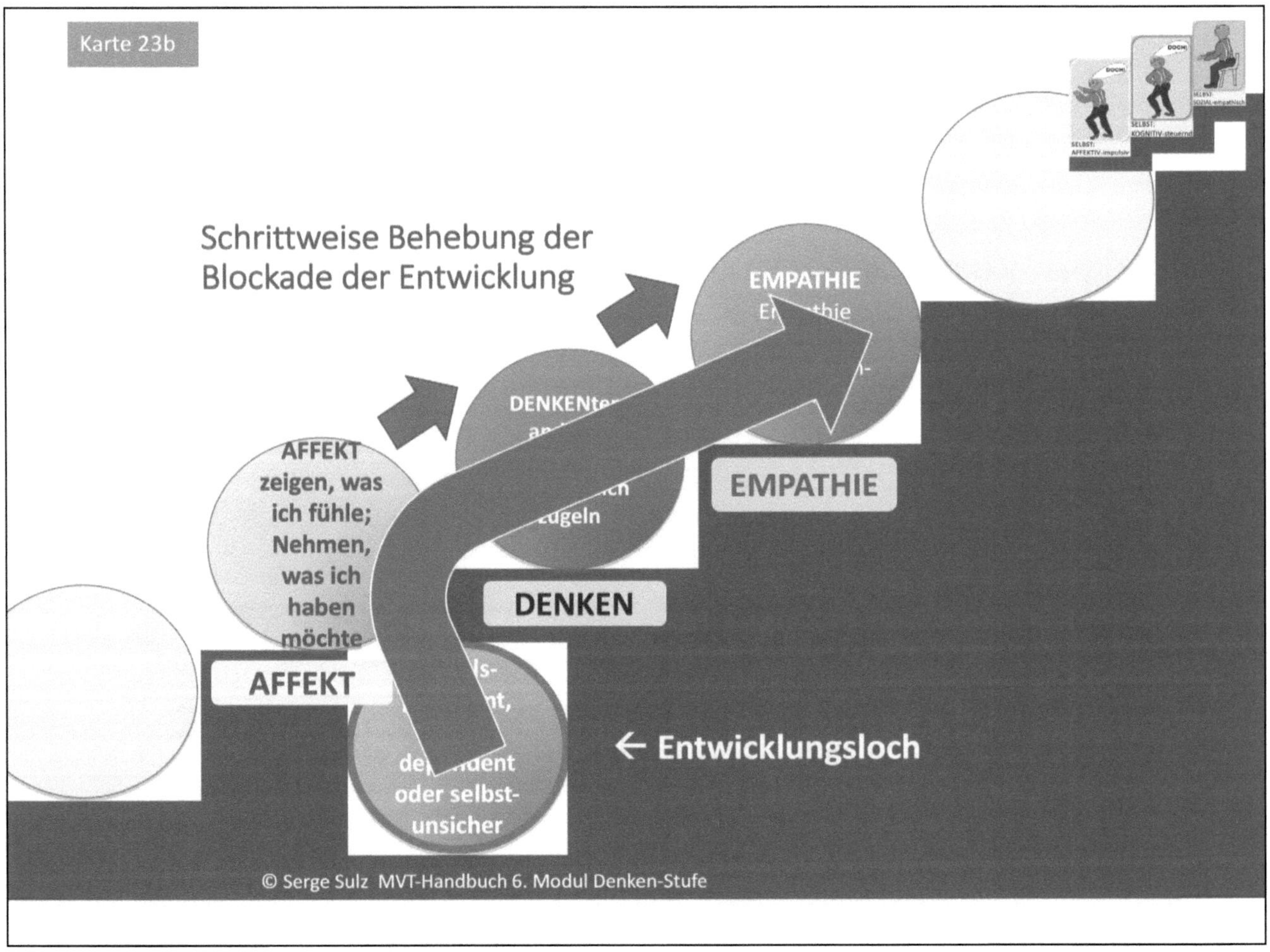
Karte 23b
Schrittweise Behebung der Blockade der Entwicklung
AFFEKT zeigen, was ich fühle; Nehmen, was ich haben möchte
AFFEKT
DENKEN
EMPATHIE
EMPATHIE
oder selbst-unsicher
← Entwicklungsloch
© Serge Sulz MVT-Handbuch 6. Modul Denken-Stufe

Karte 24a
Schrittweise Behebung der Blockade der Entwicklung:
zuerst zurück auf die AFFEKT-Stufe!
AFFEKT
zeigen, was ich fühle;
EMPATHIE
DENKEN
AFFEKT
Entwicklungsloch
selbstunsiche
r
© Serge Sulz MVT-Handbuch 6. Modul Denken-Stufe

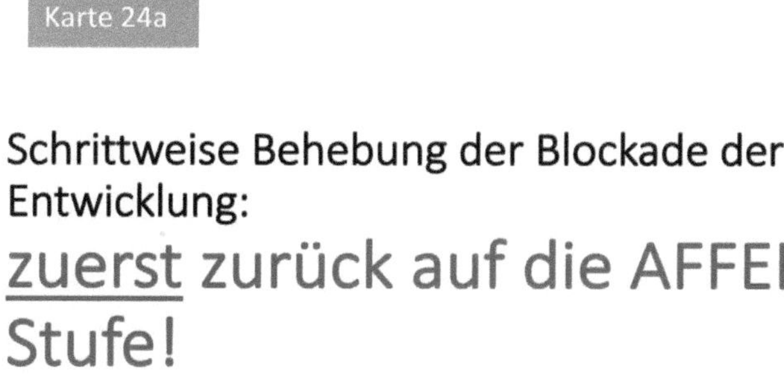

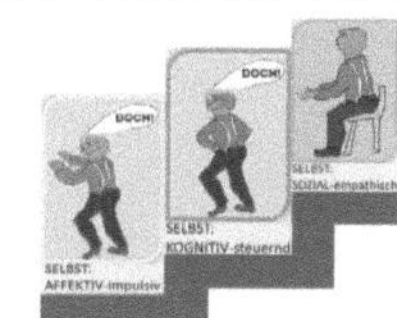

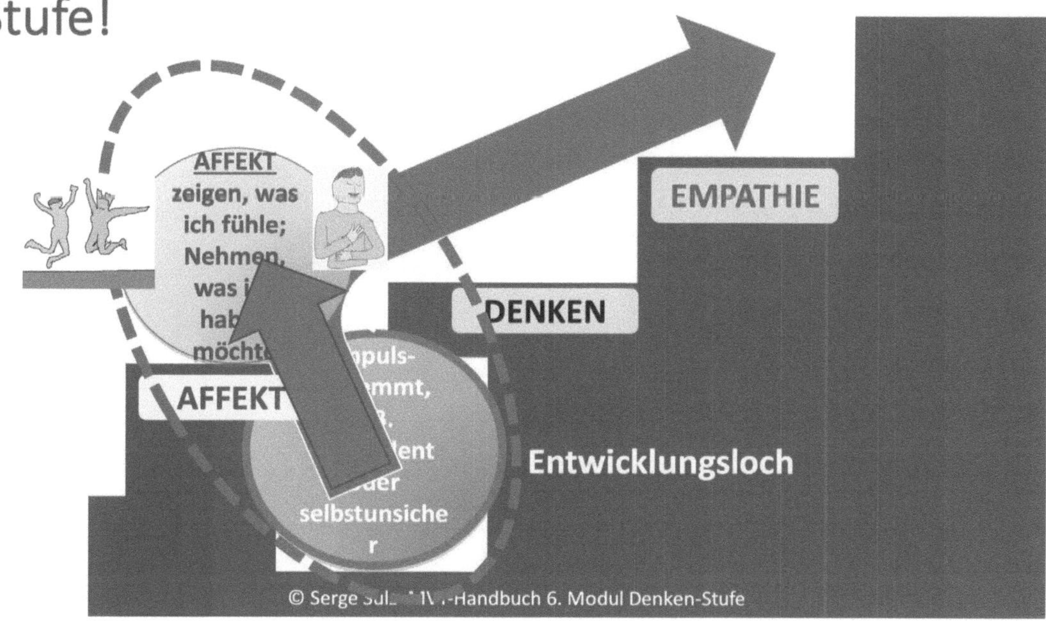

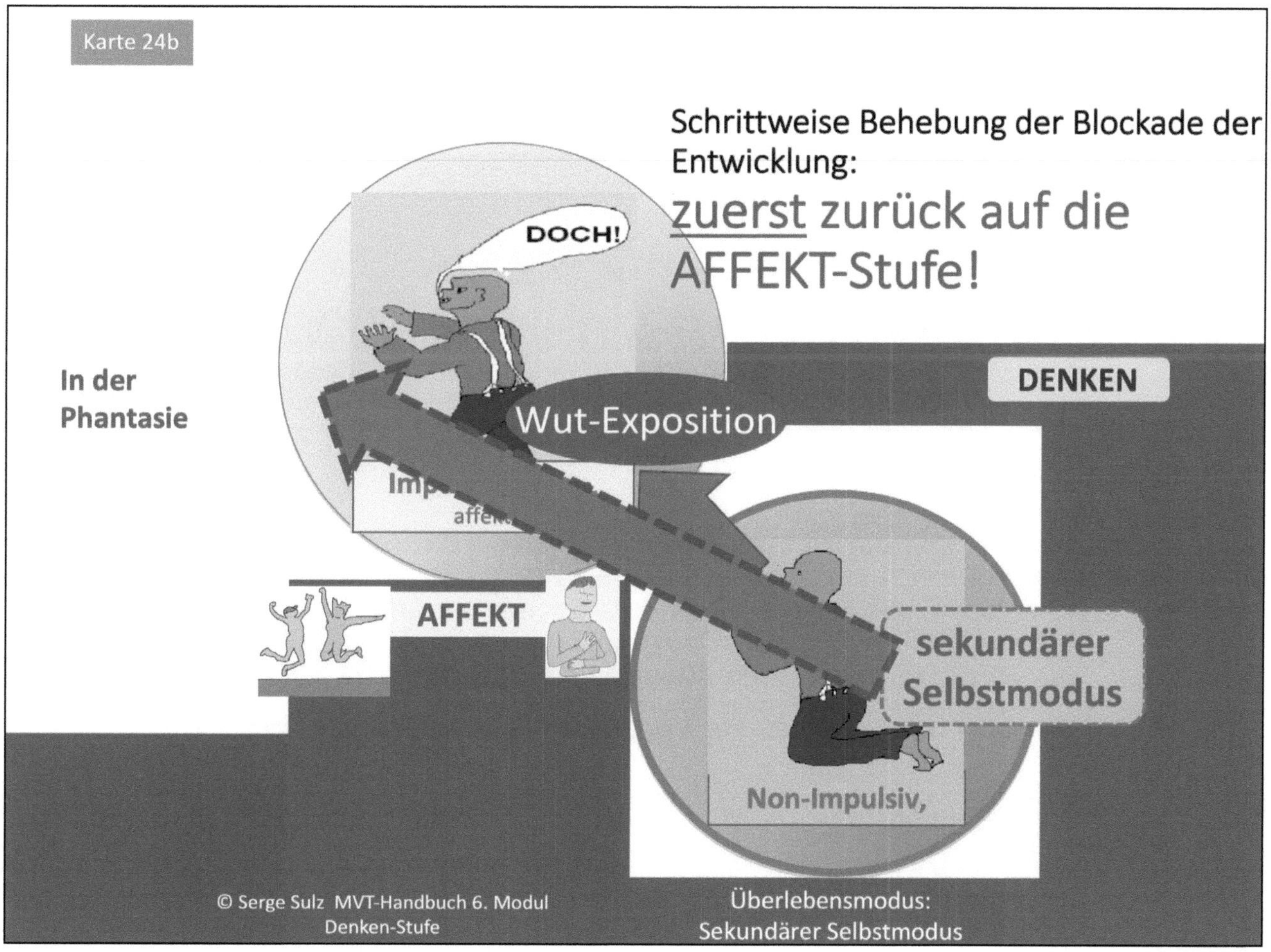

Karte 24b
Schrittweise Behebung der Blockade der Entwicklung:
zuerst zurück auf die AFFEKT-Stufe!
DOCH!
In der Phantasie
DENKEN
Wut-Exposition
AFFEKT
sekundärer Selbstmodus
Non-Impulsiv,
© Serge Sulz MVT-Handbuch 6. Modul Denken-Stufe
Überlebensmodus:
Sekundärer Selbstmodus

Karte 25a

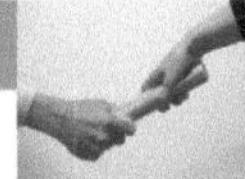

MVT-MODUL 6. DENKEN entwickeln
Mentalisierungsfördernde Verhaltenstherapie

Emotionsregulatorische Funktion dysfunktionaler Persönlichkeit

- Schizoidie vermeidet Emotionen völlig
- Zwanghaftigkeit vermeidet Angst und Wut
- Selbstunsicherheit vermeidet Wut
- Dependenz vermeidet Wut
- Borderline ist voll Angst
- Narzissmus ist voll Wut
- Neurotizismus ist voll Angst und Wut

→ **Also: Wut mehren und Angst vermindern!**

49

Karte 25b

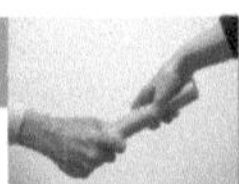

MVT-MODUL 6. DENKEN entwickeln
Mentalisierungsfördernde Verhaltenstherapie

Übung 6.2
Wie kann das Gespräch bei der Wut ankommen?

Manchmal bedrückt uns etwas, wir leiden darunter. Aber wir würden nicht sagen, dass es uns ärgert. Erst beim zweiten Hinspüren, merken wir, dass es ja doch recht ärgerlich ist. Wir sind zu schnell vom Ärger abgekommen, meinten man könne nichts dagegen tun und sind deprimiert.

Wir brauchen aber unseren Ärger, um uns wehren zu können.

50

Karte 26a

Hinweis für die TherapeutIn

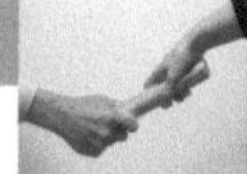

MVT-MODUL 6. DENKEN entwickeln

Mentalisierungsfördernde Verhaltenstherapie

Wie kann das Gespräch bei der Wut ankommen 1?

- Durch Lenkung auf wütend machendes Karte.
- Durch Fragen nach der Bedeutung des Geschehens.
- Durch Erfassen von Art und Ausmaß der Verletzung.
- Durch empathisches Mitgehen mit dem Verletztsein.
- Durch Betonen der Ungerechtigkeit.
- Durch Hervorheben des empörenden Aspekts (Was macht wütend?).
- Durch Übergehen vom wehrlosen Opfer zum Wehren Wollen.

51

Karte 26b

Hinweis für die TherapeutIn

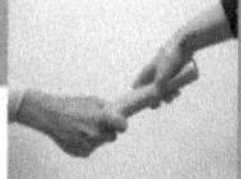

MVT-MODUL 6. DENKEN entwickeln

Mentalisierungsfördernde Verhaltenstherapie

Wie kann das Gespräch bei der Wut ankommen 2?

- Durch Beobachten des Gesichts (straffere Muskeln, Kiefer).
- Durch Einladen zum Wut-Atmen.
- Durch Bewusstmachen des Körperprozesses (Muskelanspannung).
- Durch Fragen nach Handlungsimpuls (was will der Körper tun?).
- Durch Intensivieren der Körperaktion (Kampf?).
- Durch Einladen zu Imagination wütenden Handelns.

52

Karte 27a

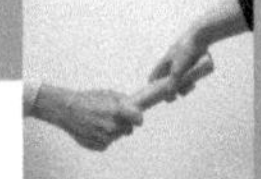

MVT-MODUL 6. DENKEN entwickeln
Mentalisierungsfördernde Verhaltenstherapie

Hinweis für die TherapeutIn

Wie kann das Gespräch bei der Wut bleiben 1?

- **Erlaubnis** zur Wut geben, vielleicht eher von Zorn sprechen
- **Angst** vor der Wut **nehmen**
- **Schuldgefühl** als Wut-Killer entlarven
- **Mitleid** gehört nicht zum negativen Aspekt der Eltern, nur zum positiven, geliebten Aspekt
- Von anderem Gefühl wie Trauer **zurück zur Wut** zurückkehren
- Vom Verständnis für den Täter **zurück zur Selbstfürsorge**

53

Karte 27b

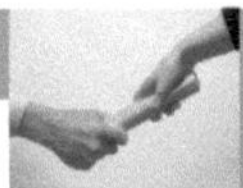

MVT-MODUL 6. DENKEN entwickeln
Mentalisierungsfördernde Verhaltenstherapie

Hinweis für die TherapeutIn

Wie kann das Gespräch bei der Wut bleiben 2?

- Nicht-so-sein-wollen wie aggressiver Elternteil als Stopper benennen
- Leere-Gefühl = da ist **Raum für Wut**
- Flüchten ins Kognitiv-Emotionslose als Pause akzeptieren (das ist ganz normal)
- Es reicht, daran zu denken, man **muss es nicht** dauernd fühlen
- Oft reicht es, zu wissen, dass und wie sehr es frustrierend und verletzend war
- Oft reicht es, daran zu denken, dass jemand wirksam eingreift

54

Karte 28a

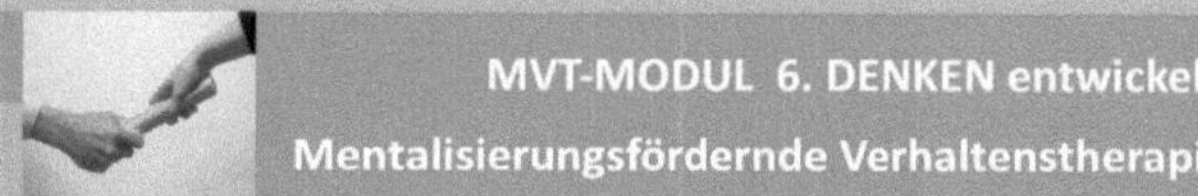

Konnten Sie Ärger und Wut ins Bewusstsein lassen? Konnten Sie darüber sprechen und bei ihrem Ärger bleiben?

Oft lenken wir unsere Aufmerksamkeit auf Aspekte, die unseren Ärger kleiner werden lassen (Verständnis für den anderen).
Dabei ist es zuvor wichtig, Verständnis für sich selbst zu haben.
Und das führt in ärgerlichen Situationen zu nichts anderem als zu Ärger und Wut.
Wie können Sie sich das Recht und die Notwendigkeit von Ärger klar machen?
....
Inwiefern werden Beziehungen besser, wenn Ärger kommuniziert wird?
....

55

Karte 28b

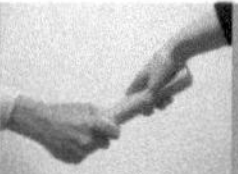

Übung 6.3
Was wütend macht

Manches ist für alle Menschen empörend und macht sie wütend. Anderes ärgert nur mich und andere nicht oder nur wenig.

Deshalb ist es hilfreich, herauszufinden, welche Ereignisse, Zustände oder Verhaltensweisen anderer mich besonders ärgern.

Ärger und Umgang mit Ärger läuft normalerweise reflexhaft und automatisch ab.

Wenn wir uns schon einmal Gedanken darüber gemacht haben, können wir anfangen, auf eine bewusste Weise damit umzugehen.

56

Karte 29a

Hinweis für die TherapeutIn

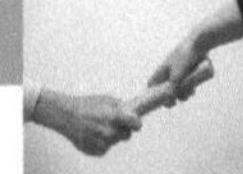

MVT-MODUL 6. DENKEN entwickeln
Mentalisierungsfördernde Verhaltenstherapie

Instruktion zu Was wütend macht

- Zuerst alle Stoffsammlung: Was macht wütend
- Dann Therapiesituation: Trainer exploriert Pat.
- Welche typischen Themen oder Personen?
- Welche Biographie führte dazu?
- Vater, Mutter, Geschwister?
- Empfindlichkeiten heute z.B. in der Paarbeziehung?
- Zuletzt verhaltensanalytische Einordnung Person P, Reaktion R, Konsequenz C
- Und schließlich in das homöostatische Selbstregulationsmodell einordnen

57

Karte 29b

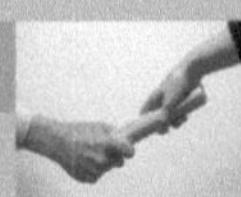

MVT-MODUL 6. DENKEN entwickeln
Mentalisierungsfördernde Verhaltenstherapie

Haben sie eine ausreichend lange Liste von Ärgernissen aufschreiben können? Welche sind ganz persönliche Abneigungen? Können Sie das verstehen?

Womit hat es zu tun, dass Sie die einzelnen gesammelten Ärgernisse persönlich so ärgern?
....

Fall es kleine Anlässe sind, welcher große Ärger, welche große Frustration steckt dahinter? ....

58

Karte 30a

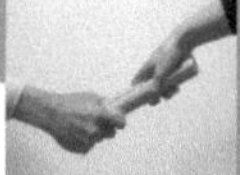

MVT-MODUL 6. DENKEN entwickeln
Mentalisierungsfördernde Verhaltenstherapie

Übung 6.4
Wut-Exposition

Wir wollen zwar letztendlich klug und kompetent mit Ärger und Wut umgehen. Aber dazu muss der Ärger erstmal in mein Bewusstsein dürfen. Reagiere ich stattdessen hilflos, enttäuscht, beleidigt etc. dann ist da noch kein richtiger Ärger da. Den muss ich aber in einem ersten Schritt deutlich spüren.

59

Karte 30b

Hinweis für die TherapeutIn

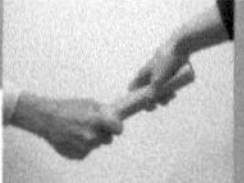

MVT-MODUL 6. DENKEN entwickeln
Mentalisierungsfördernde Verhaltenstherapie

Wut muss wirksam sein!

- Jetzt kann eine **Wutexposition*** folgen,
- in der der Protagonist seine Wut mit Worten und
- wenn möglich in der Imagination auch mit Taten ausdrückt
- – so dass sein **Wutausdruck wirksam ist**!
- Er darf nicht in Ohnmacht landen.
- Er stellt sich vor, dass seine Wuthandlung ankommt und wirkt.
- Dass seine Wut wuchtig beim Gegenüber ankommt und diesen trifft.

Macht Ihnen die Wut des Patienten Angst und Unbehagen?

*Beschreibung bei Sulz: Gute Verhaltenstherapie (2017c)

60

Karte 31a

Hinweis für die TherapeutIn

Worum geht es bei der Wut-Exposition?

- Es ist nicht weit vom Schmerz der Erinnerung an die Frustrationen der Kindheit
- bis zur Wut auf die, die das angetan oder zugelassen haben.
- Die Therapeutin strahlt die Erlaubnis des Wütendseins aus.
- Wütend sein im Schutz der Therapiestunde.
- Sie unterstützt den Wutausdruck – so groß er auch sein mag.
- Sie weiß, dass die Situation nicht entgleisen kann.
- Und dass dies alles nur Phantasie ist,
- etwas, das sich nur im Innenleben des Patienten abspielt
- und dort auch bleibt,
- ohne dass jemand in der realen Außenwelt behelligt würde.

Praktisches Vorgehen siehe Sulz 2017c Gute Verhaltenstherapie Bd. 2, S. 158f

61

Karte 31b

Hinweis für die TherapeutIn

Wie erfolgt Wut-Exposition?

- Wenn der Patient deutlich Ärger oder Wut zeigt
- Wird ihm dies gespiegelt (Sie sind sehr wütend, wenn Sie sich vergegenwärtigen, dass Ihre Mutter sie so gedemütigt hat)
- Wo im Körper spürt er diese Wut?
- Welche Bewegung will evtl. aus Wut entstehen?
- Wonach ist seinem Körper?
- Er kann aufstehen und diese Bewegung machen.
- So energisch, dass es der Wut entspricht.
- Vielleicht muss es heftiger werden?
- Ja, das ist seine Wut.
- Bewegung (z.B. Stoßen, Schlagen, Treten) wiederholen, bis die Wut weg ist oder Sie erschöpft sind und alle Kraft raus ist.
- Wie fühlen Sie er sich jetzt?

Praktisches Vorgehen siehe Sulz 2017c Gute Verhaltenstherapie Bd. 2, S. 158

62

Karte 32a

Hinweis für die TherapeutIn

MVT-MODUL 6. DENKEN entwickeln
Mentalisierungsfördernde Verhaltenstherapie

WUT-Exposition

- Lassen Sie ein inneres Bild entstehen, in dem Sie sich mit der Sie verletzenden Person befinden.
- Sie hat gerade das gesagt oder getan, was so empörend, gemein und verletzend ist
- Sie spüren wie Wut und Zorn aus dem Bauch in den Brustkorb hochsteigt, in die Schultern und Arme.
- Sie merken, wie Ihr Körper die Wut ausdrücken will
- Sie lassen die Bewegung zu, die gerade entsteht
- (Stoßen, Schütteln, Schlagen, Treten?)
- Wiederholen Sie die Bewegung, bis die Wut verraucht ist.
- Welches Gefühl ist jetzt da (Gerechtigkeit, Traurigkeit ...)?
- Diese Gefühle dürfen jetzt da sein.

63

Karte 32b

Hinweis für die TherapeutIn

Die Wut ausdrücken

Ich sehe meinen Vater, er quält mich sadistisch

- **Pat. Erinnerungsbild**

Aus Wut will ich ihn packen und schütteln

- **Pat. spürt was seine Wut machen will**

Wenn er mich kalt und gemein ansieht

- **Pat. erlebt den Vater im Bild**

Ich packe ihn jetzt und werfe ihn zu Boden, immer wieder, bis er liegen bleibt

- **Pat. imaginiert wütende Handlung**

Jetzt fühle ich mich frei und stark

- **Pat. erlebt Selbstwirksamkeit**

Durch Wut Selbstwirksamkeit erfahren

64

Karte 33a

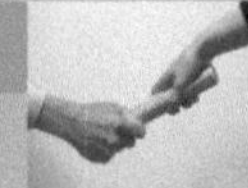

MVT-MODUL 6. DENKEN entwickeln
Mentalisierungsfördernde Verhaltenstherapie

Konnten Sie ihre Wut deutlich genug spüren?
Konnten Sie sie in der Phantasie in wütendes Handeln münden lassen?
Haben sie danach Kraft im Körper gespürt?

Vielleicht ist es beim ersten Mal noch nicht ganz gelungen, das ganze Ausmaß der Wut zum Ausdruck zu bringen. Aber es ist gut, dass ein Anfang gemacht wurde. Was ging gut, was könnte noch mehr werden?
………………………………………………………………………………
Können Sie allein in einem geschützten Raum diese Übung öfter wiederholen? (evtl. eine Zeit lang täglich) ………………………………………………………………………………

65

Karte 33b

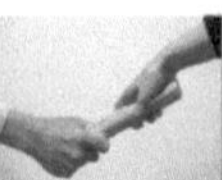

MVT-MODUL 6. DENKEN entwickeln
Mentalisierungsfördernde Verhaltenstherapie

Übung 6.5
Körper-Wut

Sie haben schon die Erfahrung gemacht, dass unsere Gefühle immer auch körperlich sind. Wenn wir den Körper weglassen, versiegen die Gefühle schnell. Wir brauchen aber die Kraft des Körpers, um das tun zu können, was die Intention der Gefühle ist.

Jetzt kommt allerdings eine Übung, die weit weg vom zivilisierten Umgang mit Wut ist. Sie dient auch nur dazu, um die Körperkomponente spüren zu können, wie viel Kraft und Vitalität sie enthält.

In der Realität bleiben wir dagegen auf der sprachlichen Ebene mit angemessenen und wirksamen Worten.

66

Karte 34a

Hinweis für die TherapeutIn

Körperwut: Instruktion

Stellen Sie sich in die Mitte eines Raumes, etwa 120 cm von allen Gegenständen entfernt, so dass genügend Platz für ausladende Bewegungen bleibt.
Nun können Sie sich mit geschlossenen Augen vorstellen, dass Sie einen gefährlichen Verbrecher, vielleicht ein Monster vor sich haben, der Sie und die Menschen, die Ihnen anvertraut sind, gefangen hat und Sie alle töten wird. Er ist eine halbe Stunde lang so geschwächt, dass Sie ihn besiegen und die Ihrigen retten können. Sie müssen das tun.
Welche Körperhaltung haben Sie inzwischen eingenommen? Verstärken Sie diese Haltung. Welche Bewegung will entstehen? In welchem Bereich Ihres Körpers spüren Sie eine zunehmende Spannkraft, die sich durch welche Bewegung entladen will? Probieren Sie aus, was ich Ihnen anbiete:...
Den Schluss der Szene gestalten Sie so wie Sie sich am wohlsten fühlen.
Geht er harmlos und unversehrt weg. Sie alle sind frei. Helfen Sie ihm hoch, wenn er am Boden lag? Oder gehen Sie weg?
Bleiben Sie noch etwas beim Nachspüren und dann können Sie ein bisschen erzählen ....

67

Karte 34b

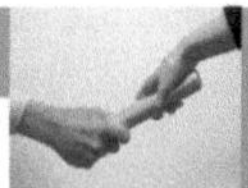

MVT-MODUL 6. DENKEN entwickeln
Mentalisierungsfördernde Verhaltenstherapie

Körperwut: Voll Wut ...
Im Raum stehend alle Bewegungen ausprobieren.

- Blicken
- Beißen
- Spucken
- Stirn
- Schreien
- Schlagen
- Boxen
- Kratzen
- Werfen
- Zerreißen
- Zerschmettern
- Treten
- Zertreten
- Würgen
- Stechen

Aus Serge Sulz: Praxismanual. Strategien der Veränderung des Erlebens und Verhaltens. CIP-Medien im Psychosozialverlag Gießen

68

Karte 35a

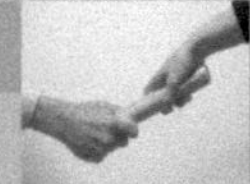

MVT-MODUL 6. DENKEN entwickeln
Mentalisierungsfördernde Verhaltenstherapie

Wissend, dass es nur eine Übung zum Kennenlernen von Körperwut ist, die nichts mit realem Streit zu tun hat, konnten Sie voll Energie die Varianten ausprobieren oder gar einige auskosten?

Wenn Sie fürchten, dass Sie so etwas wirklich tun könnten, wenn Sie es mal ausprobieren, dann ist das das magische Denken des Kleinkinds, das meint, dass Phantasie Wirklichkeit wird. Sie können aber sehr gut Ihre Phantasie im Phantasieraum lassen und entscheiden, wie sie im Realitätsraum wirklich handeln. Deshalb brauchen Sie auch keine Schuldgefühle haben. Sie haben mit der Übung niemand geschadet. Oder?

....

Wollen Sie die Körperwut-Formen, die Ihnen liegen bzw. lustvoll sind, weiter ausprobieren? Sie lassen dadurch mehr Vitalität in ihren Körper kommen und sich zu eigen machen. ....

69

Karte 35b

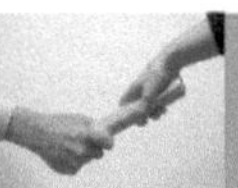

MVT-MODUL 6. DENKEN entwickeln
Mentalisierungsfördernde Verhaltenstherapie

Übung 6.6
Wut atmen

Nicht nur die Muskulatur ist Bestandteil unserer Gefühle, sondern auch unsere Atmung. Auch hier scheint es wieder um übertriebene Vorgänge zu gehen. Dennoch sind sie Bestandteil unserer Gefühle. Es lohnt sich, sie durch nachfolgende Übungen kennenzulernen. Und dadurch sich auch ein bisschen mehr kennenzulernen.

Aus Theßen, L. (unveröffentlichtes Skriptum)

70

Karte 36a

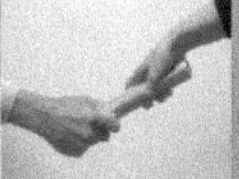

MVT-MODUL 6. DENKEN entwickeln
Mentalisierungsfördernde Verhaltenstherapie

Mit Hilfe des Atems Gefühle spüren

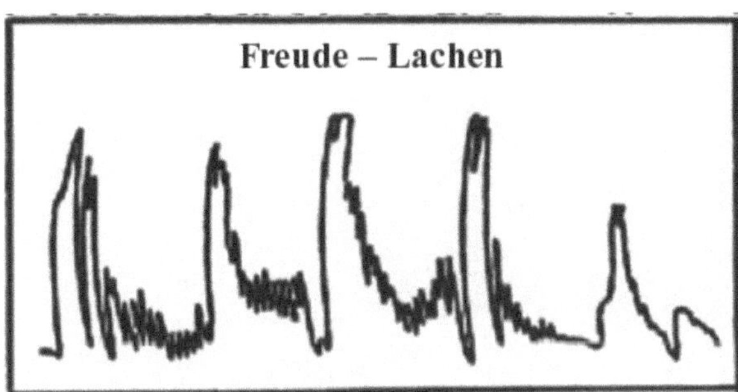

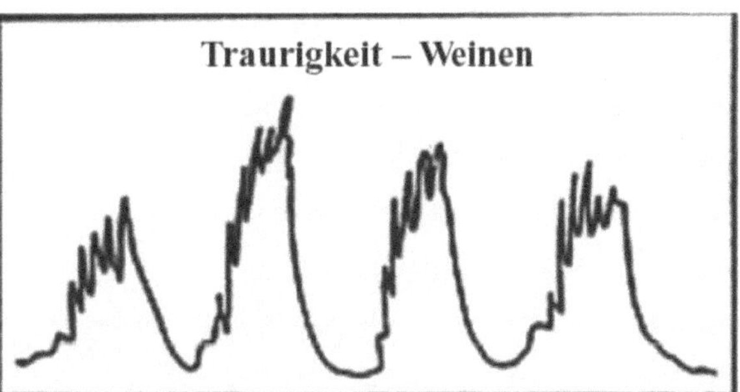

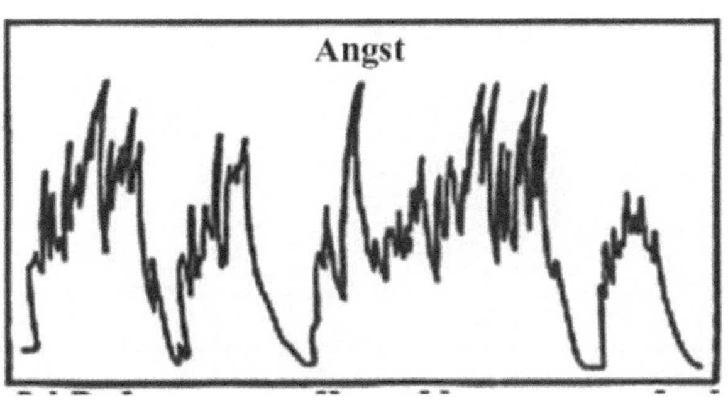

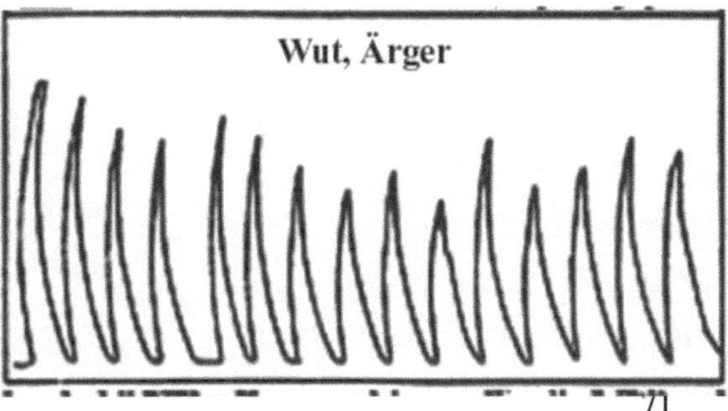

71

Karte 36b

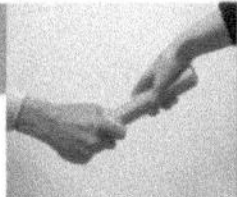

MVT-MODUL 6. DENKEN entwickeln
Mentalisierungsfördernde Verhaltenstherapie

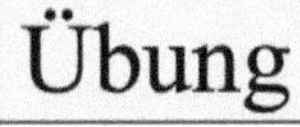

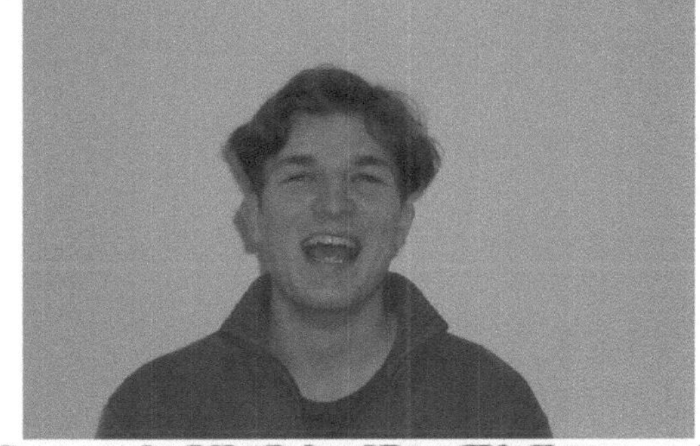

Freude - Lachen:

Atmung: **kurz und abrupt einatmen durch die Nase, dann plötzlich durch den geöffneten Mund ruckartig in mehreren unregelmäßigen Stößen ausatmen.**

Mund: die Lippenränder sind horizontal, die Zähne freigebend hochgezogen.

Augen: verkleinern sich.

Körper: entspannt, außer die vorderen Abdominalmuskeln.

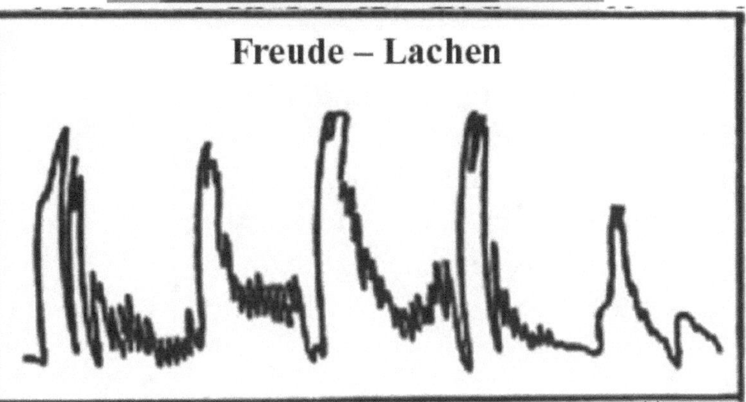

72

Karte 37a

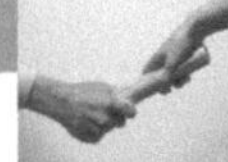

MVT-MODUL 6. DENKEN entwickeln

Mentalisierungsfördernde Verhaltenstherapie

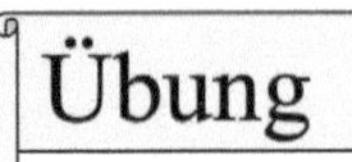

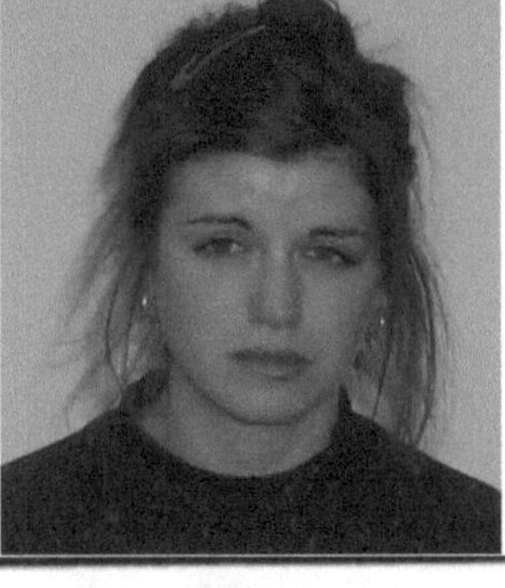

Traurigkeit - Seufzen:

***Atmung:* stockend die Luft durch die Nase einatmen in kurzen, unregelmäßigen Einzügen und so vollständig, wie möglich die Luft wieder durch den Mund ausatmen**

Augen: halbgeschlossen, ohne einen Punkt zu fixieren. Der Blick senkt sich nach untern.

Kopf: nach untern geneigt

Körper: schwer gebeugt. Langsame Bewegungen. Tendenz, sich das Gesicht zu verdecken.

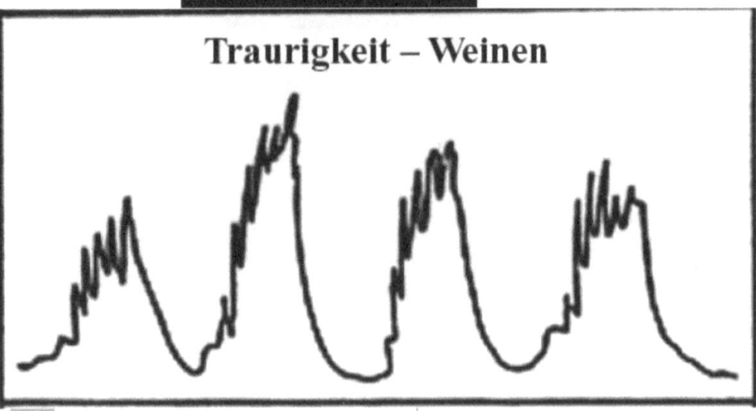

73

Karte 37b

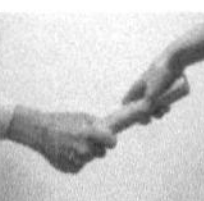

MVT-MODUL 6. DENKEN entwickeln

Mentalisierungsfördernde Verhaltenstherapie

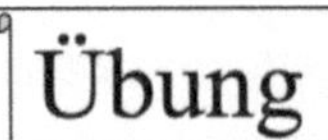

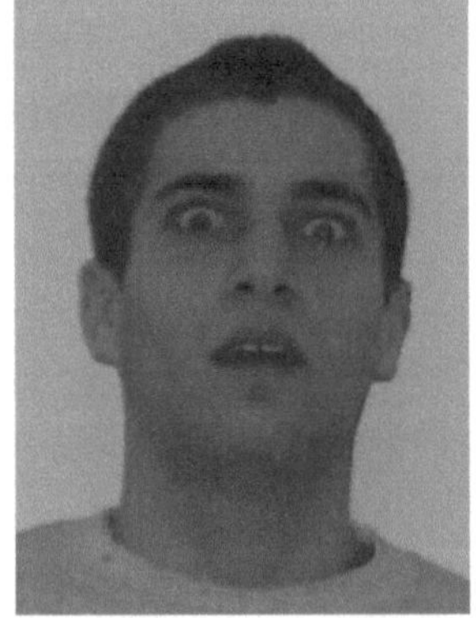

Angst - Schreck:

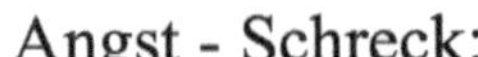

***Atmung:* Unregelmäßig. Sehr kurz periodisch einatmen, dann unvollständig passiv ausatmen.**

***Augen:* sind weit geöffnet, die Pupillen erweitern sich.**

Körper: kann unbeweglich bleiben oder tendiert nach hinten oder nach unten. Die Muskelspannung steigt massiv an.

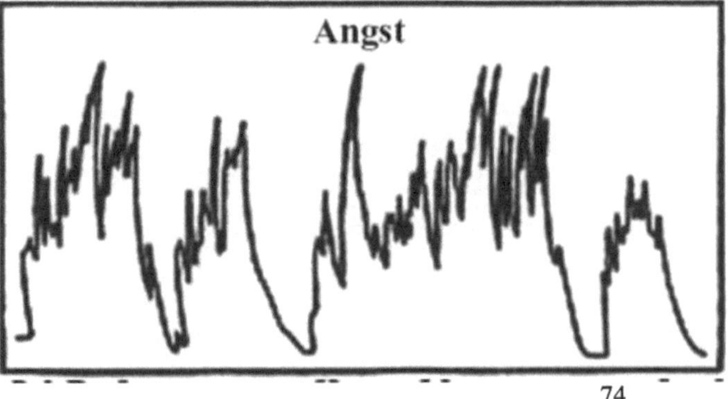

74

Karte 38a

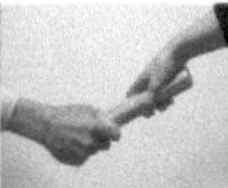

MVT-MODUL 6. DENKEN entwickeln
Mentalisierungsfördernde Verhaltenstherapie

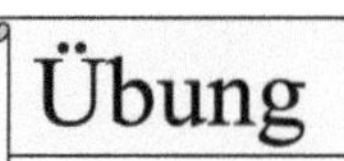

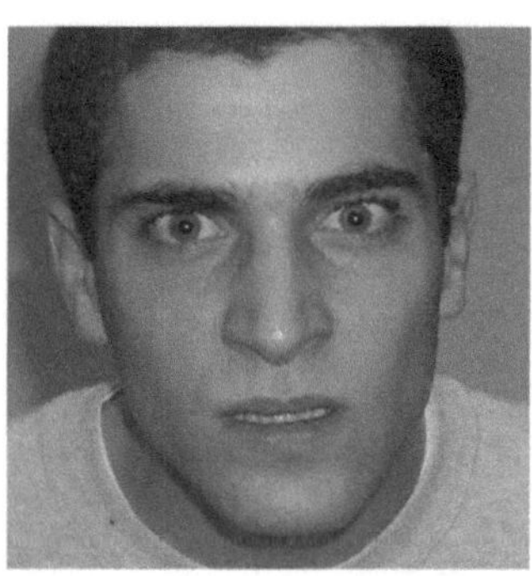

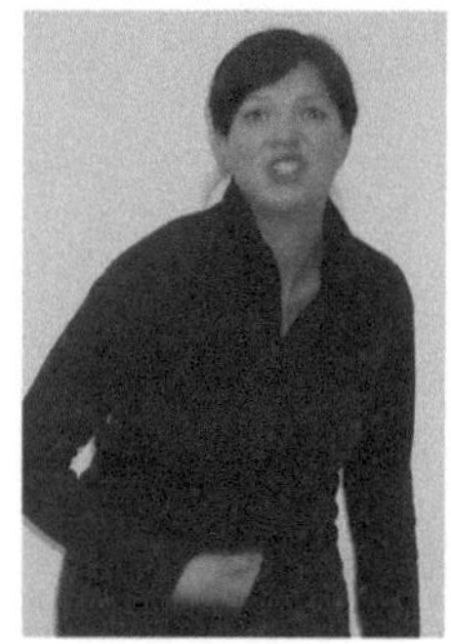

Ärger / Wut:

***Atmung:* Zyklische Rhythmen von hoher Frequenz und großer Amplitude. Durch die Nase einatmen, die Nasenlöcher dabei plötzlich erweitern und zusammenziehen.**

Mund: Lippen, Zähne und Unterkiefer anpressen.

Augen: sind gespannt. Der Blick ist auf einen Punkt fixiert.

Kopf: legt sich nach vorn.

Körper: Alle Körpermuskeln sind angespannt.

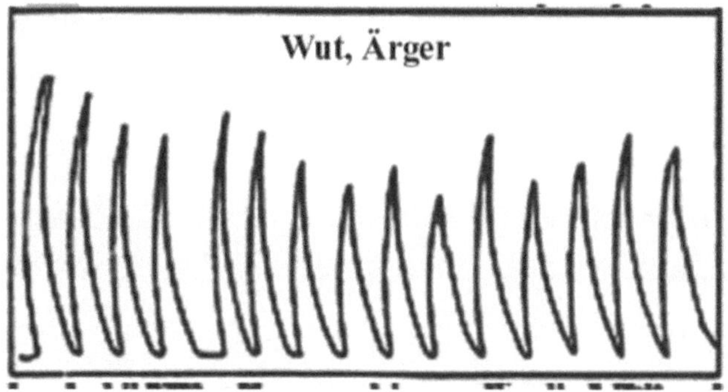

75

Karte 38b

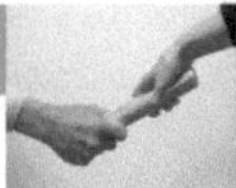

MVT-MODUL 6. DENKEN entwickeln
Mentalisierungsfördernde Verhaltenstherapie

Instruktion zu Gefühle atmen

- Dann Therapiesituation:
- Th. weist Pat. an, Wut zu atmen, fragt zuerst nach Person, Situation,
- macht selbst vor
- Erfragt Emotion z.B. Wut
- Lässt so Stand einnehmen,
- dass Körperhaltung hilft, Wut zu spüren

76

Karte 39a

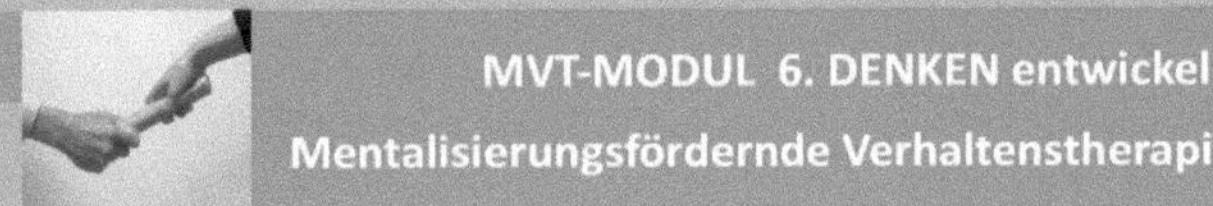

Waren sie auch erstaunt, wie leicht allein durch Atmen der Zugang zu einem Gefühl gelingt?

Auch wenn wir es nicht merken, verändern unsere Gefühle unseren Atem. Genauso wertvoll ist das Umgekehrte: Wir können unsere Gefühle durch unseren Atem beeinflussen. Wir können ein Gefühl mit Hilfe des Atmens besser spüren. Oder: wenn wir lange genug traurig waren, können wir mit Atmen zu einem anderen Gefühl gelangen.
Wollen Sie damit experimentieren?

……………………………………………………………………………

Zum Abschluss hilft dreimaliges tiefes Ausatmen wieder ein gutes Gefühl entstehen zu lassen. Können Sie das beobachten?

…………………………………………………………………

77

Karte 39b

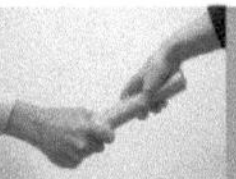

MVT-MODUL 6. DENKEN entwickeln
Mentalisierungsfördernde Verhaltenstherapie

Übung 6.7
Funktionaler Umgang mit Wut

Nachdem wir uns angeschaut haben, was bei Wut in uns steckt, können wir in einem ersten Schritt unser Gefühl regulieren, so dass es angemessen ist und uns in einem zweiten Schritt der uns ärgernden Umwelt zuwenden.

78

Karte 40a

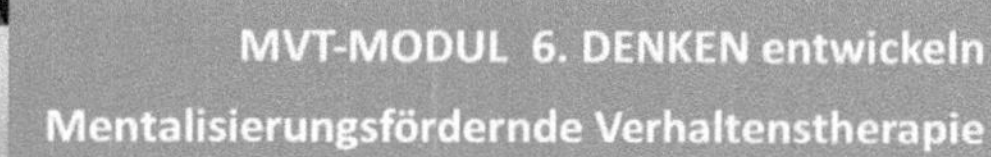

A. Funktionaler Umgang mit der Wut:

1. Wut bewusst wahrnehmen
2. Prüfen, ob Wut jetzt angemessen ist. Wenn ja:
3. Meine Wut ganz zulassen
4. Prüfen, ob die Intensität meiner Wut dem Anlaß entspricht. Wenn ja:
5. Meine Wut aussprechen
6. Spüren, was ich aus meiner Wut heraus tun möchte
7. Prüfen, ob meine Wut-Handlung angemessen ist. Wenn ja:
8. Sagen, was ich aus meiner Wut heraus tun möchte.
9. Hören, was der andere antwortet. Wenn es noch notwendig ist:
10. Aus meiner Wut heraus handeln

Vorgehen: Imagination, Wahrnehmungsübung, Rollenspiel

→ Übung

79

Karte 40b

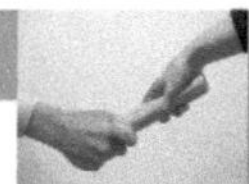
MVT-MODUL 6. DENKEN entwickeln
Mentalisierungsfördernde Verhaltenstherapie

Übung: Rollenspiel - Funktionaler Umgang mit der Wut (emotionale Kompetenz)

1. Wut bewusst wahrnehmen
2. Prüfen, ob Wut jetzt angemessen ist. Wenn ja:
3. Meine Wut ganz zulassen
4. Prüfen, ob die Intensität meiner Wut dem Anlaß entspricht. Wenn ja:
5. Meine Wut aussprechen
6. Spüren, was ich aus meiner Wut heraus tun möchte
7. Prüfen, ob meine Wut-Handlung angemessen ist. Wenn ja:
8. Sagen, was ich aus meiner Wut heraus tun möchte.
9. Hören, was der andere antwortet.
   Wenn es noch stimmig/notwendig ist:
10. Aus meiner Wut heraus handeln

80

Karte 41a

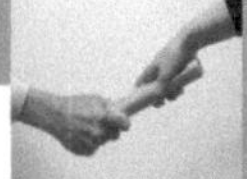

MVT-MODUL 6. DENKEN entwickeln
Mentalisierungsfördernde Verhaltenstherapie

Strategisches Emotionstraining
Funktionaler Umgang mit WUT

1. WUT Wahrnehmen
2. WUT Zulassen
3. WUT Prüfen, ob angemessen
4. WUT Raum geben
5. WUT Aussprechen
6. **Verhandeln wie beim GFK → Empathische Gesprächsführung**
7. WUT-Handeln

81

Karte 41b

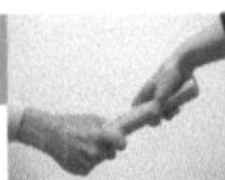

MVT-MODUL 6. DENKEN entwickeln
Mentalisierungsfördernde Verhaltenstherapie

Entwicklungsziel Selbstwirksamkeit

- Zur Selbstwirksamkeit gehört die Zufriedenheit damit, für sich selbst gut eingetreten zu sein, für seine eigenen Bedürfnisse und Wünsche das Richtige getan zu haben.
- Dies vermittelt ein souveränes **Selbstbild**. Die Welt kann gemeistert werden, ich bin ihr nicht mehr ausgeliefert, nicht mehr darauf angewiesen, dass anderes das Notwendige für mich tun.
- Ein neues souveränes **Weltbild** ist entstanden, in dem die Welt nicht mehr groß und übermächtig erscheint, sondern sich eine Ebenbürtigkeit eingestellt hat.

82

Karte42a

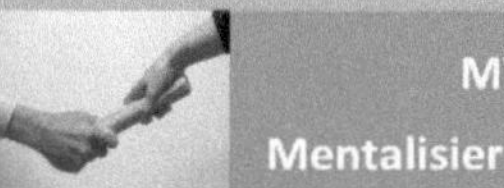

MVT-MODUL 6. DENKEN entwickeln
Mentalisierungsfördernde Verhaltenstherapie

Wer handelt schon richtig, wenn er sich sehr ärgert? Der eine wird zu laut, der andere verstummt. Wie ist das bei Ihnen und gelingt es, zum funktionalen Umgang mit Ärger zu wechseln?

Um funktional, d.h. kompetent und wirksam mit Ärger umzugehen, muss ich meine Bewusstseinsprozesse verlangsamen. Erst mal bewusst machen, was da eigentlich geschieht, dann reflektieren, ob meine Reaktion angemessen ist, und dann erst auf den anderen zugehen, ihn stellen, ihm zuhören evtl. meinen Standpunkt weiter vertreten. Wie können Sie diesen neuen Umgang mit Ihrem Ärger in Gang setzen?

……………………………………………………………………………………

Welche Situationen und welche Personen eignen sich besonders dazu?

……………………………………………………………………

83

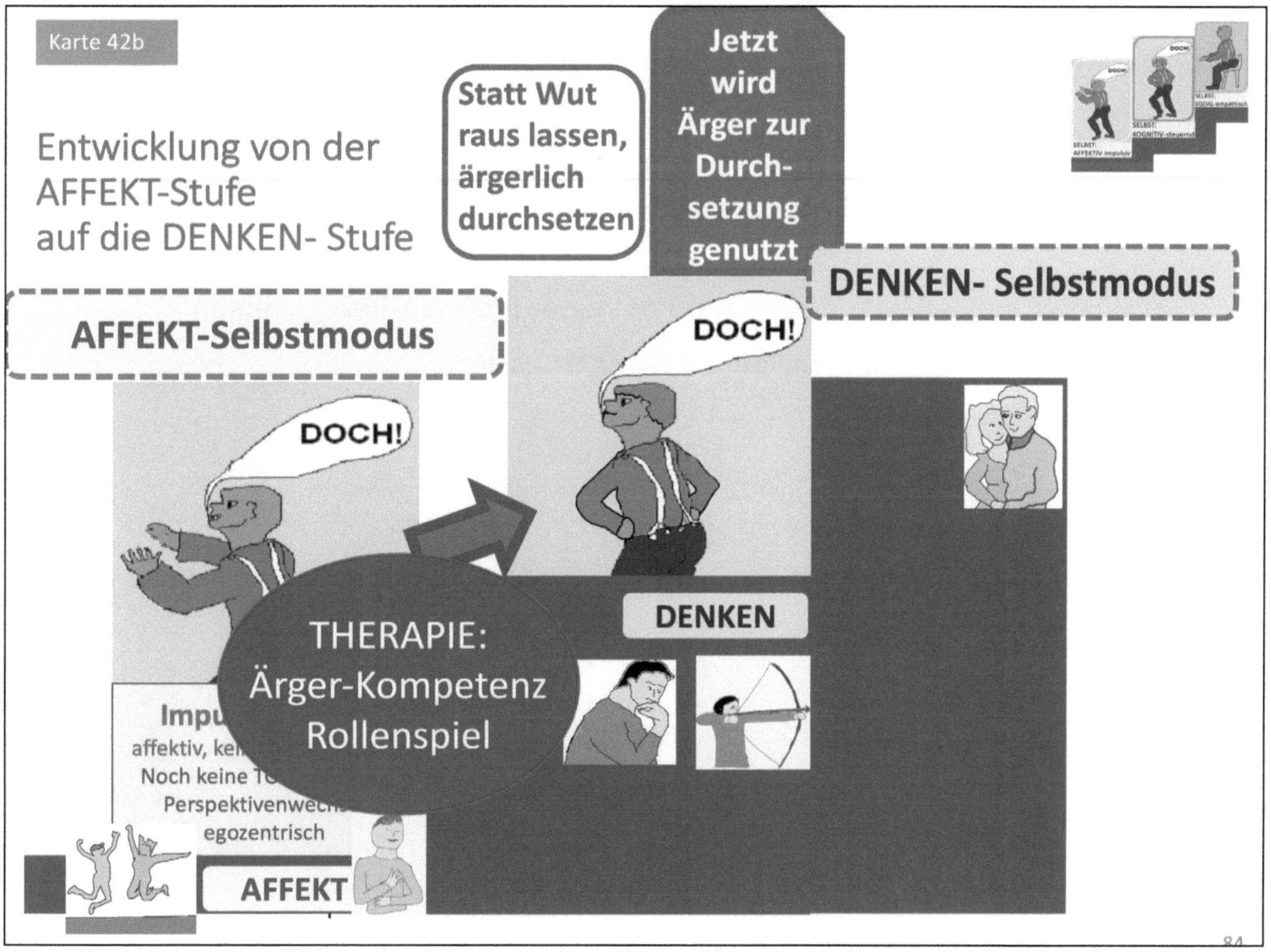

Karte 42b

Entwicklung von der AFFEKT-Stufe auf die DENKEN- Stufe

Statt Wut raus lassen, ärgerlich durchsetzen

Jetzt wird Ärger zur Durch-setzung genutzt

DENKEN- Selbstmodus

AFFEKT-Selbstmodus

DOCH!

DOCH!

DENKEN

THERAPIE:
Ärger-Kompetenz
Rollenspiel

Impu
affektiv, ke
Noch keine T
Perspektivenwe
egozentrisch

AFFEKT

Karte 43a

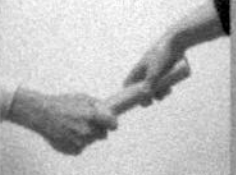

MVT-MODUL 6. DENKEN entwickeln
Mentalisierungsfördernde Verhaltenstherapie

Übung 6.8

Selbstwirksamkeit und Selbstbehauptung

Ärger und Wut sind nur dann sinnvoll, wenn sie wirksam zum Ausdruck gebracht werden. Wut, die in einem Gefühl von Ohnmacht landet, bringt nichts.

Mein Ärger motiviert mich dazu, mich zu wehren. Ich mache das auf eine wirksame Weise. Ich behaupte mich. Und ich mache dabei die Erfahrung von Selbstwirksamkeit: Ich war wirksam.

85

Karte 43b

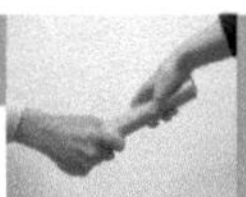

MVT-MODUL 6. DENKEN entwickeln
Mentalisierungsfördernde Verhaltenstherapie

Selbstbehauptung -Selbstwirksamkeit

- Wieder eine schwierige Situation mit einer Problem-Bezugsperson
- Bewusst machen, auf welche Weise sie frustriert
- Ärger spüren
- Ärger kompetent kommunizieren:
- Mich ärgert, wenn Du in der Situation X so reagierst ...
- Das frustriert mein Bedürfnis nach ...
- Ich möchte, dass Du Dich so verhältst ...

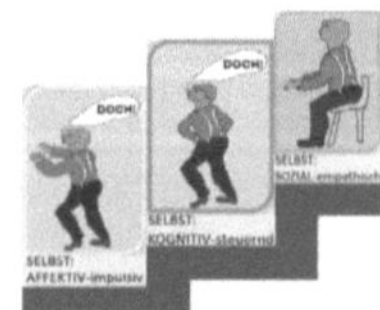

86

Karte 44a

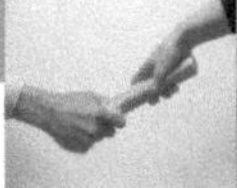

MVT-MODUL 6. DENKEN entwickeln
Mentalisierungsfördernde Verhaltenstherapie

Instruktion Übung Selbstbehauptung -Selbstwirksamkeit

Ärger-Analyse:

Beschreiben Sie die schwierige Situation mit Ihrer Problem-Bezugsperson:

....

Auf welche Weise sie frustriert, was ist das Frustrierende?

....

Spüren Sie Ärger? ....

Ärger-Kommunikation:

Mich ärgert, wenn Du so reagierst ....

Das frustriert mein Bedürfnis nach ....

Ich möchte, dass Du Dich so verhältst ....

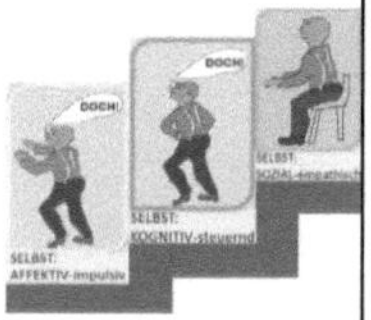

Jetzt trocken üben:

Stellen Sie sich vor, er/sie steht gegenüber und sprechen diese Sätze aus!

Danach: Wie fühlen Sie sich jetzt?

87

Karte 44b

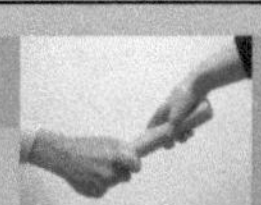

MVT-MODUL 6. DENKEN entwickeln
Mentalisierungsfördernde Verhaltenstherapie

Nachdem es uns gelungen ist, gut mit unseren Gefühlen umzugehen, können wir unsere Vitalität und Klugheit nutzen, um alles was uns wichtig ist, so anzupacken, dass wir das Gefühl haben: ich kann es!

Neben der Sicherheit in Beziehungen ist die Selbstwirksamkeit die wichtigste Errungenschaft des Menschen. Beides zusammen stabilisiert uns und lässt uns auf ein gelingendes Leben blicken. Die Balance zwischen Selbst und Beziehung sollte ausgewogen sein. Wie ist die Balance bei Ihnen, was von beidem ist evtl. zu wenig, was zu viel?

....

Auch wenn Sie sich vielleicht lieber auf Beziehung stützen, können Sie probieren, mehr Gewicht auf Selbstwirksamkeitserfahrungen zu legen?..

88

Karte 45a

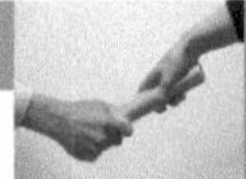

MVT-MODUL 6. DENKEN entwickeln
Mentalisierungsfördernde Verhaltenstherapie

Übung 6.9
Kausales Denken anstoßen

Es kann sein, dass allein mein Ärger mir die beste Problemlösung anzeigt. Oft sind Situationen aber doch komplexer und es wäre gut, wenn ich reflektieren würde, warum es zum Streit kam und im Streit wäre es gut, die Folgen meines streithaften Verhaltens vorherzusehen. Nicht aus Angst vor der Gegenaggression des anderen, sondern aus Klugheit.

89

Karte 45b

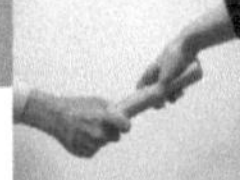

MVT-MODUL 6. DENKEN entwickeln
Mentalisierungsfördernde Verhaltenstherapie

Kausales Denken anstoßen (gedanklich auf DENKEN-Stufe gehen)

Durch Fragen

- Nach Ursachen
- Nach Folgen
- Nach Wirkung von Verhalten
- Nach Zielerreichung

(Wir hatten diese Übung bereits im 5. Modul, allerdings viel ausführlicher - mit Analyse der Konsequenzen und metakognitiver Nachbetrachtung)

90

Karte 46a

7 Fragen zur Analyse des bisherigen Verhaltens (Beispiel)

Situation ist: Meine Frau kritisiert mich, weil ich vergaß, Brot einzukaufen.

1. Beschreiben Sie, was in der Situation geschah!

Ich hatte einen stressigen Arbeitstag und merkte erst zuhause, dass kein Brot mehr da war. Sie machte mir unendlich Vorwürfe.

2. Berichten Sie, was die andere Person sagte/machte!

Immer vergisst Du alles, was mit mir zu tun hat. Dich kann man zu nichts gebrauchen!

3. Welche Bedeutung hat deren Verhalten für Sie?

Es verletzt mich, weil es ungerecht ist.

4. Berichten Sie, was Sie in der Situation getan/gesagt haben!

Ich sagte: Und Du kleidest und frisierst Dich wie Deine eigene Putzfrau.

5. Beschreiben Sie, wie die Situation ausging, wozu führte Ihr Verhalten?

Sie explodierte und sprach dann fast eine Woche nicht mehr mit mir.

6. Beschreiben Sie, welches Ergebnis Sie stattdessen gebraucht hätten?

Dass sie früher aufhört, mich zu beleidigen und sich entschuldigt.

7. Warum haben Sie das nicht bekommen?

Weil ich sie noch mehr beleidigt habe als sie mich.

91

Karte 46b

7 Fragen zur Analyse des bisherigen Verhaltens

Situation ist: ....

1. Beschreiben Sie, was in der Situation geschah!

....

....

2. Berichten Sie, was die andere Person sagte/machte!

....

3. Welche Bedeutung hat deren Verhalten für Sie?

....

4. Berichten Sie, was Sie in der Situation getan/gesagt haben!

....

5. Beschreiben Sie, wie die Situation ausging, wozu führte Ihr Verhalten?

....

6. Beschreiben Sie, welches Ergebnis Sie stattdessen gebraucht hätten?

....

7. Warum haben Sie das nicht bekommen?

....

92

Karte 47a

S-R-C* Analyse
Situation – Reaktion – Konsequenz

- S: Situation war?
- Meine Frau kritisiert mich, weil ich vergaß, Brot einzukaufen. Dich kann man zu nichts gebrauchen!
- R: Ihre Reaktion war?
- Und Du kleidest und frisierst Dich wie Deine eigene Putzfrau.
- C: Die Konsequenzen waren?
- Sie explodierte und sprach dann fast eine Woche nicht mehr mit mir.
- Mit diesem Ergebnis sind Sie?
- **unzufrieden.**
- Sie hätten **stattdessen** gebraucht?
- Dass sie früher aufhört, mich zu beleidigen und sich entschuldigt.

**C oder K stehen für Konsequenz des Verhaltens*

93

Karte 47b

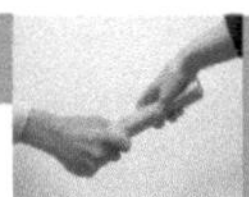

MVT-MODUL 6. DENKEN entwickeln
Mentalisierungsfördernde Verhaltenstherapie

Wir halten fest: S-R-K* Analyse

- S: Situation war ....
- R: Meine Reaktion war ....
- K: Die Konsequenzen waren ....

- Mit diesem Ergebnis bin ich **unzufrieden.**
- Ich hätte **stattdessen** gebraucht:
- ....

**C oder K stehen für Konsequenz des Verhaltens*

94

Karte 48a

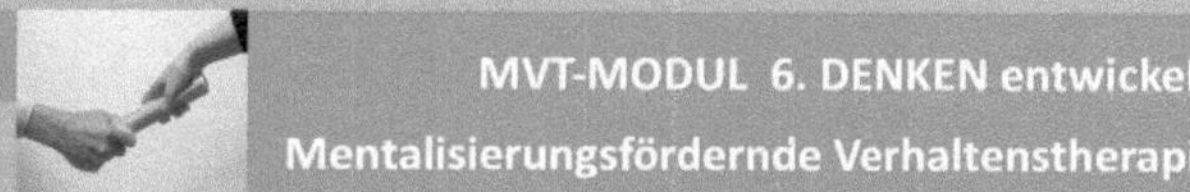

Intuition ist Gold wert, manchmal hilft aber erst ganz bewusstes Reflektieren, mir selbst und meinen Beziehungen gerecht zu werden. Nicht skrupelhaftes Grübeln, sondern klares Erkennen von Ursachen und Folgen des Handelns. Handeln entsteht aus Intentionen, die es zu erkennen gilt.

Wenn wir bisher aus dem Gefühl heraus gehandelt haben und wenn unsere Vermutungen über Beweggründe anderer logischem Denken nicht standhalten, kann Reflektieren gewinnbringend sein. Fallen Ihnen Beispiele ein und wie denken Sie heute darüber?

………………………………………………………………………………

Wie können Sie auch im Alltag dazu übergehen, durch nochmaliges Überdenken das Ergebnis schwieriger Situationen zu optimieren?

…………………………………………………………………

95

Karte 48b

Hinweis für die TherapeutIn

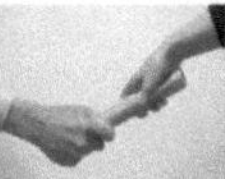

MVT-MODUL 6. DENKEN entwickeln
Mentalisierungsfördernde Verhaltenstherapie

Was auf der souveränen Stufe noch nicht entwickelt ist

- Das Denken ist noch egozentrisch
- Der andere Mensch ist noch ein Objekt, das der Bedürfnisbefriedigung dient
- Es wird zwar festgestellt, dass die Bezugsperson anders denkt und fühlt, aber ihre Bedürfnisse interessieren noch nicht
- Es besteht noch keine Empathiefähigkeit
- Es besteht noch kein Anliegen, den anderen zu verstehen und dass es dem anderen gut geht

96

Karte 49a

Hinweis für die TherapeutIn

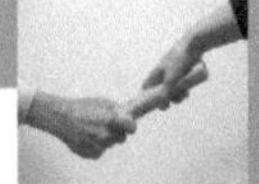

MVT-MODUL 6. DENKEN entwickeln
Mentalisierungsfördernde Verhaltenstherapie

Für Kurzzeittherapien reicht das schon!

- In Kurzzeittherapien ist die Entwicklung von der emotional-impulsiven Stufe (AFFEKT-Stufe) auf die kognitiv-souveräne Stufe (DENKEN-Stufe) mit der neuen Errungenschaft der Fähigkeit zu logischem Denken schon ein befriedigender Änderungsschritt.
- Und es wäre ein therapeutischer Fehler, den Patienten in kurzer Zeit auf die nächst höhere Stufe (zwischenmenschliche oder EMPATHIE-Stufe) hochzujagen, weil er dort nicht mehr so egozentrisch und uns damit sympathischer wäre.
- Die Devise heißt: →

97

Karte 49b

Hinweis für die TherapeutIn

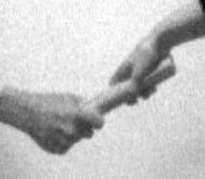

MVT-MODUL 6. DENKEN entwickeln
Mentalisierungsfördernde Verhaltenstherapie

→ Ein Schritt nach dem anderen!

- Nicht zu früh den zweiten Schritt tun und auf keinen Fall den ersten auslassen!
- Wer auf einer Treppe zwei Stufen auf einmal nimmt, kommt leicht ins Stolpern.
- **Erst wenn** der Patient gut auf der souveränen Stufe des kausalen Denkens angekommen ist
- und dieses sicher beherrscht,
- so dass er sich gut behaupten kann und dieses neue Denken und Verhalten auch schon automatisiert ist,
- so dass er nicht mehr jedes Mal daran denken muss, dass es jetzt notwendig ist, sich zum Beispiel zu melden, und sich auch nicht mehr überwinden muss, dies zu tun,
- **kann daran gedacht werden**, dass in nächster Zeit die weitere Entwicklung auf die zwischenmenschliche bzw. EMPATHIE-Stufe angegangen werden kann

→ *MVT-Modul 7 Entwicklung auf die EMPATHIE-Stufe*

98

		Modul 7 Entwicklung auf die Empathie-Stufe
Folie	**Karte**	**Thema**
1	1	Titel Entwicklung auf die Empathie-Stufe
2	1r	Diagramm MVT-Spirale
3	2	Problem - Ziel - Therapie
4	2r	Liste der Übungen
5	3	Jetzt geht es nicht mehr ohne entwicklungspsychologisches Wissen
6	3r	Unser Gehirn: Schrittweise funktionelle PFC-Reifung
7	4	Entwicklung und Reifung des Gehirns
8	4r	1. Body Mind
9	5	2. Theory of Mind
10	5r	3. Empathiefähigkeit
11	6	**Entwicklung auf die zwischenmenschliche EMPATHIE-Stufe (sozial-empathisch)**
12	6r	Jetzt wird Zuneigung zum Verständnis genutzt
13	7	Statt ärgerlich durchsetzen gemeinsamen Weg anbieten
14	7r	TRAINING:Empathische Kommunikation
15	8	TRAINING: Empathisch fragen, was der andere fühlt
16	8r	Das EMPATHIE-Selbst
17	9	Entwicklung und Identität: EMPATHIE-Stufe
18	9r	Einbindende Kulturen
19	10	Entwicklung ohne einbindende Kultur ist nicht möglich
20	10r	Entwicklung mit einbindender Kultur
21	11	Aufgabe der einbindenden Kultur auf jeder Stufe
22	11r	Übergang
23	12	Übergangskrise
24	12r	Überwindung der Übergangskrise durch ...
25	13	Übergang ist Abschied von Ilusionen
26	13r	Übergang ist Abschied von der alten Welt
27	14	Übergang ist Abschied vom alten Selbst
28	14r	Übergang heißt Verloren geben
29	15	Erwachsene sind partiell entwickelt
30	15r	Modelle partieller Entwicklung
31	16	Piagets doppelte Definition von Empathie
32	16r	Empathiefähigkeit entsteht erst auf der zwischenmenschlichen Empathie-Stufe
33	17	Doppelte Empathie nach Piaget
34	17r	Können sie sich und anderen diese entwicklungspsychologischen Begriffe erklären?
35	18	Übung 7.1 Empathie 1: Gefühle zeigen (nach denen die TherapeutIn fragt)
36	18r	Beispiel – Wie der Klient über seine Gefühle sprechen kann, wenn die TherapeutIn frägt
37	19	Übung 7.1 Wie der Klient über seine Gefühle sprechen kann, wenn die TherapeutIn frägt
38	19r	Konnten Sie die Fragen der Therapeutin nutzen, um ihre Gefühle aussprechen zu können?
39	20	Übung 7.2a Empathie 2: TherapeutIn fragt nach den Gefühlen der Bezugsperson
40	20r	Entwicklung von Empathiefähigkeit – Fragen, was die Bezugsperson fühlt ...
41	21	Beispiel 7.2a - Fragen, was die Bezugsperson fühlt ...
42	21r	Übung 7.2a Fragen, was die Bezugsperson fühlt ...
43	22	Konnten Sie die Fragen der Therapeutin nutzen, um sich in Ihre Bezugsperson hineinzuversetzen?
44	22r	Übung 7.2b Verstehen wollen und nach Gefühlen und Bedürfnissen fragen
45	23	7.2b Beispiel: Wie der Klient die Gefühle seines Gegenübers wahrnimmt (Empathie)

46	23r	7.2b : Wie der Klient die Gefühle seines Gegenübers wahrnimmt (Empathie)
47	24	Konnten Sie so fragen, dass Sie sich besser in ihre GesprächspartnerIn hineinversetzen konnten?
48	24r	Übung 7.3 Empathie 3: über meine Gefühle sprechen
49	25	Empathische Kommunikation 1 und 2 (sprechend oder zuhörend)
50	25r	Sagen, welches Verhalten welches Gefühl auslöste, weil welches Bedürfnis frustriert wurde.
51	26	Empathische Kommunikation 1: über mich so sprechen, dass der Andere empathisch sein kann
52	26r	Konnten sie ohne Vorwürfe ihren Schmerz mitteilen und um ein anderes Verhalten bitten?
53	27	Übung 7.4 Mitfühlend zuhören
54	27r	Rückmelden, welches Verhalten welches Gefühl auslöste, weil welches Bedürfnis frustriert
55	28	Empathische Kommunikation 2: Zuhören, sich in den Anderen hineinversetzen, mitfühlen
56	28r	Gelingt es Ihnen auf eine verständnisvolle Weise zuzuhören?
57	29	Aktion jeder Stufe
58	29r	Leben mit Erlaubnis zur freien Entscheidung
59	30	Entwicklung ist durch Mentalisierungsförderung möglich!
60	30r	Literaturliste (zu allen 7 Modulen) bis Karte 32r (Folie 64)

MVT-HANDBUCH Kapitel 7

7. MODUL ENTWICKLUNG VON DER DENKEN- ZUR EMPATHIESTUFE

Von Stufe zu Stufe höher entwickeln

Von der Selbstwirksamkeit zur Empathiefähigkeit

1

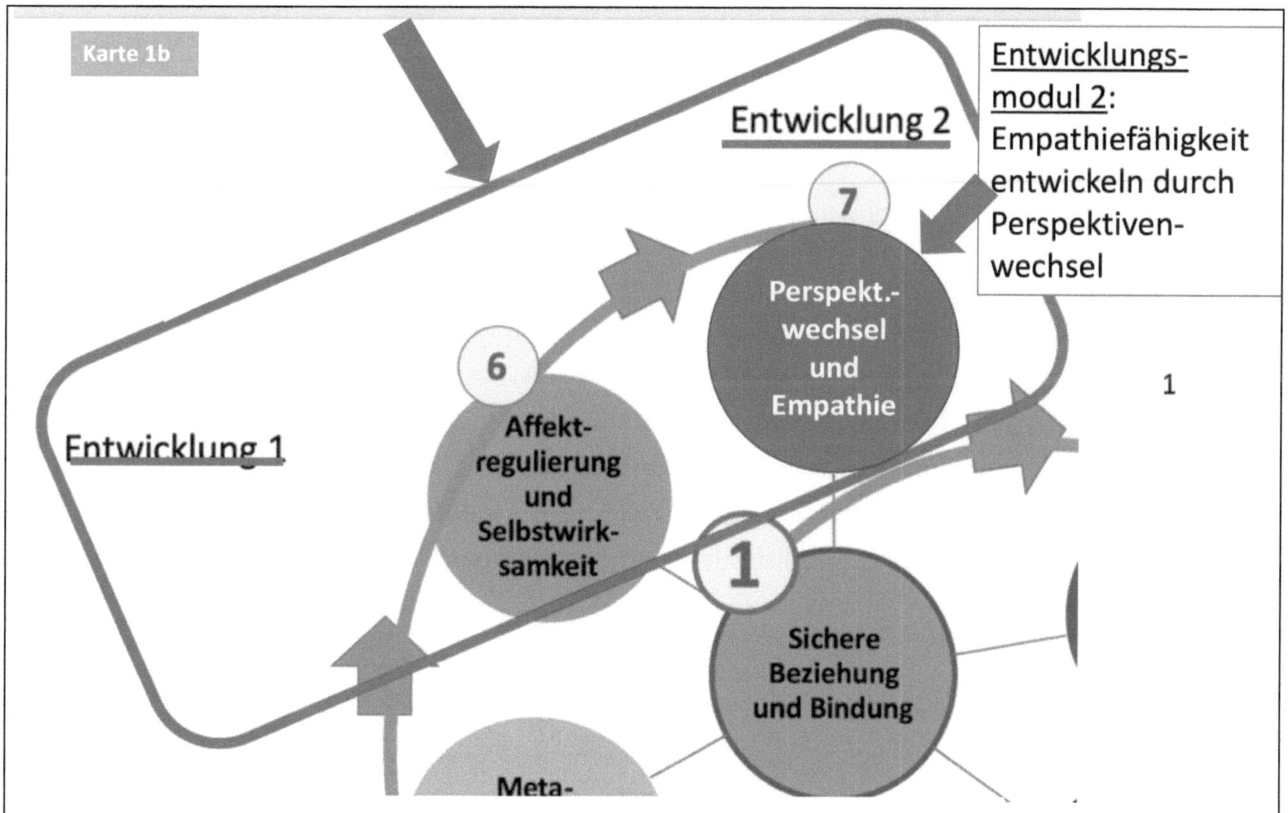

Karte 1b

Entwicklung 2

Entwicklungs-modul 2: Empathiefähigkeit entwickeln durch Perspektiven-wechsel

7

Perspekt.-wechsel und Empathie

6

Affekt-regulierung und Selbstwirk-samkeit

Entwicklung 1

1

Sichere Beziehung und Bindung

Meta-

1

2

Karte 2a

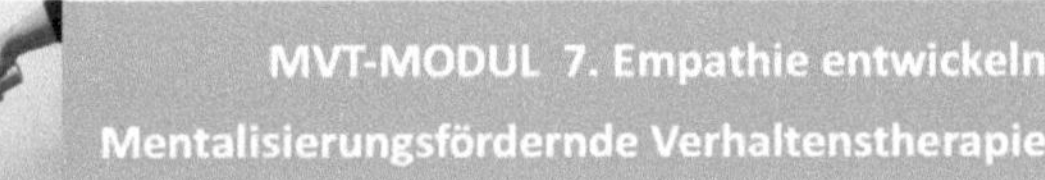

7. Modul Entwicklung auf die EMPATHIE-Stufe

1. Problem: Entwicklung von der Denken- auf die Empathie-Stufe (Empathie und Mitgefühl) **Ich kann mich nicht in andere hineinversetzen**
2. Ziel: Entwicklung von der Denken- auf die Empathie-Stufe (Empathie und Mitgefühl) **MITFÜHLEND SEIN**
3. Therapie: Entwicklung von der Denken- auf die Empathie-Stufe (Empathie und Mitgefühl) **Empathische Kommunikation**

→ IHRE VORBEREITUNG:

a) Lektüre MVT-Textbuch* und Übungsbuch** Kapitel Modul 7
b) Therapiesitzungs-Video (live) 7. Gespräch*** anschauen

*Sulz, S.K.D. (2021b). Mentalisierungsfördernde Verhaltenstherapie. Gießen: Psychosozialverlag.

**Sulz, S.K.D. (2022). Heilung und Wachstum der verletzten Seele. Praxisleitfaden Mentalisierungsfördernde Verhaltenstherapie. Gießen: Psychosozial-Verlag

***https://youtu.be/IGVL9z1XcTo

Karte 2b

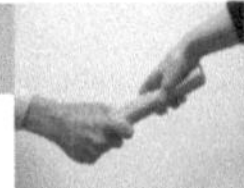

Liste der Übungen

ÜBUNGEN ZUR EMPATHIEFÄHIGKEIT:

Übung 7.1	Empathie 1: Eigene Gefühle zeigen, nach denen die TherapeutIn fragt
Übung 7.2a	Empathie 2a: TherapeutIn fragt nach den Gefühlen der Bezugsperson
Übung 7.2b	Empathie 2b: Patient fragt nach den Gefühlen der TherapeutIn
Übung 7.3	Empathie 3: Gefühle aussprechen (Empathische Kommunikation 1)
Übung 7.4	Empathie 4: Mitfühlend zuhören (Empathische Kommunikation 2)

4

Karte 3a

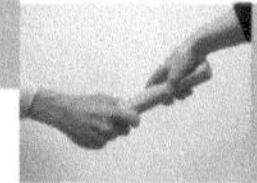

MVT-MODUL 7. Empathie entwickeln
Mentalisierungsfördernde Verhaltenstherapie

Jetzt geht es nicht mehr ohne entwicklungspsychologisches Wissen

- Deshalb müssen wir uns Zeit nehmen, um die Entwicklungstheorie zu verstehen.
- Das Wichtigste ist auf folgenden 27 Folien zusammengefasst.
- Patienten und ihre TherapeutInnen lesen begleitend sehr gern dazu das Buch:
- *Serge Sulz (2020):* ***Als Sisyphus seinen Stein losließ. Oder: Verlieben ist verrückt.***
- *Gießen: Psychosozial-Verlag*

Karte 3b

Unser Gehirn: Schrittweise funktionelle PFC-Reifung*

- Vor-/nachgeburtlich: Stressverarbeitung
- Früh nachgeburtlich: Beruhigung
- Erste Lebensjahre: Motivation
- 1. – 20. Lebensjahr: Impulshemmung
- **3. – 20. Lebensjahr: Theory of Mind** und Realitätssinn, Risikoeinschätzung
- **3. – 20. Lebensjahr: Empathie**
- **Roth (2011), Roth & Strüber (2016)*

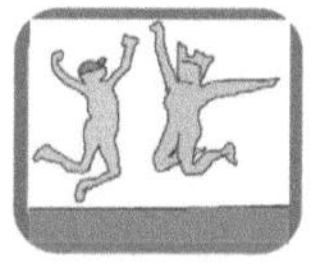

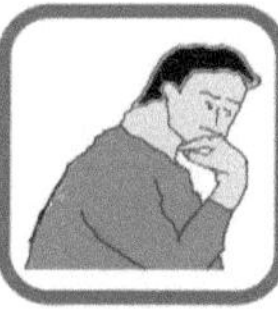

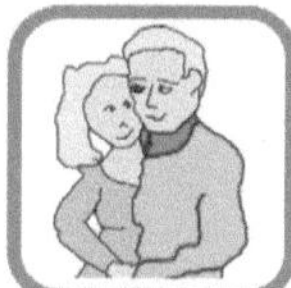

→ Schrittweise Entwicklung der Theory of Mind TOM

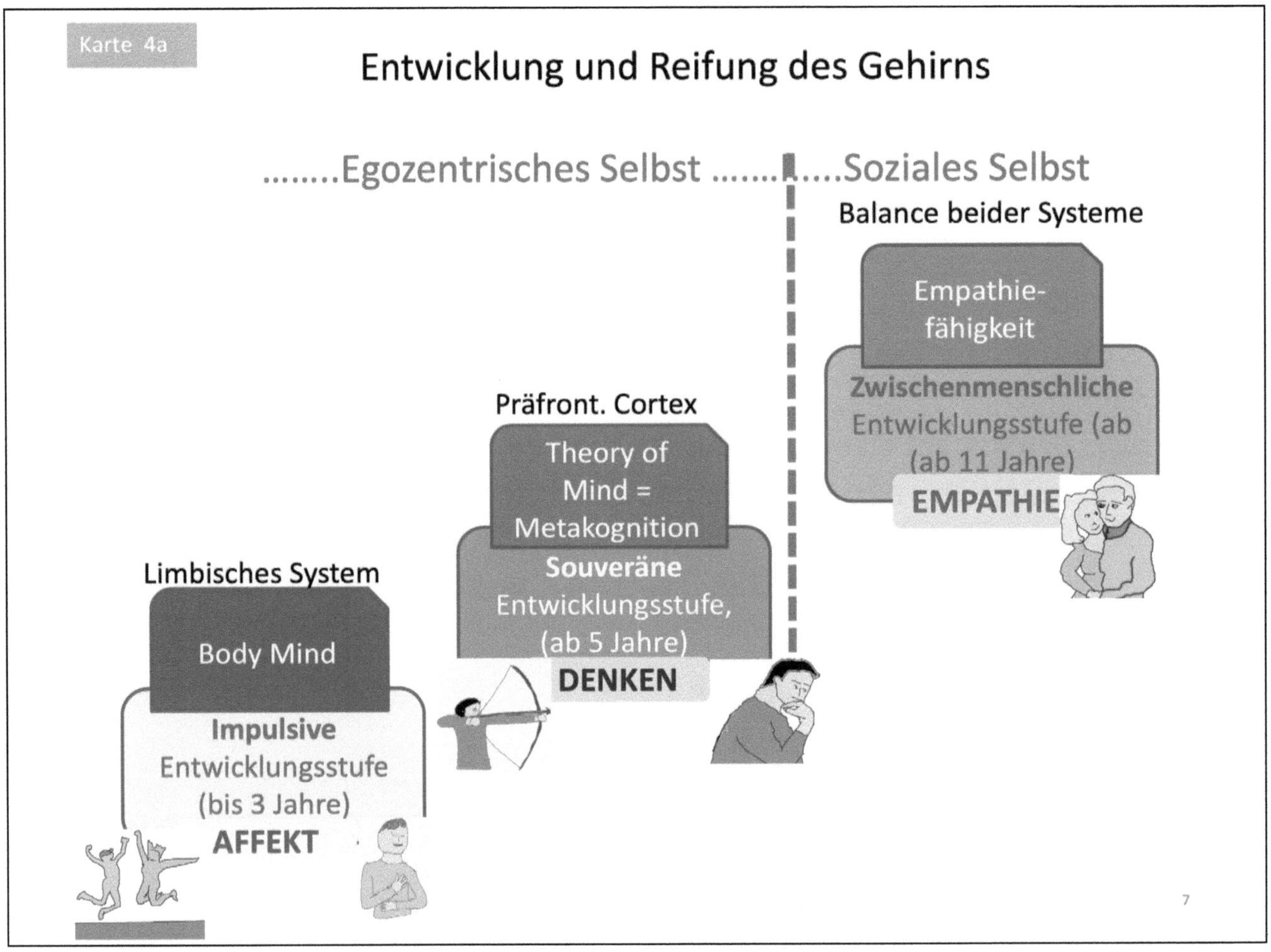

Karte 4a

Entwicklung und Reifung des Gehirns

……..Egozentrisches Selbst ……..…..Soziales Selbst

Balance beider Systeme

Empathie-fähigkeit

Zwischenmenschliche Entwicklungsstufe (ab (ab 11 Jahre)

EMPATHIE

Präfront. Cortex

Theory of Mind = Metakognition

Souveräne Entwicklungsstufe, (ab 5 Jahre)

DENKEN

Limbisches System

Body Mind

Impulsive Entwicklungsstufe (bis 3 Jahre)

AFFEKT

7

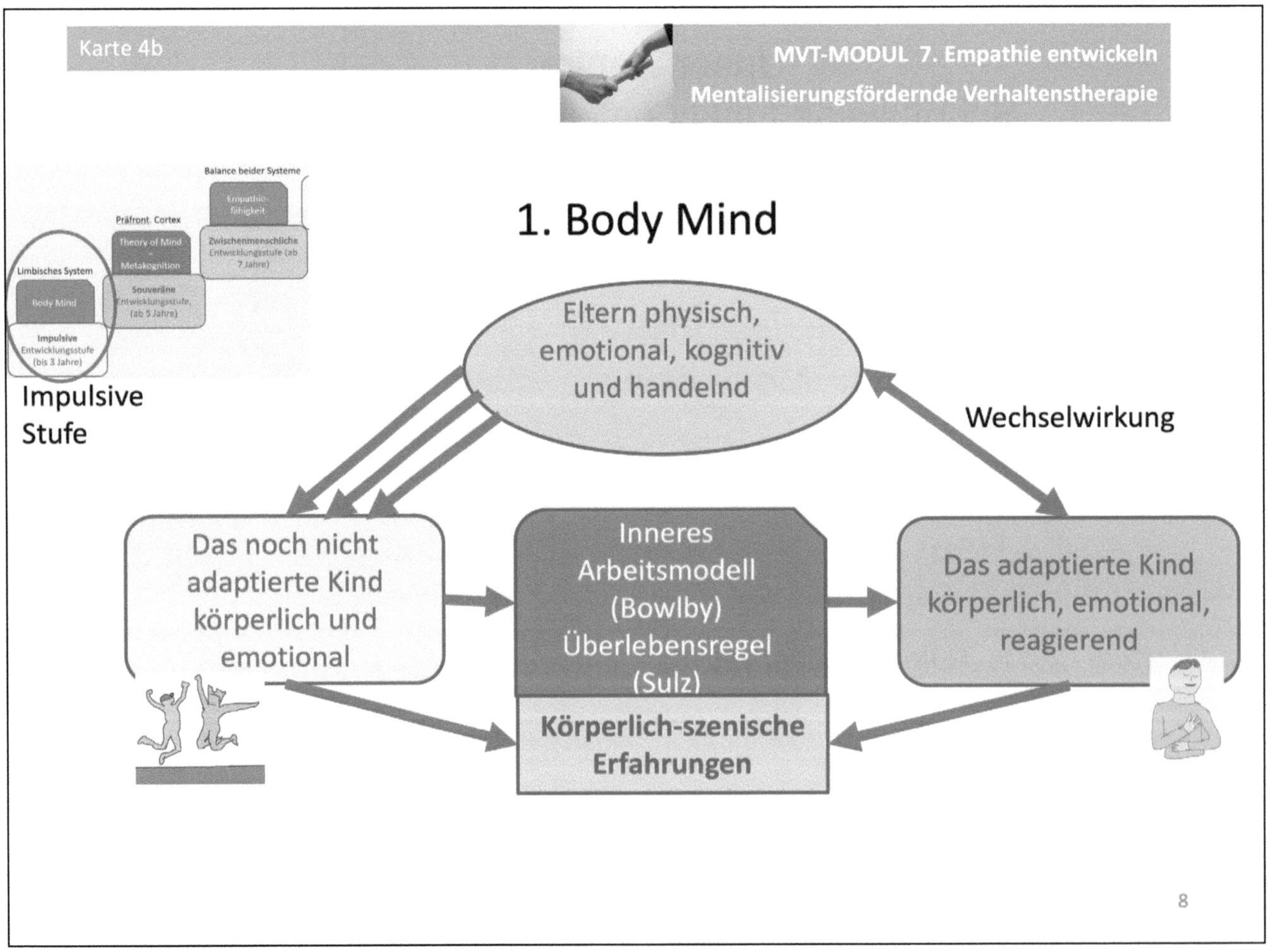

Karte 4b

MVT-MODUL 7. Empathie entwickeln

Mentalisierungsfördernde Verhaltenstherapie

Impulsive Stufe

1. Body Mind

Eltern physisch, emotional, kognitiv und handelnd

Wechselwirkung

Das noch nicht adaptierte Kind körperlich und emotional

Inneres Arbeitsmodell (Bowlby) Überlebensregel (Sulz)

Körperlich-szenische Erfahrungen

Das adaptierte Kind körperlich, emotional, reagierend

8

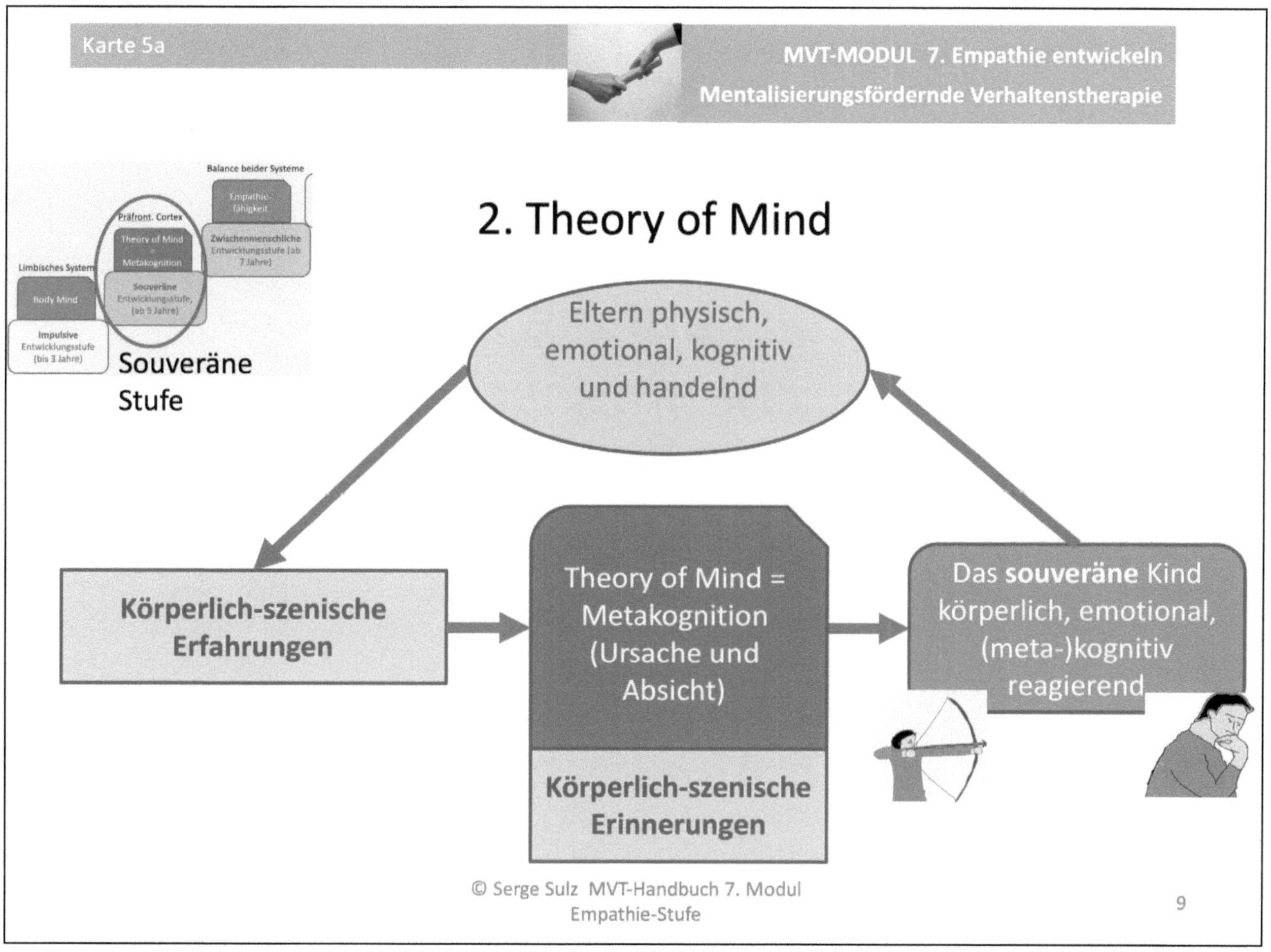
Karte 5a
MVT-MODUL 7. Empathie entwickeln
Mentalisierungsfördernde Verhaltenstherapie
Balance beider Systeme
Empathie-fähigkeit
Präfront. Cortex
Theory of Mind = Metakognition
Zwischenmenschliche Entwicklungsstufe (ab 7 Jahre)
Limbisches System
Body Mind
Souveräne Entwicklungsstufe (ab 5 Jahre)
Impulsive Entwicklungsstufe (bis 3 Jahre)
Souveräne Stufe
2. Theory of Mind
Eltern physisch, emotional, kognitiv und handelnd
Körperlich-szenische Erfahrungen
Theory of Mind = Metakognition (Ursache und Absicht)
Körperlich-szenische Erinnerungen
Das souveräne Kind körperlich, emotional, (meta-)kognitiv reagierend
© Serge Sulz MVT-Handbuch 7. Modul Empathie-Stufe
9

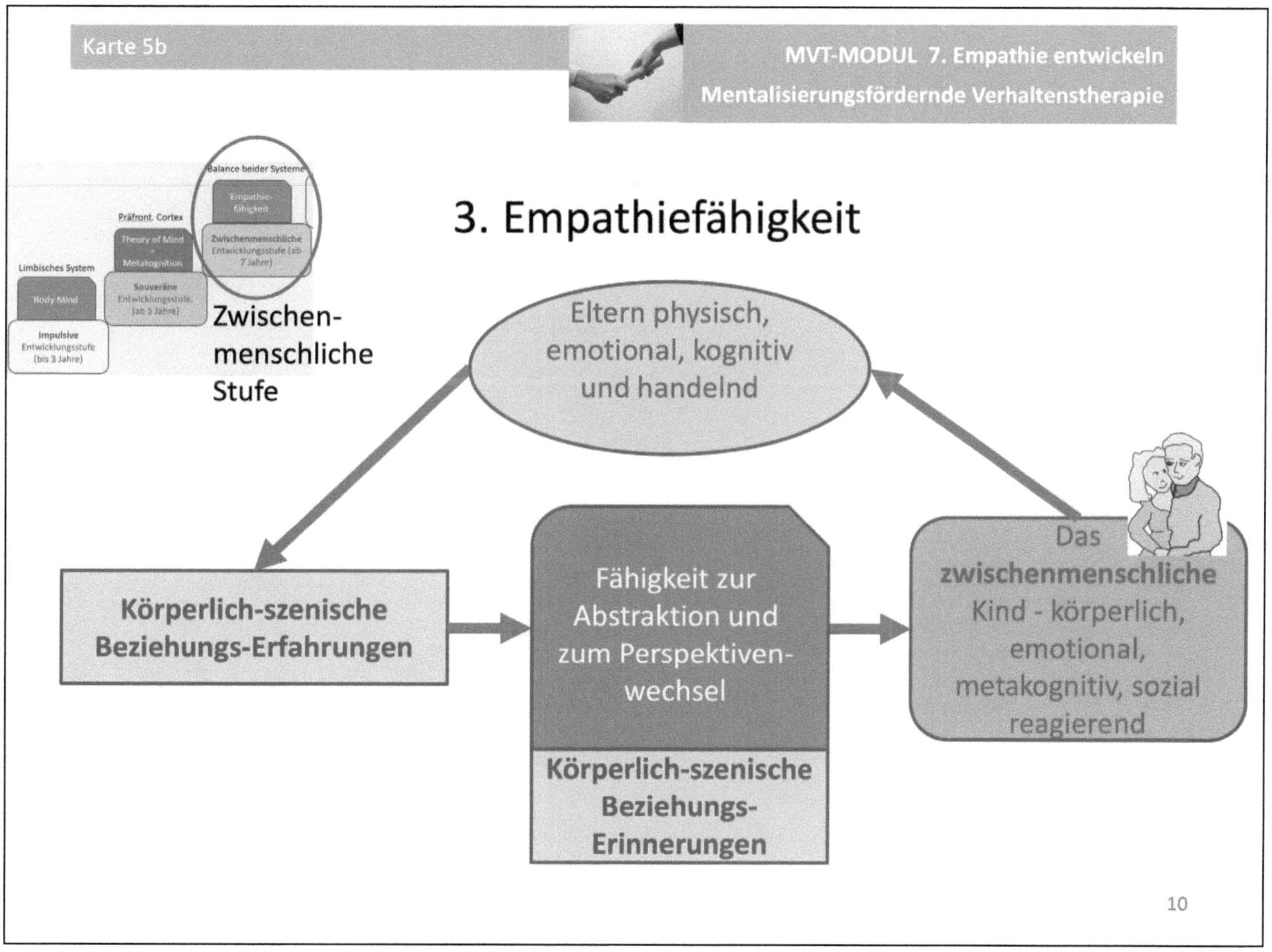
Karte 5b
MVT-MODUL 7. Empathie entwickeln
Mentalisierungsfördernde Verhaltenstherapie
Balance beider Systeme
Empathie-fähigkeit
Präfront. Cortex
Theory of Mind = Metakognition
Zwischenmenschliche Entwicklungsstufe (ab 7 Jahre)
Limbisches System
Body Mind
Souveräne Entwicklungsstufe (ab 5 Jahre)
Impulsive Entwicklungsstufe (bis 3 Jahre)
Zwischen-menschliche Stufe
3. Empathiefähigkeit
Eltern physisch, emotional, kognitiv und handelnd
Körperlich-szenische Beziehungs-Erfahrungen
Fähigkeit zur Abstraktion und zum Perspektiven-wechsel
Körperlich-szenische Beziehungs-Erinnerungen
Das zwischenmenschliche Kind - körperlich, emotional, metakognitiv, sozial reagierend
10

Karte 6a

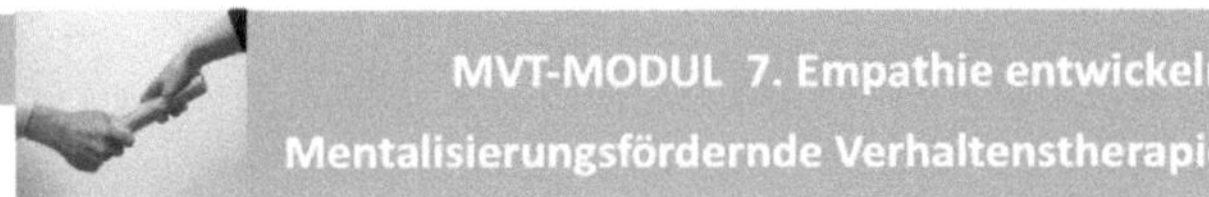

Entwicklung auf die zwischenmenschliche EMPATHIE-Stufe (sozial-empathisch)

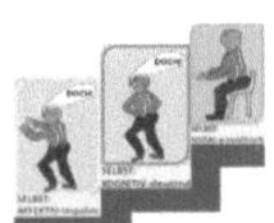

11

Karte 6b

Entwicklung auf die zwischenmenschliche EMPATHIE-Stufe (sozial-empathisch)

Jetzt wird Zuneigung zum Verständnis genutzt

DOCH!

Ärgerlich durchsetzen

EMPATHIE

DENKEN

AFFEKT

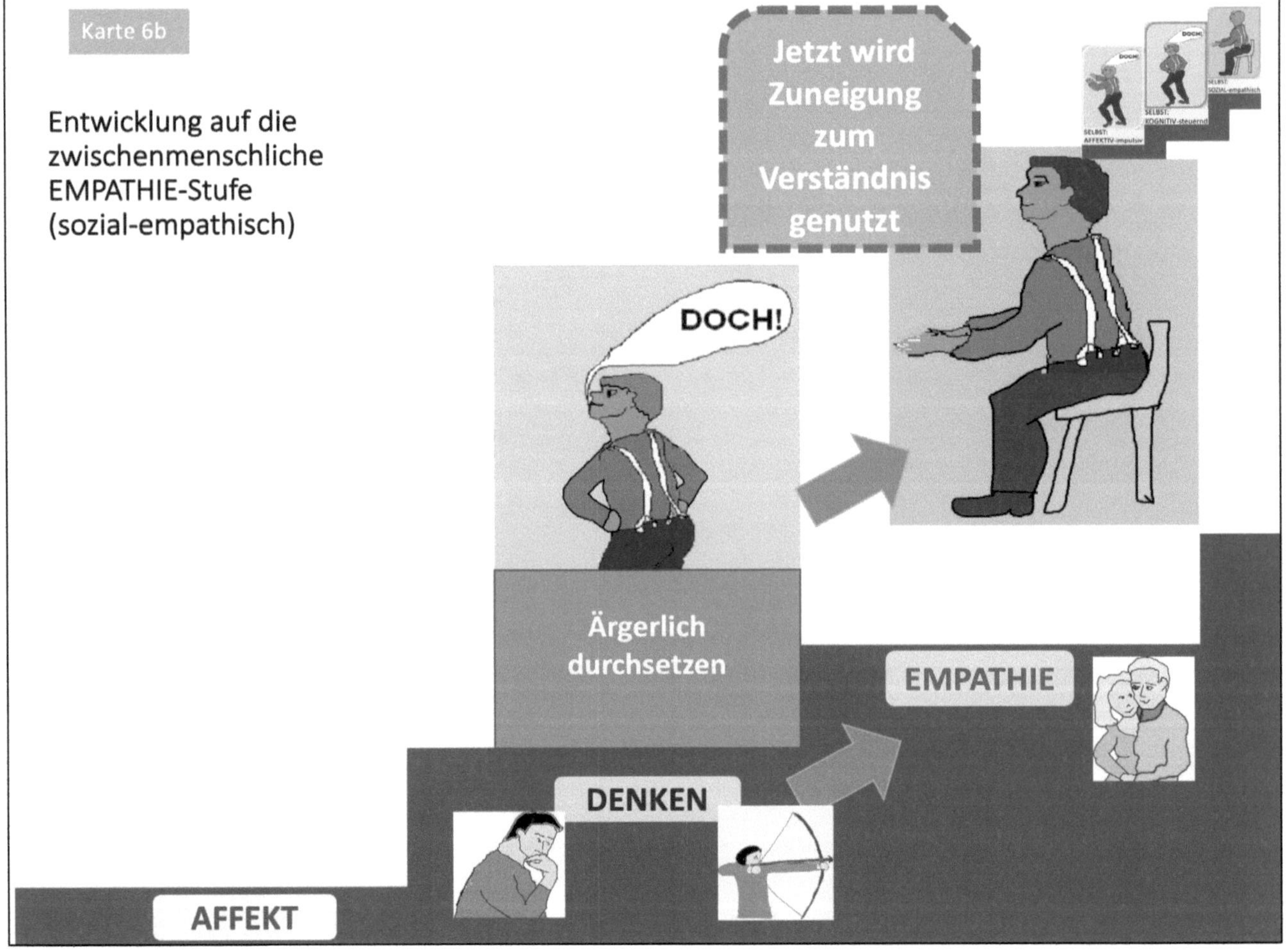

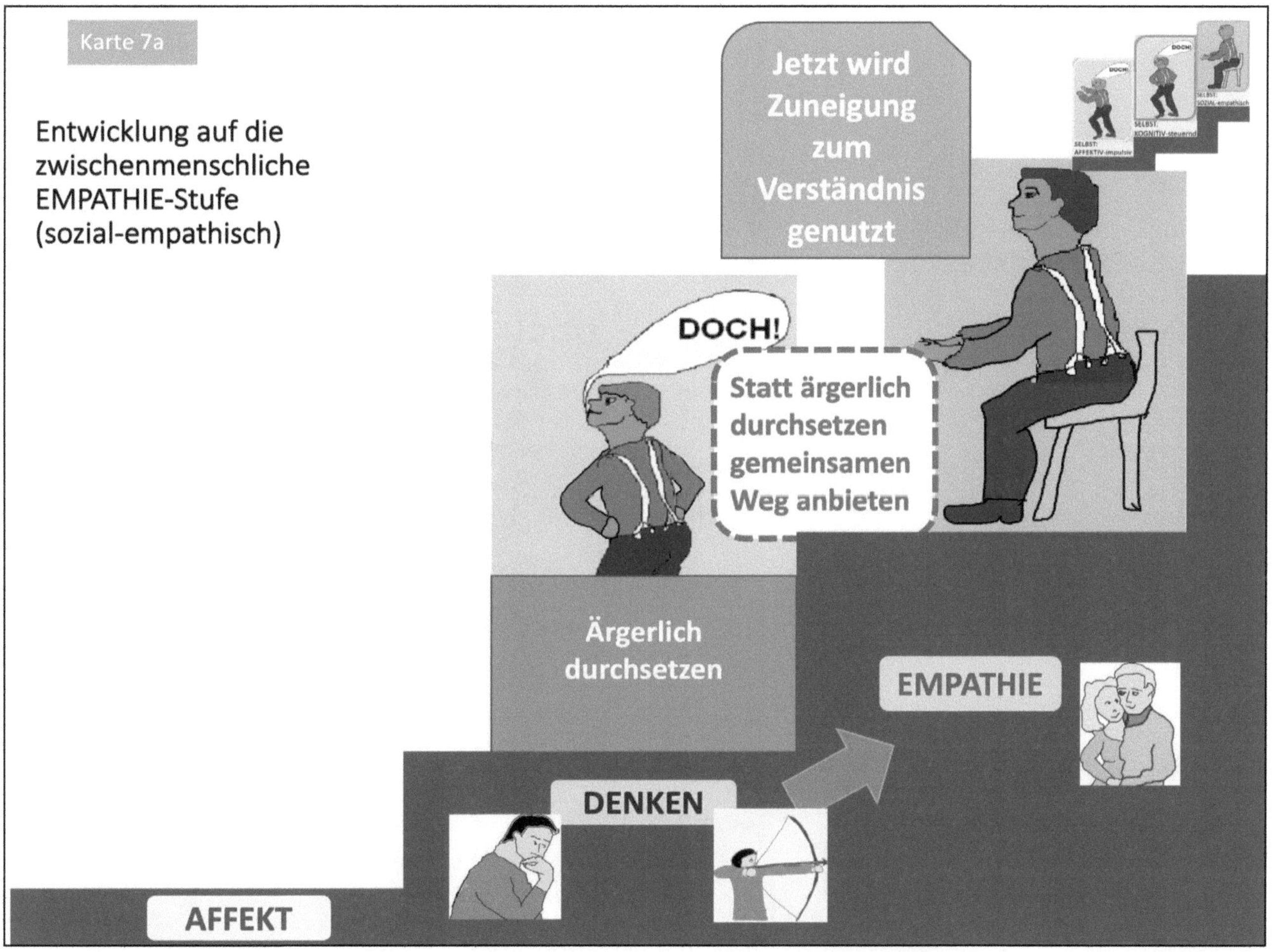

Karte 7a

Entwicklung auf die zwischenmenschliche EMPATHIE-Stufe (sozial-empathisch)

Jetzt wird Zuneigung zum Verständnis genutzt

DOCH!

Statt ärgerlich durchsetzen gemeinsamen Weg anbieten

Ärgerlich durchsetzen

EMPATHIE

DENKEN

AFFEKT

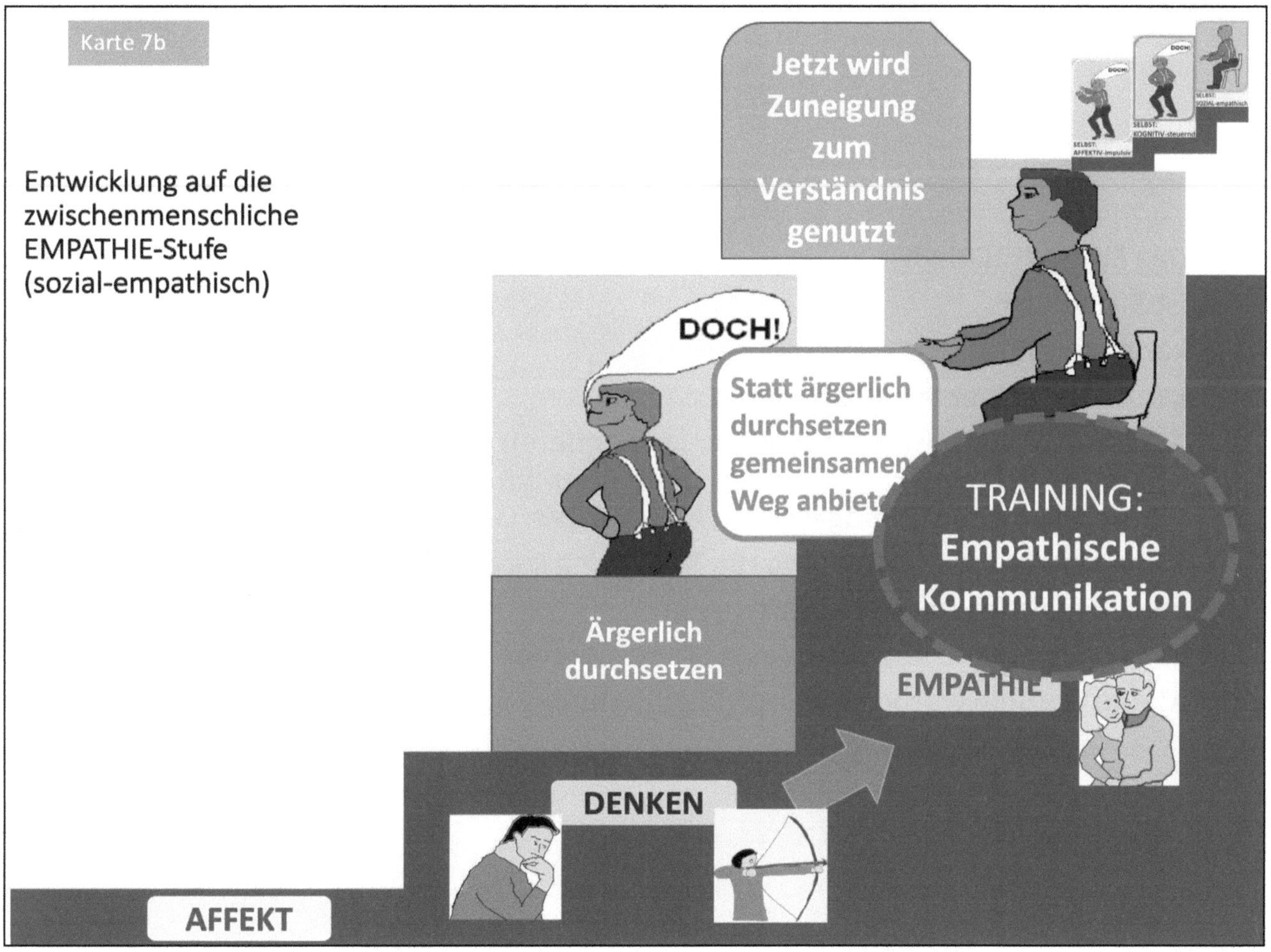

Karte 7b

Entwicklung auf die zwischenmenschliche EMPATHIE-Stufe (sozial-empathisch)

Jetzt wird Zuneigung zum Verständnis genutzt

DOCH!

Statt ärgerlich durchsetzen gemeinsamen Weg anbiet

TRAINING: **Empathische Kommunikation**

Ärgerlich durchsetzen

EMPATHIE

DENKEN

AFFEKT

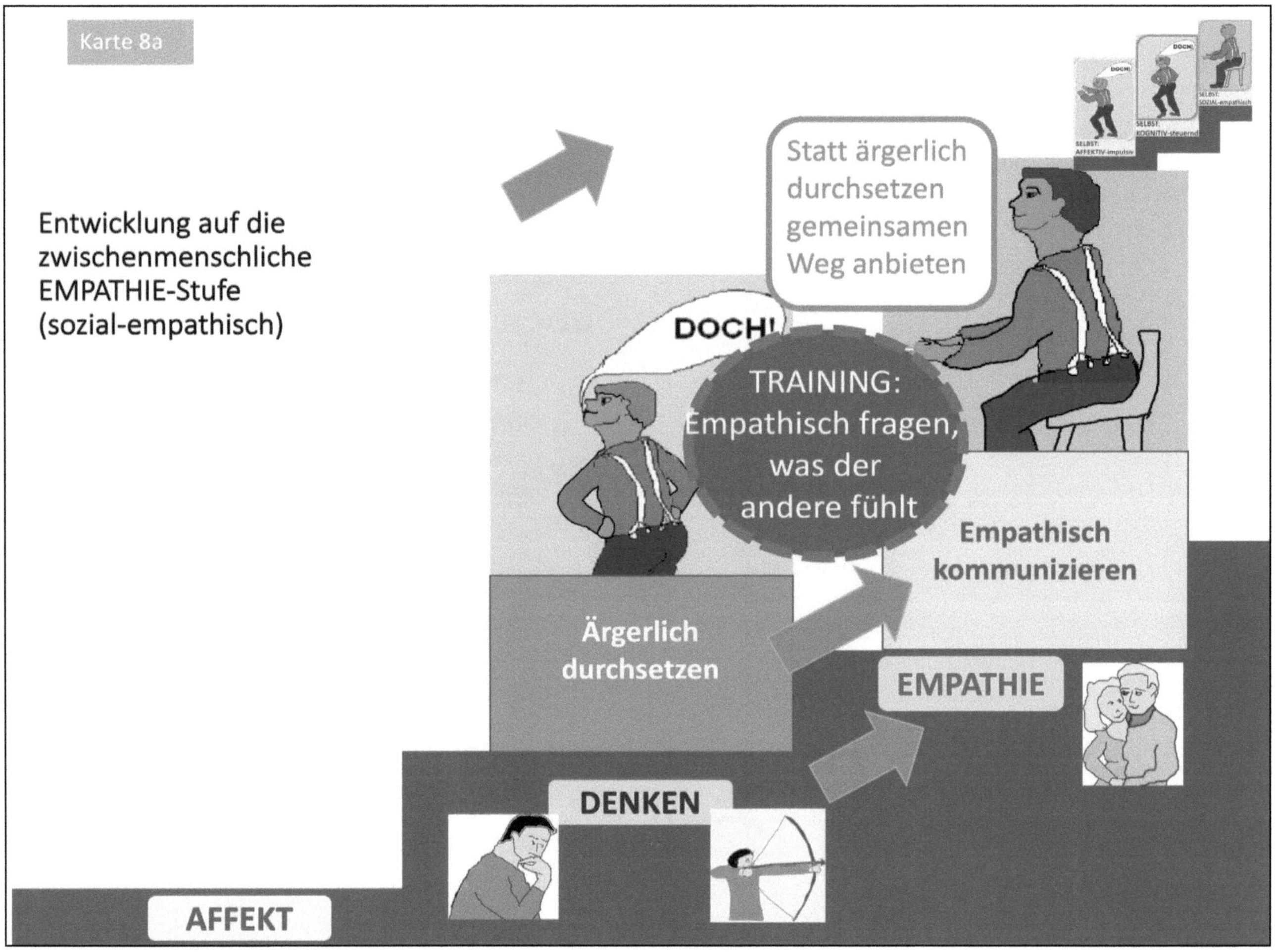

Karte 8a

Entwicklung auf die zwischenmenschliche EMPATHIE-Stufe (sozial-empathisch)

Statt ärgerlich durchsetzen gemeinsamen Weg anbieten

DOCH!

TRAINING: Empathisch fragen, was der andere fühlt

Empathisch kommunizieren

Ärgerlich durchsetzen

EMPATHIE

DENKEN

AFFEKT

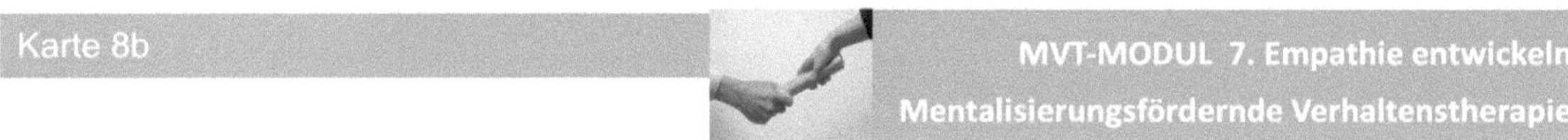

EMPATHIE-Stufe

<u>Das EMPATHIE-Selbst</u>

ist Beziehung

kann empathisch sein

kann die Perspektive des anderen einnehmen

(kann auf sich selbst mit den Augen des anderen blicken und dabei erleben, was er sich vorstellt, was der andere über ihn denkt und fühlt, als Quelle für seine eigenen möglicherweise traurigen Gefühle)

kann gut für den anderen und die Beziehung sorgen

kann eigene Interessen zurückstellen

kann tiefgehende und feste (beste) Freundschaft pflegen

<u>**Meine Gefühle** werden dadurch bestimmt, wie gut es Dir mit mir und mir mit unserer Beziehung geht</u>

16

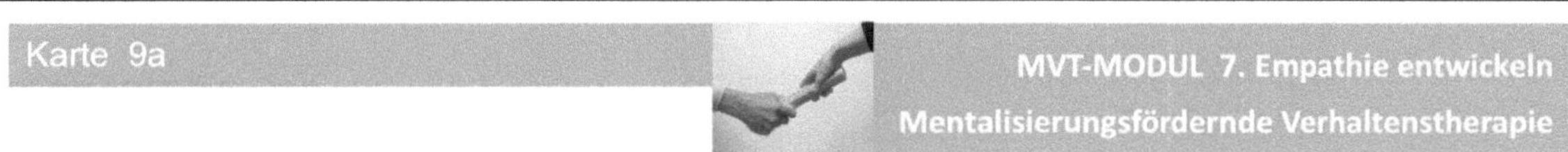

Entwicklung und Identität: EMPATHIE-Stufe

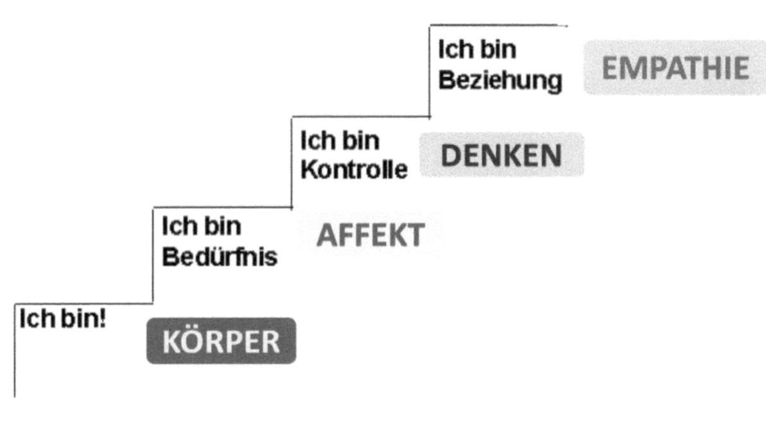

17

Karte 9b

MVT-MODUL 7. Empathie entwickeln
Mentalisierungsfördernde Verhaltenstherapie

Einbindende Kulturen

- Staat, Gesellschaft, soziale Gemeinschaft und Ehe können Entwicklungsbarrieren schaffen
- Sie können Entwicklung hemmen.
- Dabei ist ihre Aufgabe aber, **entwicklungsfördernde Kultur** zu sein,
- indem sie das Individuum einbinden

→ als **einbindende Kultur**

18

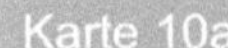

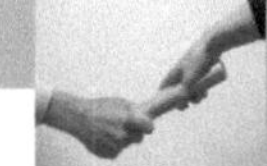

MVT-MODUL 7. Empathie entwickeln

Mentalisierungsfördernde Verhaltenstherapie

Entwicklung ohne einbindende Kultur ist nicht möglich

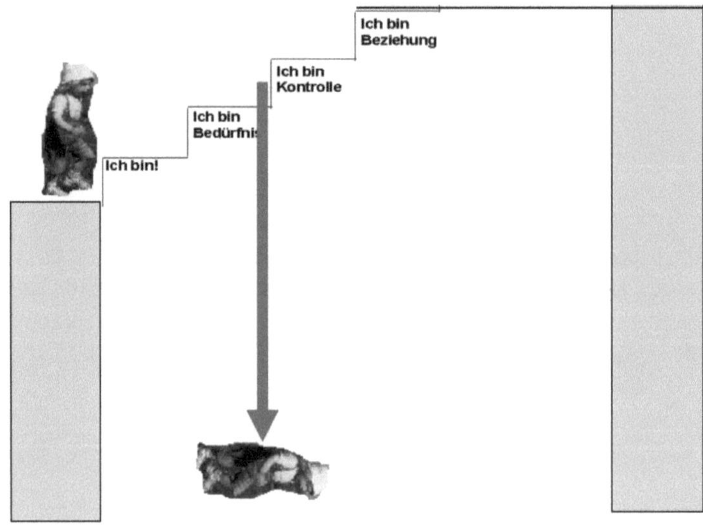

19

Karte 10b

Entwicklung mit einbindender Kultur

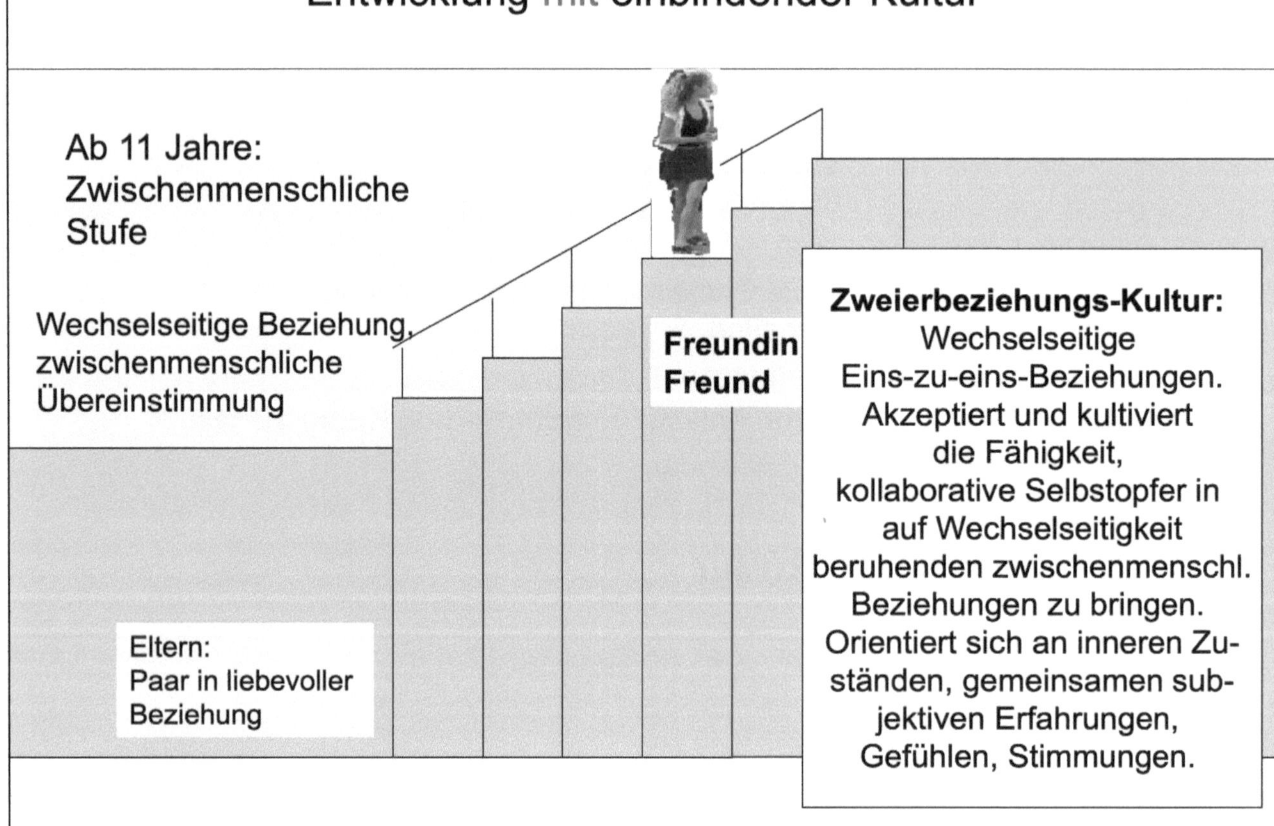

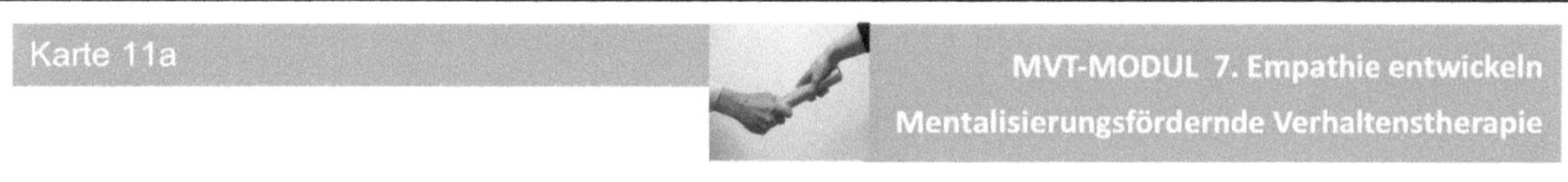

Karte 11a
MVT-MODUL 7. Empathie entwickeln
Mentalisierungsfördernde Verhaltenstherapie
Aufgabe der einbindenden Kultur auf jeder Stufe
Ich bin Beziehung
Beziehung eingehen
EMPATHIE
Ich bin Kontrolle
Einfluss geben
DENKEN
Ich bin Bedürfnis
Bedürfnis befriedigen
AFFEKT
Ich bin!
Existenz sichern
KÖRPER
21

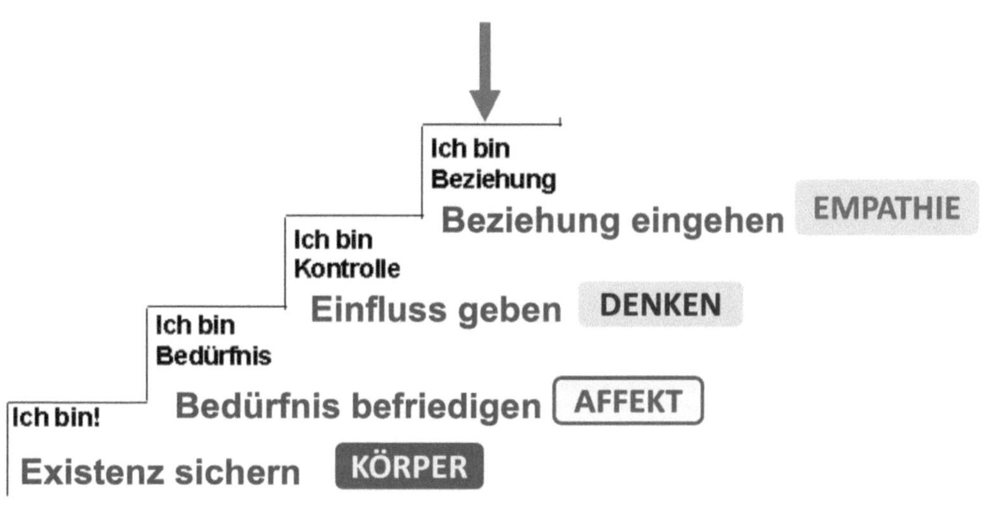

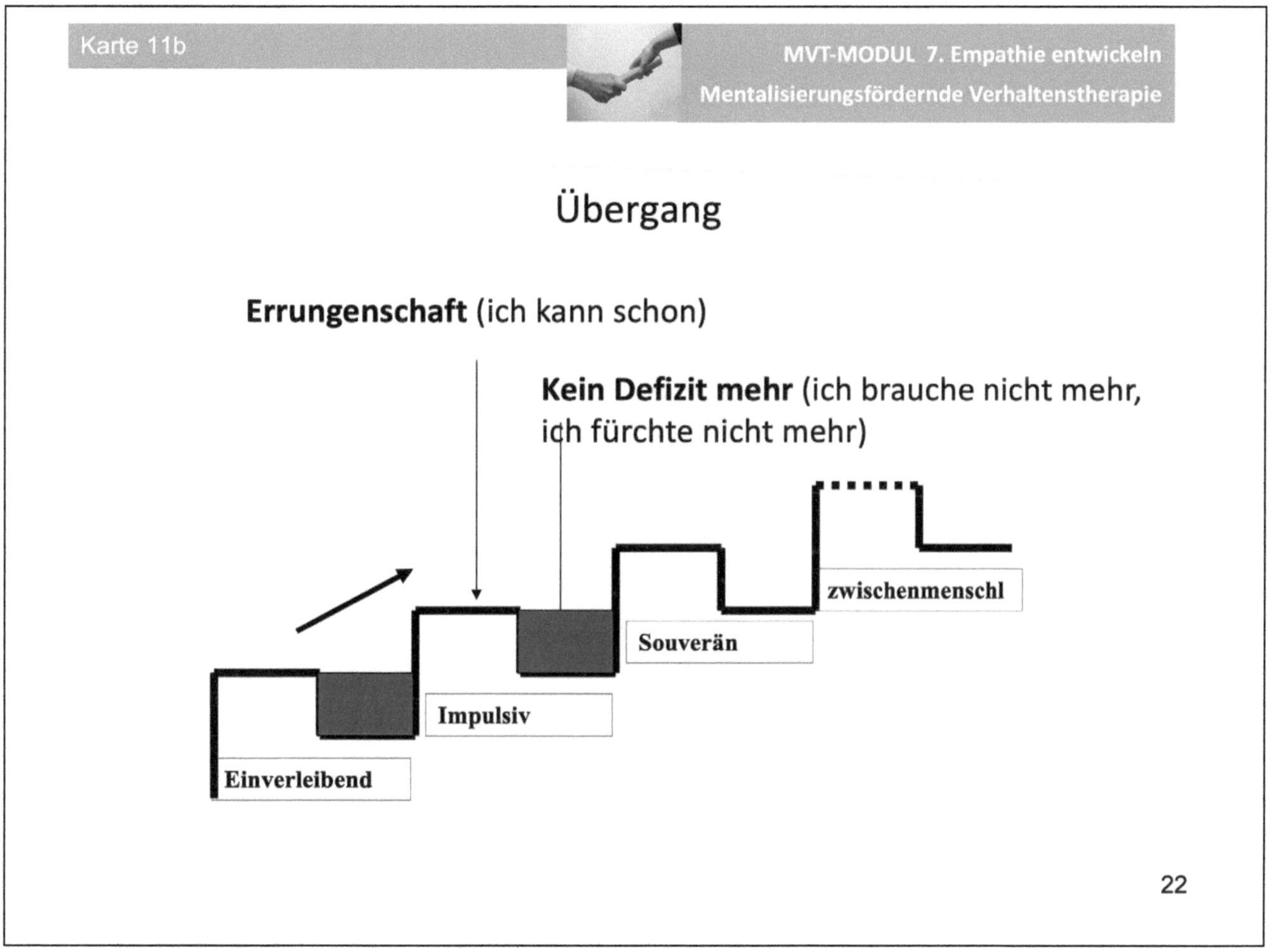

Karte 11b
MVT-MODUL 7. Empathie entwickeln
Mentalisierungsfördernde Verhaltenstherapie
Übergang
Errungenschaft (ich kann schon)
Kein Defizit mehr (ich brauche nicht mehr, ich fürchte nicht mehr)
zwischenmenschl
Souverän
Impulsiv
Einverleibend
22

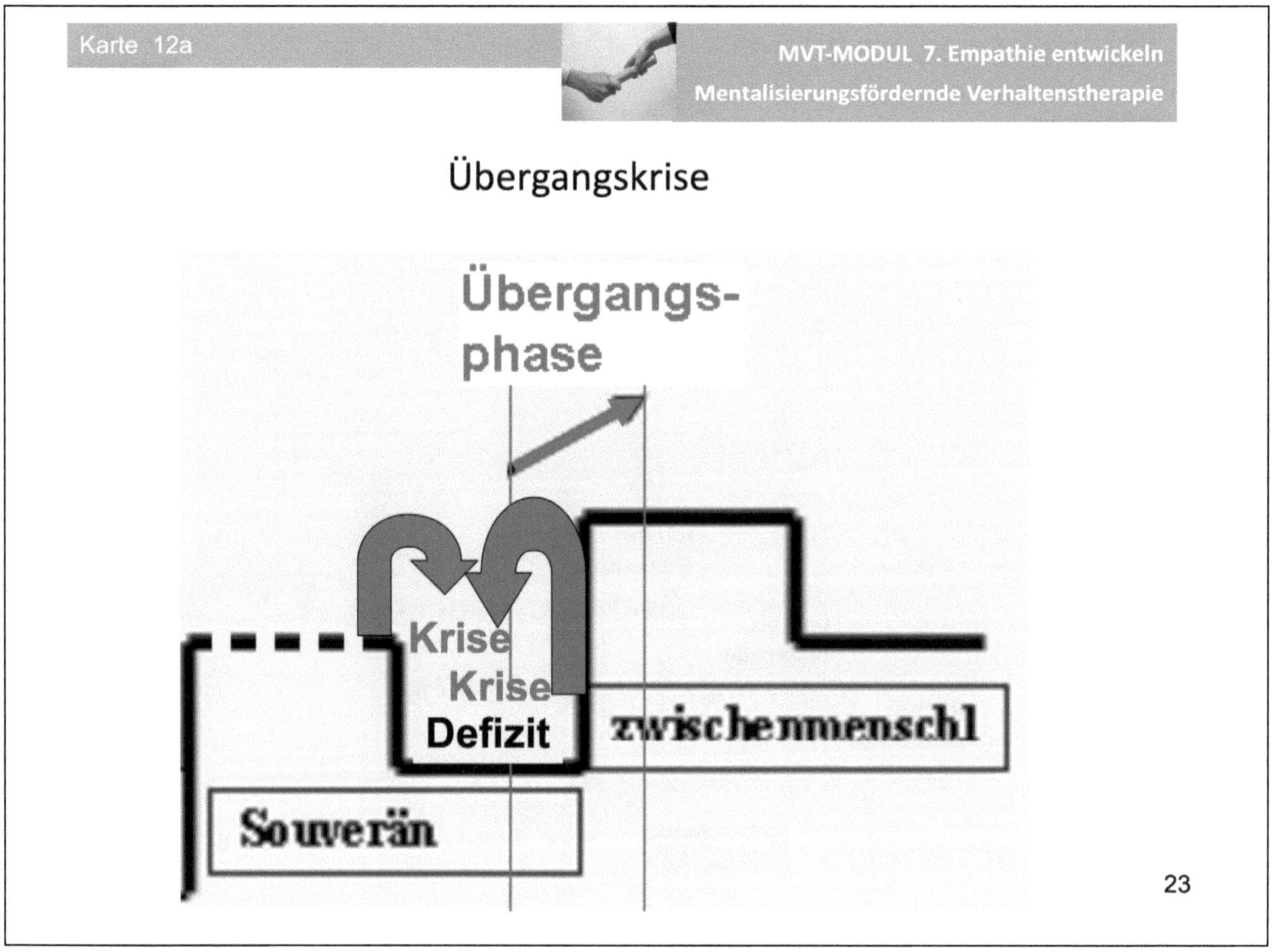

Karte 12a

MVT-MODUL 7. Empathie entwickeln
Mentalisierungsfördernde Verhaltenstherapie

Übergangskrise

Übergangs-
phase

Krise
Krise
Defizit
zwischenmenschl
Souverän

23

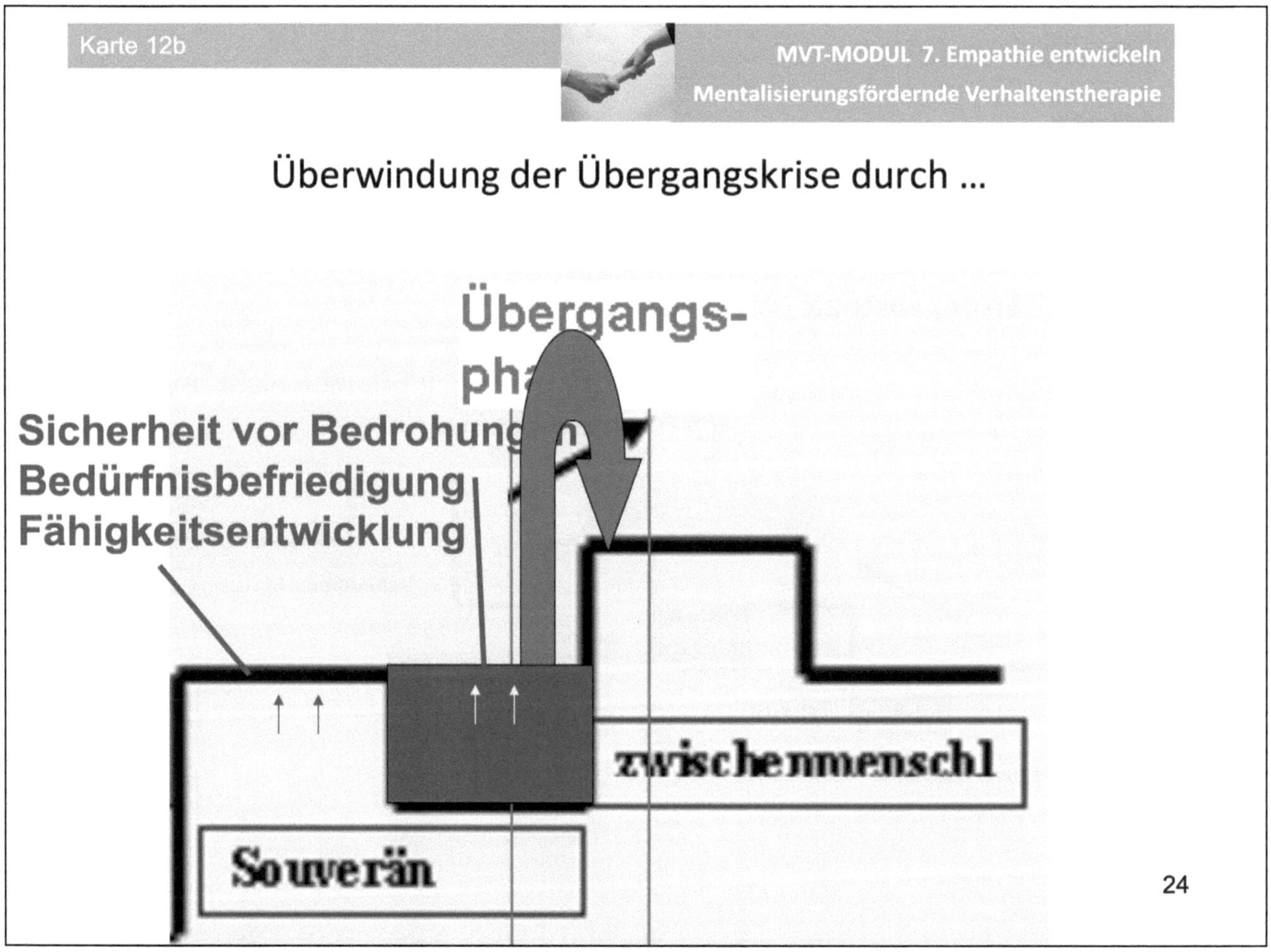

Karte 12b

MVT-MODUL 7. Empathie entwickeln
Mentalisierungsfördernde Verhaltenstherapie

Überwindung der Übergangskrise durch …

Übergangs-
phase

Sicherheit vor Bedrohung
Bedürfnisbefriedigung
Fähigkeitsentwicklung

zwischenmenschl
Souverän

24

Karte 13a

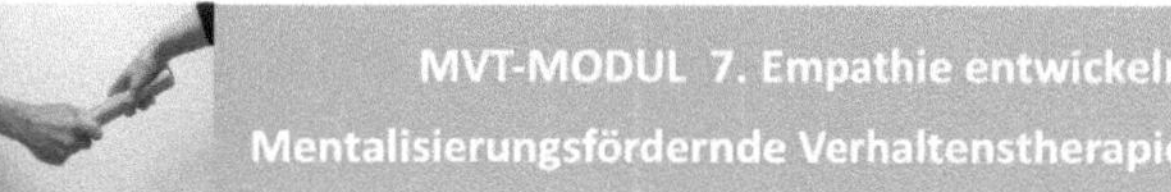

Übergang ist Abschied **von Ilusionen**

Von KÖRPER (einverleibend)

- – dass ich rundum versorgt werde

Von AFFEKT (impulsiv)

- – dass der andere gleich denkt und fühlt wie ich

Von DENKEN (souverän)

- – dass der andere ganz kontrollierbar ist

Ich verliere die Illusion, im Zentrum des Weltgeschehens zu sein

25

Karte 13b

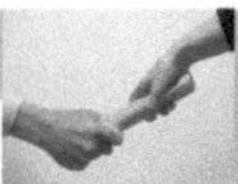

MVT-MODUL 7. Empathie entwickeln
Mentalisierungsfördernde Verhaltenstherapie

Übergang **ist Abschied von der alten Welt**

Von KÖRPER

- – von der immer anwesenden Mutter

Von AFFEKT

- – von Eltern, die spüren, was ich brauche und es mir geben

Von DENKEN

- – von den kontrollierbaren Bezugspersonen

Ich verliere die Welt, in die ich eingebunden war

26

Karte 14a

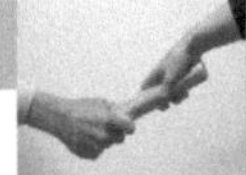

MVT-MODUL 7. Empathie entwickeln
Mentalisierungsfördernde Verhaltenstherapie

Übergang ist Abschied vom alten Selbst

Von KÖRPER
- – ich werde nicht mehr Reflex und Empfindung sein

Von AFFEKT
- – ich werde nicht mehr Bedürfnis sein

Von DENKEN
- – ich werde nicht mehr Kontrolle sein

Ich verliere mein altes Selbst

 27

Karte 14b

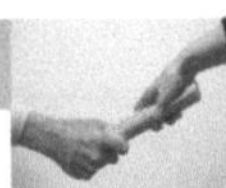

MVT-MODUL 7. Empathie entwickeln
Mentalisierungsfördernde Verhaltenstherapie

Übergang heißt Verloren geben

- Die alte Welt zerbricht
- Das alte Selbst löst sich auf
- Stabilität geht verloren
- Identität geht verloren
- Was untrennbar zu mir gehörte, muss ich an die Welt abgeben, frei geben
- **Und trauernd Abschied nehmen**

28

Karte 15a

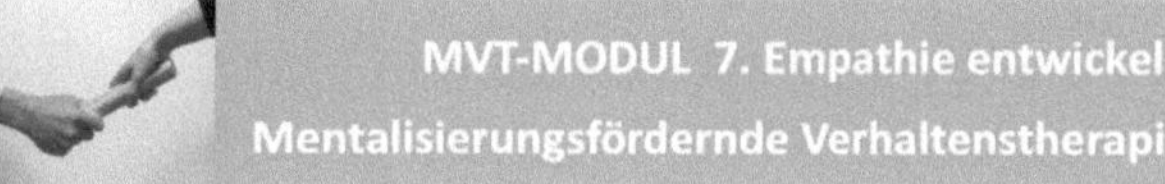

Erwachsene sind partiell entwickelt

- Trainingsrationale ist die Annahme, dass jeder Mensch sich **in verschiedenen Kontexten auf unterschiedlichem Entwicklungsniveau** bewegen, z. B.
- Mit Freunden auf der EMPATHIE-Stufe
- Den eigenen Eltern gegenüber auf der DENKEN-Stufe
- In der Ehe auf der AFFEKT-Stufe
- Und in schwerstem Stress auf der KÖRPER-Stufe

29

Karte 15b

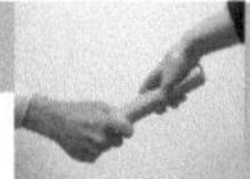

MVT-MODUL 7. Empathie entwickeln
Mentalisierungsfördernde Verhaltenstherapie

Modelle partieller Entwicklung

- Noam (1988): Einkapselung – Während das Selbst sich im Ganzen weiter entwickelt, bleiben Subdomänen auf einer frühen Stufe stecken.
- Sulz (1994): Entwicklungslöcher - In schwierigen Situationen mit wichtigen Menschen wird auf einer niedrigeren Stufe reagiert, z. B. in der Partnerschaft, gegenüber Autoritätspersonen, in großem Stress)
- McCullough (2000) „bifurcated“ Entwicklung - Manche Menschen entwickeln sich im Umgang mit der nichtsozialen Umwelt bis zur formal-operativen Stufe. Sie bleiben aber präoperativ im Umgang mit zwischenmenschlichen Beziehungen.

30

Karte 16a

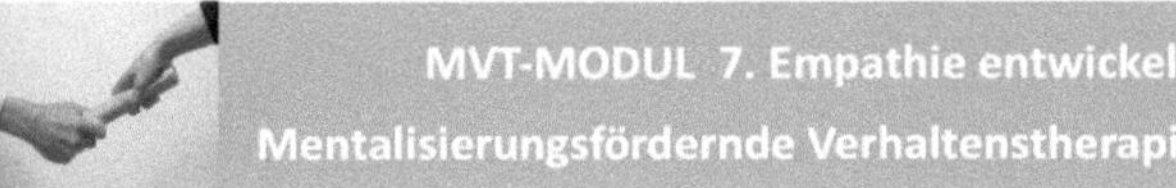

Piagets doppelte Definition von Empathie

Piaget (1978, 1995) weist darauf hin, dass Empathiefähigkeit zwei Aspekte hat:

1. Das Bedürfnis und die Fähigkeit, den anderen Menschen zu verstehen
2. Das Bedürfnis und die Fähigkeit, vom anderen Menschen verstanden zu werden

Hierzu ist sprachliche Kommunikation erforderlich. Während des Sprechens wird synchron die Perspektive des Zuhörers eingenommen.

→ Nach Piaget ist **hierzu formal-operatives Denken (Abstraktionsfähigkeit) erforderlich**

31

Karte 16b

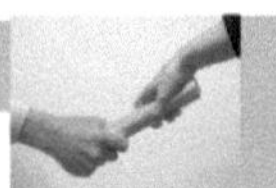

MVT-MODUL 7. Empathie entwickeln
Mentalisierungsfördernde Verhaltenstherapie

Empathiefähigkeit als Voraussetzung befriedigender Beziehungsgestaltung entsteht erst auf der zwischenmenschlichen Stufe (formal-operative Stufe Piagets)

- Um dies zu schaffen, muss der Schritt auf die nächst höhere Stufe (formal-operativ) geschafft werden:
- Es entsteht Empathiefähigkeit
- Eigenes Verhalten dient nun nicht nur dazu, eigene Wünsche zu erfüllen, sondern auch dazu, dass sich die Bezugsperson in und nach der Begegnung wohl fühlt.

32

Karte 17a

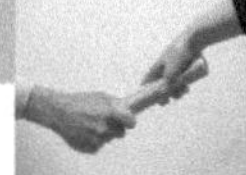

MVT-MODUL 7. Empathie entwickeln
Mentalisierungsfördernde Verhaltenstherapie

Doppelte Empathie nach Piaget

Einerseits: die Perspektive des anderen einnehmen,
mich in den anderen hineinversetzen,
mitfühlen

Andererseits: Meine Gefühle ausdrücken und aussprechen,
so dass der andere eine Chance hat,
empathisch mit mir zu sein,
der andere sich in mich hineinversetzen kann

33

Karte 17ab

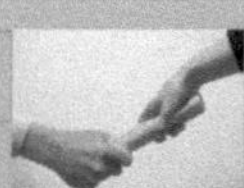

MVT-MODUL 7. Empathie entwickeln
Mentalisierungsfördernde Verhaltenstherapie

Können sie sich und anderen diese entwicklungspsychologischen Begriffe erklären? Sie können natürlich Ihre Therapeutin nochmal fragen.

- Die vier Stufen (Körper, Affekt, Denken, Empathie)
- Body Mind, Theory of Mind, Empathiefähigkeit,
- Die Identität auf den vier Stufen
- Aufgaben der einbindenden Kultur auf den vier Stufen
- Stufen-Übergang und Übergangskrise
- Entwicklungsloch
- doppelte Empathie nach Piaget

(siehe Sulz 2020, Kapitel 10).

Wenn Sie gedanklich gewappnet sind, können wir zu den Übungen übergehen.

34

Karte 18a

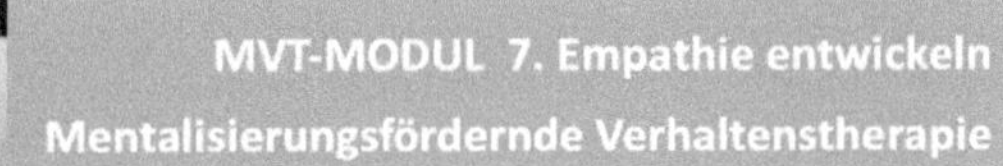

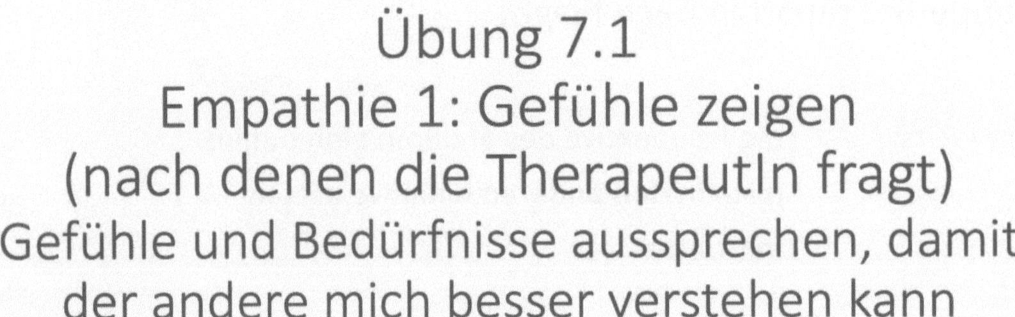

Unser Anliegen ist jetzt nicht mehr, sich gegen den anderen durchzusetzen. Wir wollen sein Verständnis. Er kann uns nur verstehen, wenn wir ihm verständlich sagen, was wir fühlen, wenn er sich auf eine bestimmte Weise verhalten hat und was wir stattdessen für eine Reaktion von ihm gebraucht hätten. Dazu müssen wir uns aber erstmal selbst verstehen.

35

Karte 18b

Hinweis für die TherapeutIn

Beispiel – Wie der Klient über seine Gefühle sprechen kann, wenn die TherapeutIn Fragen stellt

Die TherapeutIn achtet darauf,

- **dass der Klient** so mit dem Gegenüber **spricht**
  - **dass dieser** seine Gefühle (des Klienten) und Bedürfnisse und Beweggründe auch verstehen kann

Situation: Frau lehnt gemeinsamen Besuch bei Freunden ab.

TherapeutIn: Was haben Sie gefühlt?

Klient: Ich war enttäuscht und verärgert

TherapeutIn: Was hätten Sie gebraucht?

Klient: dass er gemeinsam mit mir hingeht

TherapeutIn: Was haben Sie gefürchtet?

Klient: dass ich ihm nicht mehr wichtig bin

TherapeutIn: Was haben Sie getan?

Klient: Ich habe mir so wenig wie möglich anmerken lassen

→ DURCH FRAGEN (z.B. nach Gefühlen) reflektierte Affektivität anregen

36

Karte 19a

Hinweis für die TherapeutIn

Übung 7.1 Wie der Klient über seine Gefühle sprechen kann, wenn die TherapeutIn Fragen stellt

Die TherapeutIn achtet darauf,

- **dass der Klient** so mit dem Gegenüber **spricht**
  - **dass dieser** seine Gefühle (des Klienten) und Bedürfnisse und Beweggründe auch verstehen kann

Wählen Sie eine Situation, in der Sie enttäuscht und verärgert waren

Situation: ……………………………………………………………………

TherapeutIn: Was haben Sie gefühlt?

……………………………………………………………………

TherapeutIn: Was hätten Sie gebraucht?

……………………………………………………………………

TherapeutIn: Was haben Sie gefürchtet?

……………………………………………………………………

TherapeutIn: Was haben Sie getan?

……………………………………………………………………

→ DURCH FRAGEN (z.B. nach Gefühlen) reflektierte Affektivität anregen 37

Karte 19b

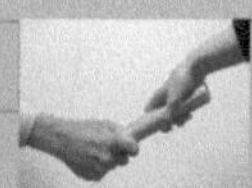

MVT-MODUL 7. Empathie entwickeln

Mentalisierungsfördernde Verhaltenstherapie

Konnten Sie die Fragen der Therapeutin nutzen, um ihre Gefühle in einer schwierigen Situation verständlich aussprechen zu können?

Manchmal können wir zwar fühlen, es aber nicht in Worte fassen. Das müssen wir aber lernen, weil unser Gegenüber nur dann eine Chance hat, mitfühlend zu sein und uns zu verstehen.
Beginnen Sie doch, mehr und klarer Ihre Gefühle auszusprechen und beobachten Sie, wie das anderen Gelegenheit gibt, Verständnis zu zeigen: ……………………………………………………………………

38

Karte 20a

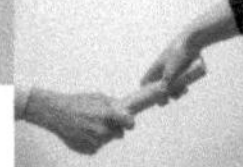

MVT-MODUL 7. Empathie entwickeln
Mentalisierungsfördernde Verhaltenstherapie

Übung 7.2a
Empathie 2: TherapeutIn fragt nach den Gefühlen der Bezugsperson

…, was die Bezugsperson gefühlt, gedacht, gebraucht, gefürchtet haben könnte

Ohne die gezielten Fragen der TherapeutIn kommen wir gar nicht auf die Idee,
an die Gefühle unseres Gegenübers zu denken, zu sehr sind wir mit dem eigenen
getroffen und betroffen Sein beschäftigt.

39

Karte 20b

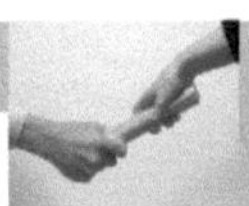

MVT-MODUL 7. Empathie entwickeln
Mentalisierungsfördernde Verhaltenstherapie

Entwicklung von Empathiefähigkeit
- Fragen, was die Bezugsperson fühlt …

A) Die TherapeutIn lenkt bei der gemeinsamen Betrachtung von Situationen die Aufmerksamkeit des Klienten durch Fragen immer wieder darauf,

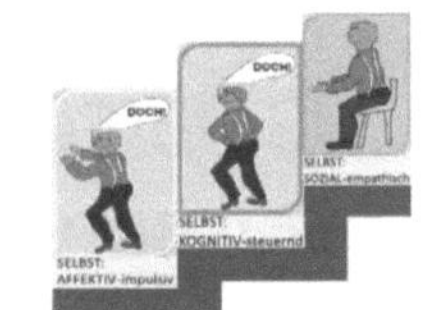

B) was die Bezugsperson

- **gefühlt,**
- **gedacht,**
- **gebraucht**
- **gefürchtet**

haben könnte.

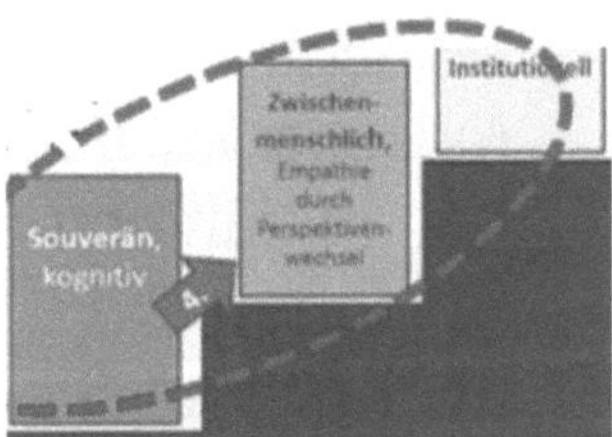

Und inwiefern eigenes Verhalten darauf Einfluss nahm oder nehmen könnte

→ DURCH FRAGEN (z.B. nach Gefühl des Anderen) reflektierte Affektivität anregen

40

Karte 21a

MVT-MODUL 7. Empathie entwickeln
Mentalisierungsfördernde Verhaltenstherapie

Hinweis für die TherapeutIn

Beispiel 7.2a - Fragen, was die Bezugsperson fühlt ...

Situation: Ich habe meiner Frau gesagt, dass ich ab jetzt jeden Tag eine Stunde später nach Hause komme, weil ich ins Fitnesscenter gehe.

Die TherapeutIn lenkt bei der gemeinsamen Betrachtung von Situationen die Aufmerksamkeit des Klienten durch Fragen immer wieder darauf, was die Bezugsperson

- gefühlt,

Klient: sie hat sich mit den Kindern im Stich gelassen gefühlt

- gedacht,

Klient: dass mir die Familie nicht mehr wichtig ist

- gebraucht

Klient: dass ich berücksichtige, ob sie mich abends mal früher braucht

- gefürchtet

Klient: dass der nächste Schritt die Trennung ist

- haben könnte.

→ DURCH FRAGEN (z.B. nach Gefühl des Anderen) reflektierte Affektivität anregen

41

Karte 21b

Übung 7.2a Fragen, was die Bezugsperson fühlt ...

Wählen Sie eine Situation, die für Ihr Gegenüber unbefriedigend blieb:

....

Die TherapeutIn lenkt bei der gemeinsamen Betrachtung von Situationen die Aufmerksamkeit des Klienten durch Fragen immer wieder darauf:

was hat Ihre Bezugsperson gefühlt?

....

- gedacht?

....

- gebraucht?

....

- gefürchtet?

....

haben könnte.

→ DURCH FRAGEN (z.B. nach Gefühl des Anderen) reflektierte Affektivität anregen

42

Karte 22a

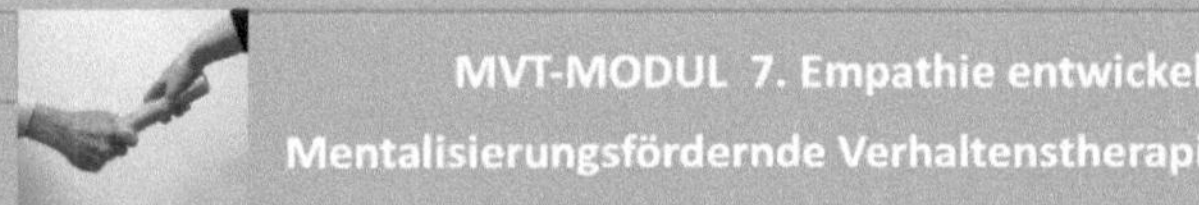

Konnten Sie die Fragen der Therapeutin nutzen, um sich in Ihre Bezugsperson hineinversetzen zu können?

Erst wenn mein Ärger über die andere Person abgeklungen ist, kann ich beginnen, mich in sie hineinzuversetzen. Mein Ärger nimmt noch mehr ab, wenn ich eine Situation aus der Perspektive meines Gegenübers sehen kann. Denn dann kann ich sie/ihn ja leichter verstehen.
Kennen Sie solche Begebenheiten?
....

43

Karte 22b

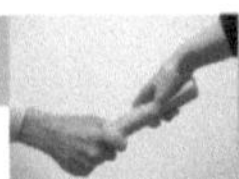

Übung 7.2b
Verstehen wollen und nach Gefühlen und Bedürfnissen fragen
→ Mitgefühl

Nach den beiden Übungen, bei denen die TherapeutIn
a) nach Ihren und
b) nach den Gefühlen Ihrer Bezugsperson gefragt hat,
Folgt nun eine Übung, bei der Sie selbst das Fragen übernehmen. Das geht am besten, wenn von einer Situation ausgegangen wird, bei der Ihre TherapeutIn in irgendeiner Weise eine Störung in Ihrer Zusammenarbeit erlebt hat, die zu negativen Gefühlen bei ihr führten. Diese erfragen Sie und versuchen, sich in sie hineinzuversetzen, so dass sie ihre Bedürfnisse und deren Frustration verstehen können. Wenn Sie kein reales Beispiel finden, vereinbaren Sie eine fiktive Situation.

44

Karte 23a

Hinweis für die TherapeutIn

7.2b Beispiel: Wie der Klient die Gefühle seines Gegenübers wahrnimmt (Empathie)

Die TherapeutIn achtet darauf,

- dass **der Klient so zuhört** oder nachfragt, **dass er** die Gefühle, Bedürfnisse und Motive **des anderen** verstehen kann

TherapeutIn: Dann üben wir mal dieses Gespräch:

TherapeutIn: Sie haben nicht rechtzeitig abgesagt. Das ist jetzt das dritte Mal.

Klient fragt nach dem Gefühl: Haben Sie sich geärgert?

TherapeutIn: Ja, ich war ärgerlich.

Klient fragt nach dem Bedürfnis: Hätten Sie Zuverlässigkeit gebraucht?

TherapeutIn: Ja, ich brauche, dass Sie zuverlässig sind.

Klient zeigt Verständnis: Es tut mir leid. Ich verstehe, dass es Ihnen wichtig ist und ich werde künftig immer rechtzeitig absagen.

TherapeutIn: Das freut mich, dass Sie das künftig machen wollen.

45

Karte 23b

Hinweis für die TherapeutIn

Übung 7.2b: Wie der Klient die Gefühle seines Gegenübers wahrnimmt (Empathie)

Die TherapeutIn achtet darauf,

- dass **der Klient so zuhört** oder nachfragt, **dass er** die Gefühle, Bedürfnisse und Motive **des anderen** verstehen kann

TherapeutIn: Sie haben nicht rechtzeitig abgesagt. Das ist jetzt das dritte Mal.

Klient fragt nach dem Gefühl: ....

TherapeutIn: Ja, ich war ärgerlich.

Klient fragt nach dem Bedürfnis: ....

TherapeutIn: Ja, ich brauche, dass Sie zuverlässig sind.

Klient zeigt Verständnis: .... Ich werde künftig ….

TherapeutIn: Das freut mich, dass Sie das künftig machen wollen.

Klient zeigt sich erleichtert: Ich bin froh, dass …

46

Karte 24a

MVT-MODUL 7. Empathie entwickeln
Mentalisierungsfördernde Verhaltenstherapie

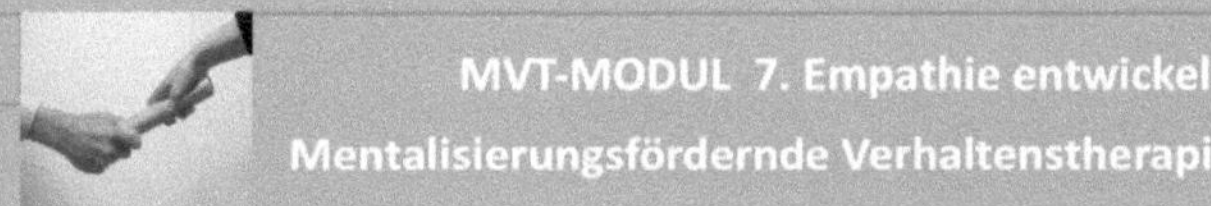

Konnten Sie so fragen, dass Sie sich immer besser in ihre GesprächspartnerIn hineinversetzen konnten?

Die erste Neuerung ist, dass Sie sich für die Gefühle des anderen wirklich interessieren. Und die zweite Neuerung ist, dass Sie Ihr Interesse in Fragen vorbringen, die von dem Wunsch getragen werden, den anderen wirklich zu verstehen.
Was fällt Ihnen dabei noch schwer?
....

47

Karte 24b

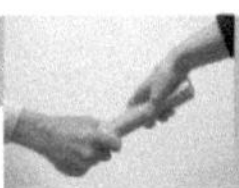

MVT-MODUL 7. Empathie entwickeln
Mentalisierungsfördernde Verhaltenstherapie

Übung 7.3
Empathie 3: über meine Gefühle sprechen
Empathische Kommunikation 1:
Über mich so sprechen, dass der andere mich verstehen kann und will

Die nächsten beiden Übungen setzen Piagets doppelte Funktion der Empathie um. Außerdem entsprechen Sie dem Prinzip der Gewaltfreien Kommunikation (GFK) Rosenbergs.
Die erste Übung ist ein Drehbuch für ein Gespräch über eine beträchtliche Frustration oder Verletzung, die Ihr Gegenüber Ihnen angetan hat. Statt in einen eskalierenden Streit zu geraten, beschreiben Sie sein Verhalten, nennen Ihr Gefühl, Ihr Bedürfnis, und sprechen die Bitte aus, wie er sich künftig verhalten möge. 48

Karte 25a

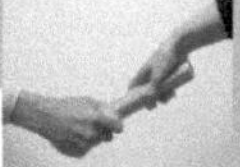

MVT-MODUL 7. Empathie entwickeln
Mentalisierungsfördernde Verhaltenstherapie

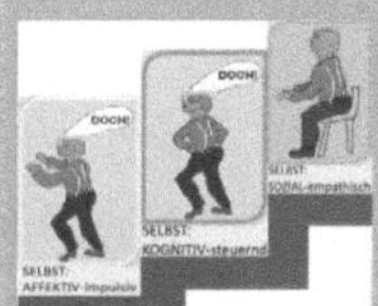

Entwicklung von Empathiefähigkeit

Empathische Kommunikation 1 und 2
(sprechend oder zuhörend)

49

Karte 25b

Entwicklung von Empathiefähigkeit
Empathische Kommunikation 1 (weniger fordernd und durchsetzend, mehr bittend und Bedürfnis aussprechend)
Sagen, welches Verhalten welches Gefühl auslöste, weil welches Bedürfnis frustriert wurde. Bitten um neues Verhalten, das zu welcher Befriedung und Freude führt.

• Situation	• Die Situation – Dein Verhalten, die/das ärgerliche Gefühle bei mir auslöste **Ich habe Dich gefragt, ob du mit zu unseren Freunden gehst**
• Frustration	• Der Umstand /Dein Verhalten **du hast abgelehnt, mit zu unseren Freunden zu gehen**
• Emotion	• führte bei mir zu großer/m **Enttäuschung, Wut**
• Bedürfnis	• Das hat mein Bedürfnis nach **Gemeinsamkeit**
• Wunsch	• Ich hätte mir **gewünscht**, **dass Du mit mir gehst**
• Befriedigung	• Das hätte mein **Bedürfnis** nach **Zusammengehörigkeit** befriedigt
• Gutes Gefühl	• Darüber hätte **ich mich sehr gefreut.**

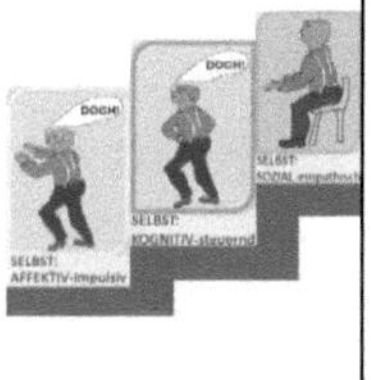

50

Karte 26a

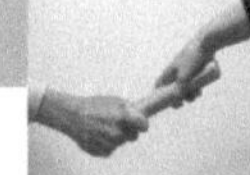

MVT-MODUL 7. Empathie entwickeln
Mentalisierungsfördernde Verhaltenstherapie

Empathische Kommunikation 1: <u>über mich so sprechen</u>, dass der Andere empathisch sein kann

Situation	Ich erzähl Dir mal die Situation, die heftige Gefühle bei mir auslöste. (Erzählen)
Frustration	Der Umstand /Dein Verhalten .... (was genau war so frustrierend)
Emotion	führte bei mir zu großer/m .... (Gefühl spüren und aussprechen)
Bedürfnis	Das hat mein Bedürfnis nach .... frustriert. (Spüren, was ich von Dir brauche und aussprechen)
Wunsch	Ich hätte mir gewünscht, dass Du: .... (welches Verhalten ich mir wünsche)
Befriedigung	Das hätte mein Bedürfnis nach .... befriedigt (wie fühlt sich die Befriedigung an?)

51

Karte 26b

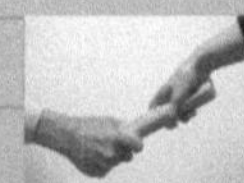

MVT-MODUL 7. Empathie entwickeln
Mentalisierungsfördernde Verhaltenstherapie

Konnten Sie sich an das Drehbuch halten? Konnten sie ohne Vorwürfe ihren Schmerz mitteilen und um ein anderes Verhalten bitten?

Diese Art der Gesprächsführung ist kontra-intuitiv. Deshalb ist es so schwer und deshalb gelingt sie nur, wenn wir uns streng ans Drehbuch halten: Was mich verletzt hat, was ich gebraucht hätte und worum ich bitte.
Welche Erfahrung haben Sie inzwischen damit gemacht?
....
Kam es auch einmal dazu, dass Sie sich verstanden gefühlt haben?
....

52

Karte 27a

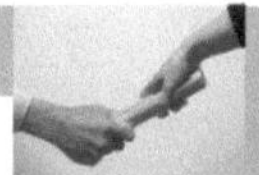

MVT-MODUL 7. Empathie entwickeln
Mentalisierungsfördernde Verhaltenstherapie

Übung 7.4
Mitfühlend zuhören
Empathische Kommunikation 2:
Mitfühlend **zuhören**, dass der andere sich verstanden fühlt

Egal wie Ihr Gegenüber sein Anliegen vorbringt
(er kennt ja vermutlich die Empathische Kommunikation noch nicht),

53

Karte 27b

Entwicklung von Empathiefähigkeit
Empathische Kommunikation 2 → **Der Sprecher geht verständnisvoll auf denjenigen ein, der sich über ihn geärgert hat.** Rückmelden, welches Verhalten welches Gefühl auslöste, weil welches Bedürfnis frustriert wurde. Die Bitte bestätigen um neues Verhalten, das zu welcher Befriedung und Freude führt.

• Situation	• Die Situation – mein Verhalten, die/das ärgerliche Gefühle bei Dir auslöste **Du hast mich gefragt, ob ich mit zu unseren Freunden gehe.**
• Frustration	• Der Umstand /mein Verhalten **Ich habe abgelehnt, mit zu unseren Freunden zu gehen**
• Emotion	• führte bei Dir zu großer/m **Enttäuschung, Wut**
• Bedürfnis	• Denn das hat Dein Bedürfnis nach **Gemeinsamkeit**
• Wunsch	• Du hättest Dir **gewünscht**, **dass ich mit Dir gehe**
• Befriedigung	• Das hätte Dein **Bedürfnis** nach **Zusammengehörigkeit** befriedigt
• Gutes Gefühl	• Darüber hättest **Du Dich sehr gefreut.**

54

Karte 28a

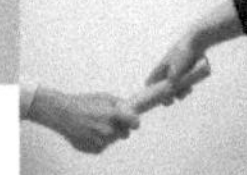

MVT-MODUL 7. Empathie entwickeln
Mentalisierungsfördernde Verhaltenstherapie

Empathische Kommunikation 2: Zuhören, sich in den Anderen hineinversetzen, mitfühlen

Situation	Beschreib mir doch die Situation, die Dein heftiges Gefühl auslöste. (Zuhören)
Frustration	Der Umstand /mein Verhalten .... hat Dich so frustriert (in den anderen hineinversetzen)
Emotion	führte bei Dir zu einem Gefühl großer/m .... (Empathie empfinden)
Bedürfnis	Denn das hat Dein Bedürfnis nach .... frustriert. (Verstehen)
Wunsch	Du hättest Dir gewünscht, dass ich: .... (Mitfühlen)
Befriedigung	Das hätte Dein Bedürfnis nach .... befriedigt (Validieren)

55

Karte 28b

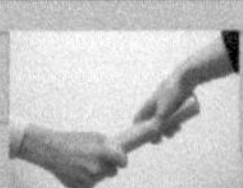

MVT-MODUL 7. Empathie entwickeln
Mentalisierungsfördernde Verhaltenstherapie

Gelingt es Ihnen auf eine verständnisvolle Weise zuzuhören? Das Verletztsein Ihres Gegenübers ein zu spiegeln, sein Bedürfnis zu verstehen und seinen Wunsch nach einem kooperativeren Umgang anzuerkennen?

Auch wenn Ihr Gegenüber sich heftig beschwert und im Affekt ungerecht ist, können Sie trotzdem bei empathischem Zuhören bleiben?
....
So dass Sie ihm seine Gefühle nicht absprechen und sein Bedürfnis verstehen? Können Sie sich in ihn hineinversetzen und mitfühlen?
....

56

Karte 29a
Aktion jeder Stufe:
Ganz Körper und Affekt
Ganz Denken und Wille
Ganz Empathie und Zuneigung
DOCH!
DOCH!
AFFEKT
Wütend auf den Tisch hauen
→Vitalität
DENKEN
Ich will das von Dir, lasse nicht locker
→Selbst-wirksamkeit
EMPATHIE
Empathische Kommuni-kation
→Beziehungs-kompetenz
57

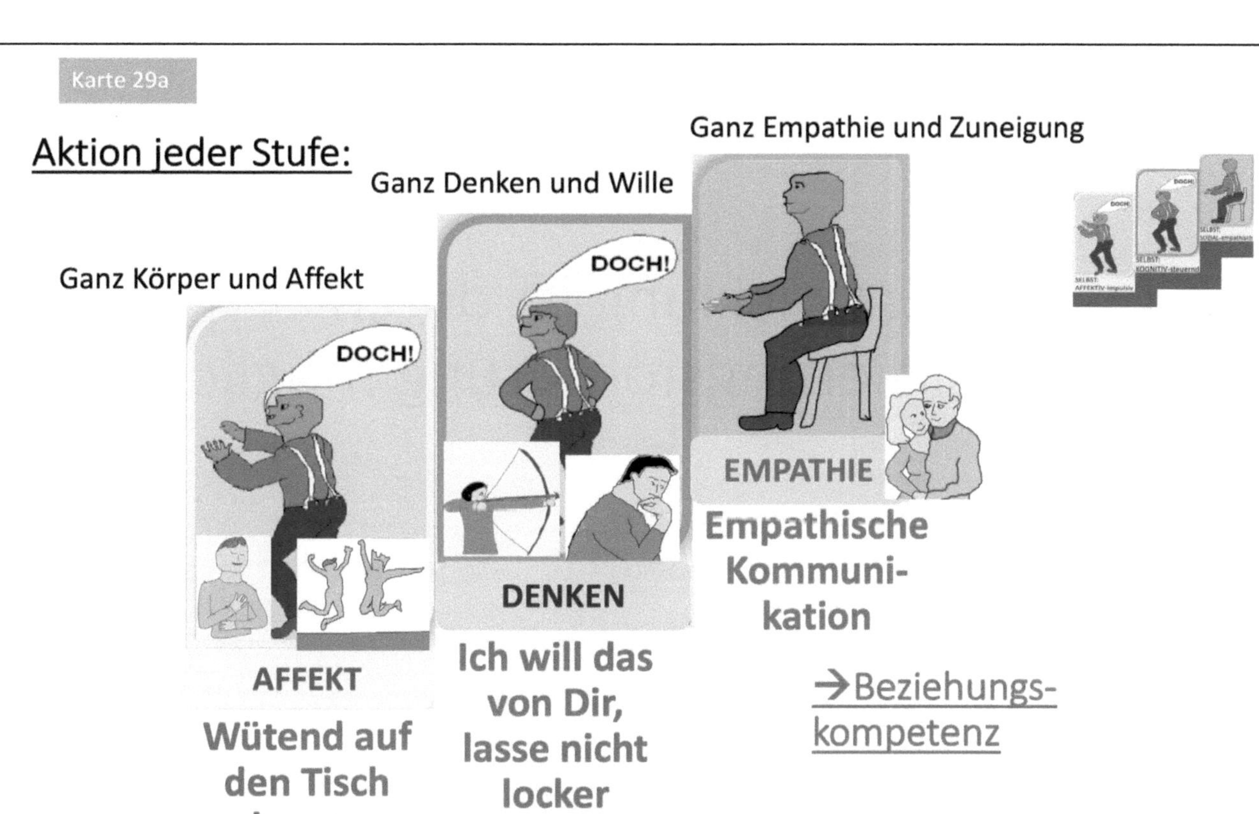

Karte 29b

Leben
mit Erlaubnis zur freien Entscheidung.

3. Und ich kann empathisch sei
(quartärer Selbstmodus)

DOCH!

Jetzt gibt es das UND

2. Und kann wehrhaft sein
(tertiärer Selbstmodus)

D

Sekundärer Selbstmodus: dysfunktionale Persönlichkeit

1. Ich kann wütend sein
(primärer Selbstmodus)

58

Karte 30a

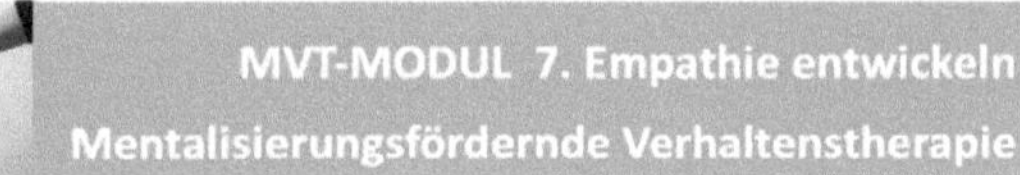

Entwicklung ist durch Mentalisierungsförderung möglich!

Unser Reichtum besteht darin, dass wir wählen können:
Mal ganz Körper sein,
Mal ganz Gefühl sein,
Mal ganz Denken sein,
Und immer wieder ganz Beziehung sein

59

Literatur (zu allen 7 Modulen)

Literatur MVT-Handbuch

Asendorpf, J. (2012). Psychologie der Persönlichkeit (5. Aufl.). Berlin: Springer.

Bachg, M., Sulz, S.K.D. (2022). Die Bühnen des Bewusstseins – die Pessotherapie. Gießen: Psychosozial-Verlag

Barth D. (2017). Affektregulation und Mentalisierung. Psychotherapie 22. Jahrg. 2017 | Bd 22-1, S. 18-36

Becker, E.; Margraf, J. (2007). Generalisierte Angststörung. Ein Therapieprogramm. Weinheim: Beltz

Becker, E.; Nündel, B. (2003). Die Generalisierte Angststörung – State oft he Art. Psychotherapie 8-1, 146-155

Bowlby, J. (1975). Bindung. Eine Analyse der Mutter-Kind-Beziehung. München: Kindler.

Bowlby, J. (1976). Trennung. München: Kindler.

Collins, N. L., & Read, S. J. (1994). Cognitive representations of adult attachment: The structure and function of working models. In K. Bartholomew & D. Perlman (Eds.), Advances in personal relationships, Vol. 5: Attachment processes in adulthood (pp. 53-90). London: Jessica-Kingsley.

Ginzburg, D.; Stangier, U. (2012). Kognitive Verhaltenstherapie bei Sozialer Phobie. Psychotherapie 17-1, 131-143

Greenberg, L. (2000). Von der Kognition zur Emotion in der Psychotherapie. In S. Sulz & G. Lenz (Hrsg.), Von der Kognition zur Emotion. Psychotherapie mit Gefühlen (S. 77 – 110). München: CIP-Medien.

Hayes, S., Strosahl, K. D. & Wilson, K. G. (2007). Akzeptanz- und Commitment-Therapie. Ein erlebnisorientierter Ansatz der Verhaltensänderung (2. Aufl.). München: CIP-Medien.

Fonagy, P., Gergely, G., Jurist, E. L. & Target, M. (2008). Affektregulierung, Mentalisierung und die Entwicklung des Selbst (3. Aufl.). Suttgart: Klett-Cotta.

Förstl, H. (2007): Theory of Mind. Berlin: Springer Verlag

Kanfer, F. H. & Saslow, G. (1974). Verhaltenstheoretische Diagnostik. In D. Schulte (Hrsg.), Diagnostik in der Verhaltenstherapie. München: Urban und Schwarzenberg, S. 24-59

60

Kegan, R. (1986). Die Entwicklungsstufen des Selbst - Fortschritte und Krisen im menschlichen Leben. München: Kindt.

Lakatos, A. (2003): Zwangsstörungen. In Leibing, W., Hiller, W. und Sulz, S.K.D. (2003): Lehrbuch der Psychotherapie. Bd. 3, München: CIP-Medien, S. 273-283

Linehan, M. (2016a). Handbuch der Dialektisch-Behavioralen Therapie zur Behandlung aller psychischen Störungen. Band 1: DBT Skills Training Manual 2. Edition. München: CIP-Medien.

Linehan, M. (2016b). Handbuch der Dialektisch-Behavioralen Therapie zur Behandlung aller psychischen Störungen. Band 2: DBT Arbeitsbuch mit Handouts und Arbeitsblättern für TherapeutInnen und PatientInnen. München: CIP-Medien.

Main, M. (1991). Metacognitive knowledge, metacognitive monitoring, and singular (coherent) vs. multiple (incoherent) models of attachment: Some findings and some directions for future research. In P. Marris, J. Stevenson-Hinde & C. Parkes (Eds.), Attachment Across the Life Cycle (pp. 127–159). New York: Routledge.

McCullough, J. (2000). Treatment for Chronic Depression. Cognitive Behavioral Analysis System of Psychotherapy (CBASP). New York: Guilford.

McCullough J. (2007). Therapie von Chronischer Depression mit dem Cognitive Behavioral Analysis System of Psychotherapy (CBASP) – Trainingsmanual. München: CIP-Medien.

Noam, G. (1988). The theory of biography and transformation: Foundation for clinical-developmental therapy. In S. R. Shirk (ed.), Cognitive development and child psychotherapy. New York: Plenum.

Perner, J. (1999). Theory of mind. In M. Bennett (Ed.), Developmental psychology: Achievements and prospects (pp. 205-230). Philadelphia, PA: Psychology Press

Pesso, A. (2008a). Werden wer wir wirklich sind. In A. Pesso & L. Perquin (Hrsg.), Die Bühnen des Bewusstseins. Oder: Werden, wer wir wirklich sind (S. 43 – 60). München: CIP-Medien.

Pesso, A. (2008b). Die Bühnen des Bewusstseins. In A. Pesso & L. Perquin (Hrsg.), Die Bühnen des Bewusstseins. Oder: Werden, wer wir wirklich sind (S. 61 -72). München: CIP-Medien.

Pesso, A. & Perquin L. (Hrsg.) (2008). Die Bühnen des Bewusstseins. Oder: Werden, wer wir wirklich sind. München: CIP-Medien.

Piaget, J. (1978). Das Weltbild des Kindes. München: dtv.

61

Kegan, R. (1986). Die Entwicklungsstufen des Selbst - Fortschritte und Krisen im menschlichen Leben. München: Kindt.

Lakatos, A. (2003): Zwangsstörungen. In Leibing, W., Hiller, W. und Sulz, S.K.D. (2003): Lehrbuch der Psychotherapie. Bd. 3, München: CIP-Medien, S. 273-283

Linehan, M. (2016a). Handbuch der Dialektisch-Behavioralen Therapie zur Behandlung aller psychischen Störungen. Band 1: DBT Skills Training Manual 2. Edition. München: CIP-Medien.

Linehan, M. (2016b). Handbuch der Dialektisch-Behavioralen Therapie zur Behandlung aller psychischen Störungen. Band 2: DBT Arbeitsbuch mit Handouts und Arbeitsblättern für TherapeutInnen und PatientInnen. München: CIP-Medien.

Main, M. (1991). Metacognitive knowledge, metacognitive monitoring, and singular (coherent) vs. multiple (incoherent) models of attachment: Some findings and some directions for future research. In P. Marris, J. Stevenson-Hinde & C. Parkes (Eds.), Attachment Across the Life Cycle (pp. 127–159). New York: Routledge.

McCullough, J. (2000). Treatment for Chronic Depression. Cognitive Behavioral Analysis System of Psychotherapy (CBASP). New York: Guilford.

McCullough J. (2007). Therapie von Chronischer Depression mit dem Cognitive Behavioral Analysis System of Psychotherapy (CBASP) – Trainingsmanual. München: CIP-Medien.

Noam, G. (1988). The theory of biography and transformation: Foundation for clinical-developmental therapy. In S. R. Shirk (ed.), Cognitive development and child psychotherapy. New York: Plenum.

Perner, J. (1999). Theory of mind. In M. Bennett (Ed.), Developmental psychology: Achievements and prospects (pp. 205-230). Philadelphia, PA: Psychology Press

Pesso, A. (2008a). Werden wer wir wirklich sind. In A. Pesso & L. Perquin (Hrsg.), Die Bühnen des Bewusstseins. Oder: Werden, wer wir wirklich sind (S. 43 – 60). München: CIP-Medien.

Pesso, A. (2008b). Die Bühnen des Bewusstseins. In A. Pesso & L. Perquin (Hrsg.), Die Bühnen des Bewusstseins. Oder: Werden, wer wir wirklich sind (S. 61 -72). München: CIP-Medien.

Pesso, A. & Perquin L. (Hrsg.) (2008). Die Bühnen des Bewusstseins. Oder: Werden, wer wir wirklich sind. München: CIP-Medien.

62

Piaget, J. (1978). Das Weltbild des Kindes. München: dtv.

Piaget, J. (1995). Intelligenz und Affektivität in der Entwicklung des Kindes. Frankfurt: Suhrkamp.

Premack, D. & Woodruff, G. (1978). Does the chipmanzee have a theory of mind? Behavioral & Brain Sciences, 1, 515-526

Roth, G. (2011). DIE ENTWICKLUNG DES KINDLICHEN GEHIRNS –NORMALITÄT UND TRAUMATISCHE STÖRUNGEN. Vortrag auf dem-Symposium „Frühkindliche Entwicklung im Kontext der Eltern-Kind-Beziehung - Brennpunkte früher Prävention und Intervention" am 21. Januar 2011 in München.

Roth, G. & Strüber, N. (2016). Wie das Gehirn die Seele macht. Stuttgart: Klett-Cotta. (Ebook Kindle Edition)

Sulz, S. (1994). Strategische Kurzzeittherapie. München: CIP-Medien.

Sulz, S. (1995). Praxismanual zur Strategischen Kurzzeittherapie (1. Aufl.). München: CIP-Medien.

Sulz, S. (2009). Praxismanual zur Strategischen Entwicklung des Selbst und der Beziehungen. Experimentierbuch mit einem 25-Wochenprogramm und 34 Experimenten. München: CIP-Medien.

Sulz, S. (2011). Therapiebuch III – Von der Strategie des Symptoms zur Strategie der Therapie. München: CIP-Medien.

Sulz (2020a): Als Sisyphus seinen Stein losließ. Oder: Verlieben ist verrückt. Gießen: Psychosozial-Verlag

Sulz, S.K.D. (2020b). Verhaltensdiagnostiksystem VDS Stand 5.2.2020. https://vds-skalen.eupehs.org

Sulz S. K. D. (2017a). Gute Kurzzeittherapie in 12 plus 12 Stunden. Für PsychotherapeutInnen, die sich in Kurzzeittherapie einarbeiten wollen. Gießen: Reihe CIP-Medien im Psychosozialverlag

Sulz S. K. D. (2017b). Gute Verhaltenstherapie lernen und beherrschen - Band 1: Verhaltenstherapie-Wissen: So gelangen Sie zu einem tiefen Verständnis des Menschen und seiner Symptome. Gießen: Reihe CIP-Medien im Psychosozialverlag

Sulz S. K. D. (2017c). Gute Verhaltenstherapie lernen und beherrschen - Band 2: Verhaltenstherapie-Praxis: Alles was Sie für eine gute Therapie brauchen. Gießen: Reihe CIP-Medien im Psychosozialverlag

63

Sulz S. K. D. (2017d). Verhaltensdiagnostik und Fallkonzeption. Bericht an den Gutachter. Gießen: Reihe CIP-Medien im Psychosozialverlag

Sulz S. K. D. (2021a). Mit Gefühlen umgehen - Praxis der Emotionsregulation in der Psychotherapie. Gießen: Reihe CIP-Medien im Psychosozial-Verlag

Sulz, S.K.D. (2021b). Mentalisierungsfördernde Verhaltenstherapie. Gießen: Psychosozialverlag.

Sulz, S.K.D. (2022). Heilung und Wachstum der verletzten Seele. Praxisleitfaden Mentalisierungsfördernde Verhaltenstherapie. Gießen: Psychosozial-Verlag

Sulz, S.K.D., Hauke, G. (Hrsg. 2009). Strategisch-Behaviorale Therapie SBT – Theorie und Praxis eines innovativen Psychotherapieansatzes (S. 1-37). München: CIP-Medien.

Sulz, S.K.D., Höfling, S. (Hrsg. 2010). ... und er entwickelt sich doch! Entwicklung durch Psychotherapie. München: CIP-Medien

Sulz, S., Sichort-Hebing, M. & Jänsch, P. (2015). Psychotherapiekarten für die Praxis Angst & Zwang. PKP-Handbuch. München: CIP-Medien.

Wagner-Link, A. (2002). Anti-Stress-Training. In S. Sulz (Hrsg.), Das Therapiebuch. Kognitiv-Behaviorale Psychotherapie (S. 248-266). München: CIP-Medien.

Young J. E., Klosko, J. S. & Weishaar, M. E. (2005). Schematherapie – Ein praxisorientiertes Handbuch. Paderborn: Junfermann.

64

Serge K.D. Sulz

Heilung und Wachstum der verletzten Seele

Praxisleitfaden Mentalisierungsfördernde Verhaltenstherapie

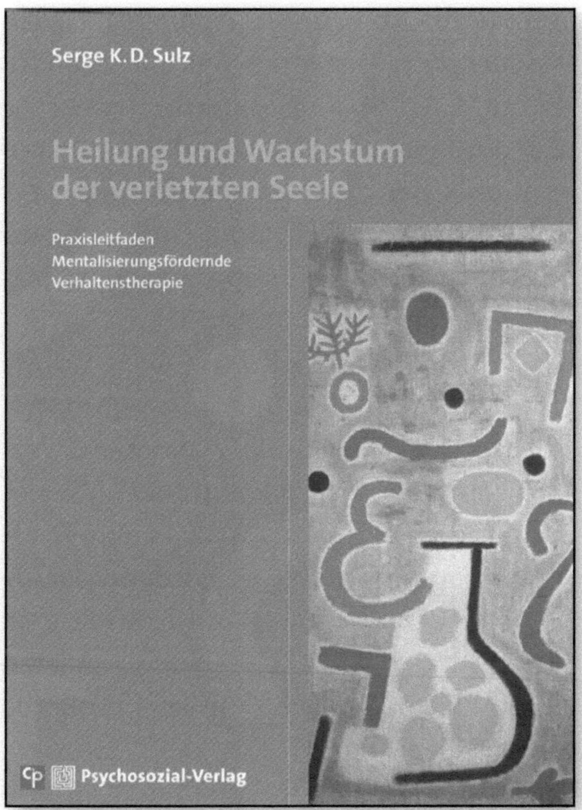

2022 · 257 Seiten · Broschur
ISBN 978-3-8379-3141-9

Die praktische Ergänzung zu Serge K.D. Sulz' *Mentalisierungsfördernder Verhaltenstherapie*

Serge K.D. Sulz vermittelt einen praktischen Zugang und konkrete Hilfestellung zur Umsetzung der anspruchsvollen Therapiekonzepte der Mentalisierungsfördernden Verhaltenstherapie. Für die sieben Therapiemodule – Bindungssicherheit, inneres Arbeitsmodell und neue Lebensregel, Achtsamkeit und Akzeptanz, Emotion Tracking, Mentalisierung und Theory of Mind, Entwicklung 1 (Affektregulierung und Selbstwirksamkeit) und 2 (Empathiefähigkeit) – gibt es insgesamt fast hundert Übungen, die das Therapiespektrum vollständig abdecken. Sie bilden einen Leitfaden für das therapeutische Handeln, der jederzeit Orientierung gibt hinsichtlich des konkreten Therapieprozesses und der Störungs- und Therapietheorie.